はじめての
神経内科

武田克彦
［国際医療福祉大学三田病院神経内科部長］

水野智之
［国際医療福祉大学三田病院神経内科］

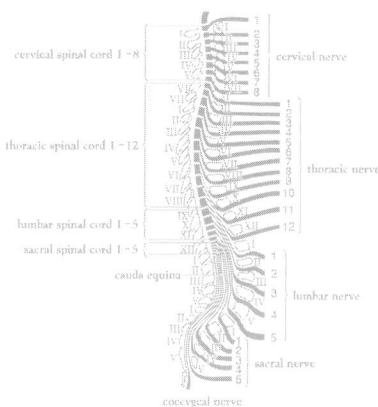

中外医学社

はじめに

　神経疾患に苦しむ患者さんの数は多く，しかも高齢になるほどその数が多い．このことは，神経疾患に対する正しい理解がどんな医者であれ必要であるということを意味している．例えば，外科と神経内科というのはあまり関係がないように思われがちである．高齢になって発症することが多い病気の1つに，パーキンソン病という病気がある．この病気を有する方が，胃がんと診断されたとしよう．手術を目的に外科の病棟に入院することになった．このような場合，外科医はパーキンソン病にはどのような薬が用いられているか，手術をする時その薬を急に中止せざるを得ないことがあるがその時何がおこりうるのかなどの，パーキンソン病についてのごく初歩的な理解が必要である．これはほんの一例であるが，このようにどの科の医者であろうが，将来どの科を専攻しようが，医者を続けていく限り神経疾患を有する患者さんに会わないようにしていくことは不可能である．

　しかしそういわれても現実には「神経疾患は難しい」と一般の医師，研修医からは敬遠されがちである．それはなぜであろうか．

　その理由として，神経疾患の種類の多さがまずあげられる．神経疾患は中枢神経系の病気，末梢神経系の病気，筋肉の病気などに分けられている．それぞれについて数限りない病気が存在する．

　しかし，病気の種類が多いことだけが問題なのではないと考えられる．まじめな医師ほど"神経の病気の理解には，まず神経系の解剖，神経系の機能，神経系の薬理を理解しなくてはならない"と考えたのではなかろうか．そして勉強を始めてみたものの，例えば顔面神経の走行などすぐ忘れてしまう．とても神経の病気の全体的な理解など無理だと思って，本を投げ出してしまったのではなかろうか．

　この本は，いろいろな用語をまず定義して，それから個々の神経疾患の解説をするという書き方はしていない．また神経解剖，分子遺伝学などについてもごく簡明にしか触れられていない．特に前半をお読みいただければおわかりになると思うが，実際の臨床場面でどういう神経内科臨床が行われているのか，神経内科医はどう考えて日々の臨床を行っているのかが書かれてある．

本書の構成を述べる．この本の前半部分は，ある医学部の学生2名と神経内科専門医との対話が書かれている．その専門医のもとに，夏休みを利用して2名の学生が病院実習にくる．かれらの対話を通して，神経疾患の診断とは何か，筋疾患，末梢神経疾患，脊髄疾患，脳幹，大脳疾患などについてそれらの部位が障害されるとどうなるか，またその部位に病気があると推定する診察の仕方はどうであるか，またその部位に病気があることをどの検査で確かめるのかがだんだんと説明される．後半部分は，神経疾患のうちで比較的頻度が高いものを取り上げて説明している．この本の前半でわからないことがでてきたら，ちょっと後半の担当箇所をみていただきたい．また後半でわからないことがでてきたら，前半を読み返していただけると幸いである．前半は武田が担当し，後半は水野が担当した．

　この「はじめての神経内科」は，本格的に神経内科を学ぼうとする人にとって，神経内科の一歩手前を解説したものである．この本をきっかけにして神経内科の方に一歩踏み出していっていただけたら，これは著者にとって大きな喜びである．

　今回中外医学社から「研修医，学生向けに神経内科の本を」とお申し出をいただいた．一部拙著「やさしい神経疾患」（日本医事新報社）を参照したが，内容は一新されている．担当された中外医学社小川孝志さんに感謝申し上げる．

　　　　　2007年6月

　　　　　　　　　　　　　　　　　　　　　　　　　　　　武田克彦

目 次

Part 1　はじめての神経内科

第1章　東京の暑い一日 ……………………………………………… 2
　　　神経内科の外来にて ……………………………………… 2
　　　神経内科の病棟にて ……………………………………… 7
　　　実習初日の朝　病院にて ………………………………… 9
　　　神経内科における診断とは …………………………… 11
　　　筋肉が障害されると …………………………………… 20

第2章　実習2日目 …………………………………………………… 24
　　　筋肉に障害があることを確かめる方法について …… 24
　　　末梢神経の障害について ……………………………… 26
　　　筋電図，末梢神経の伝導速度について ……………… 30
　　　末梢神経伝導速度の測定 ……………………………… 33

第3章　実習3日目 …………………………………………………… 36
　　　2人は筋生検をみる …………………………………… 36
　　　筋生検とその後の処理について ……………………… 37
　　　神経生検について ……………………………………… 39
　　　単ニューロパチーについて …………………………… 41
　　　脊髄が障害されるとどうなるかについて …………… 42
　　　脊髄の障害を確かめる方法について ………………… 52

第4章　実習4日目 ································· 56
　　脳神経が障害されるとどうなるかについて ········· 56
　　脳幹が障害されると ································· 63
　　小脳が障害されると ································· 70
　　大脳が障害されるとどうなるか（視床，内包，基底核）····· 72
　　大脳が障害されると（大脳皮質）····················· 77
　　脳幹・大脳の障害を確かめる方法 ····················· 79

第5章　実習5日目 ································· 90
　　神経疾患の診察法 ··································· 90
　　5日目午後　続き ·································· 113

第6章　5日目の夜 ································· 119
　　高次脳機能障害について ···························· 119
　　その日の夜，お酒を飲みながら ····················· 132

Part 2　神経内科領域の主要疾患

第1章　筋肉の病気 ································ 144
　　A．皮膚筋炎，多発性筋炎，封入体筋炎 ·············· 144
　　　　1．皮膚筋炎 ·································· 146
　　　　2．多発性筋炎 ································ 147
　　　　3．封入体筋炎 ································ 148
　　B．進行性筋ジストロフィー ························ 149
　　C．筋緊張性ジストロフィー ························ 153
　　D．周期性四肢麻痺 ································ 155
　　　　1．原発性（家族性）周期性四肢麻痺 ············ 155

　　　　2. 甲状腺機能亢進による周期性四肢麻痺 158
　　E. 甲状腺機能低下症に伴う筋障害 158
　　F. アルコールミオパチー 159

第2章　神経筋接合部の病気 160
　　A. 重症筋無力症 160
　　B. ランバート-イートン症候群 163

第3章　末梢神経の病気 164
　　A. ギラン-バレー症候群 165
　　B. 慢性炎症性脱髄性多発神経根ニューロパチー 168
　　C. 多巣性運動ニューロパチー 168
　　D. M蛋白血症に伴うニューロパチー 169
　　　　1. 良性IgM-M蛋白血症に伴うニューロパチー
　　　　　　.. 169
　　　　2. 良性IgG-およびIgA-M蛋白血症に伴うニュー
　　　　　　ロパチー 169
　　　　3. ワルデンシュトレーム・マクログロブリン血症
　　　　　　に伴うニューロパチー 170
　　　　4. POEMS症候群 170
　　　　5. その他 170
　　E. 血管炎によるニューロパチー 170
　　F. 感染によるニューロパチー 171
　　　　1. HIVによるニューロパチー 171
　　　　2. 帯状疱疹/水痘ウイルスによるニューロパチー
　　　　　　.. 172
　　　　3. ライム病 172

- G. 糖尿病性ニューロパチー ……………………………… 173
  - 1. びまん型 ……………………………………………… 173
  - 2. 局所型 ………………………………………………… 174
- H. 尿毒症性ニューロパチー ……………………………… 174
- I. ビタミン欠乏性ニューロパチー ……………………… 175
  - 1. ビタミン B_1 ………………………………………… 175
  - 2. ビタミン B_3（ナイアシン） …………………… 175
  - 3. ビタミン B_6 ………………………………………… 175
  - 4. ビタミン B_{12} ……………………………………… 176
  - 5. ビタミン E …………………………………………… 176
- J. 重金属によるニューロパチー ………………………… 176
  - 1. 水銀 …………………………………………………… 176
  - 2. 砒素 …………………………………………………… 176
  - 3. 鉛 ……………………………………………………… 176
  - 4. タリウム ……………………………………………… 177
- K. 薬剤性ニューロパチー ………………………………… 177
- L. 遺伝性ニューロパチー ………………………………… 177
  - 1. シャルコー-マリー-トゥース病 ………………… 178
  - 2. 家族性アミロイド多発ニューロパチー ………… 181
- M. 遅発性の尺骨神経麻痺 ………………………………… 183
- N. 手根管症候群 …………………………………………… 183
- O. 特発性の末梢性顔面神経麻痺（Bell 麻痺） ………… 184

第4章　脊髄疾患 …………………………………………… 185
- A. 脊椎椎間板ヘルニア …………………………………… 185
- B. 変形性頸椎症 …………………………………………… 186
- C. 脊髄空洞症 ……………………………………………… 187

- D. 脊髄動静脈奇形 ……………………………… 189
- E. 脊髄梗塞 ……………………………………… 190
- F. 脊髄炎 ………………………………………… 190
- G. ヒトTリンパ球向性ウイルス1型関連脊髄症 ……… 191

第5章　脳血管障害 ………………………………… 193
- A. 脳梗塞 ………………………………………… 193
- B. 一過性脳虚血発作（TIA）………………… 199
- C. 血管性痴呆 …………………………………… 201
- D. 脳アミロイドアンギオパチー ……………… 204
- E. CADASIL …………………………………… 205
- F. 脳出血 ………………………………………… 206
- G. クモ膜下出血（脳動脈瘤）………………… 208
- H. 脳動静脈奇形 ………………………………… 210
- I. もやもや病（Willis動脈輪閉塞症）……… 212
- J. 高血圧性脳症 ………………………………… 213

第6章　変性疾患 …………………………………… 214
- A. アルツハイマー病 …………………………… 214
- B. 前頭側頭葉変性症 …………………………… 217
  1. 臨床型 …………………………………… 217
  2. 基礎疾患 ………………………………… 219
- C. 皮質基底核変性症 …………………………… 220
- D. 進行性核上性麻痺 …………………………… 221
- E. パーキンソン病 ……………………………… 222
- F. びまん性レビー小体病 ……………………… 225
- G. 多系統萎縮症 ………………………………… 226

　　　　H. 脊髄小脳変性症 ……………………………………… 228
　　　　　　1. 遺伝性脊髄小脳変性症（常染色体優性遺伝）…… 229
　　　　　　2. 脊髄小脳変性症（常染色体劣性遺伝）………… 230
　　　　I. 筋萎縮性側索硬化症（運動ニューロン疾患）………… 231

第7章　てんかん ……………………………………………… 233

第8章　代謝疾患 ……………………………………………… 236
　　　A. 肝性脳症 …………………………………………… 236
　　　B. 亜急性連合性変性症 ……………………………… 237
　　　C. ウェルニッケ脳症 ………………………………… 237
　　　D. 遺伝性代謝疾患 …………………………………… 238
　　　　　1. ウィルソン病 ………………………………… 238
　　　　　2. 副腎白質ジストロフィー …………………… 239

第9章　脱髄疾患 ……………………………………………… 242
　　　A. 多発性硬化症 ……………………………………… 242
　　　B. 急性散在性脳脊髄炎 ……………………………… 244

第10章　感染症 ………………………………………………… 246
　　　A. 細菌性髄膜炎 ……………………………………… 246
　　　B. 結核性髄膜炎 ……………………………………… 247
　　　C. ウイルス性髄膜炎 ………………………………… 248
　　　D. 真菌性髄膜炎 ……………………………………… 249
　　　E. 脳膿瘍 ……………………………………………… 251
　　　F. 硬膜下膿瘍 ………………………………………… 251
　　　G. ウイルス性脳炎 …………………………………… 252

　　　　H．進行性多巣性白質脳症 …………………………………… 255
　　　　I．HIV脳症 …………………………………………………… 255
　　　　J．プリオン病 ………………………………………………… 257

第11章　頭　痛 ……………………………………………………… 260
　　　　A．片頭痛 ……………………………………………………… 260
　　　　B．群発頭痛 …………………………………………………… 260
　　　　C．緊張型頭痛 ………………………………………………… 261
　　　　D．特発性頭蓋内圧亢進症 …………………………………… 261

索　引 ………………………………………………………………… 263

Part 1
はじめての神経内科

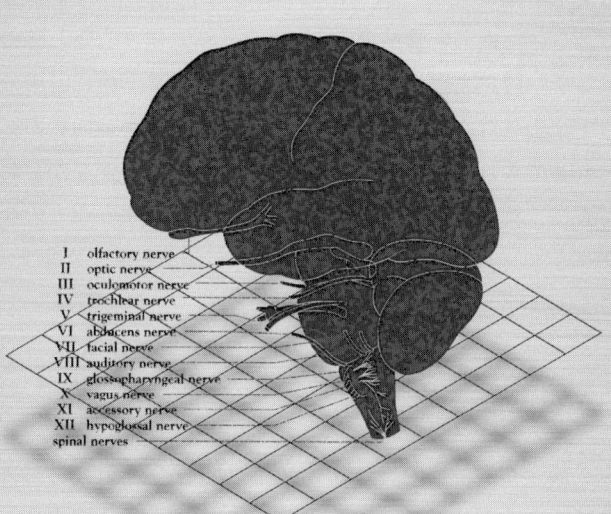

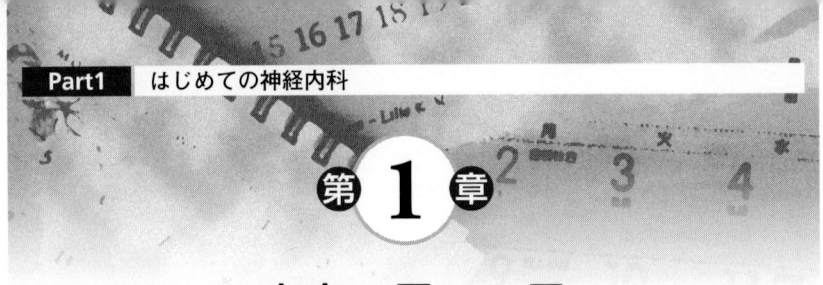

Part1 はじめての神経内科

第1章

東京の暑い一日

　東京の夏は暑い．すでに朝から気温が上がり，太陽が照り続けている．医学部5年生の田中香はそのとき郊外から都心に向かう電車の中にいた．これから都内にある病院に向かう．医学部の5年生にもなると将来の進路を考えざるを得ない．香は今日から1週間，都内の病院で神経内科の実習を行うことになり，今日はその初日なのである．郊外から都心に向かうその電車は，まだ時間が早いせいか空いており，香は腰かけることができた．遠くの景色をみながら，香はある光景を思い出していた．

　それはまだ香が2年生のときであった．医学部の本格的な専門教育が始まる前の夏休みに，別の大学が主催するセミナーに出席したときの光景である．そのセミナーは，まだ将来の専門を決めていない学生に臨床の現場を体験させようと企画されたものであった．香はたまたま神経内科のグループに入った．それまで香は神経内科という名前を聞いたことがなかった．神経内科と聞いて香は，神経内科というのは心療内科と同じようなものなのかなと思った．セミナーには，いろいろな大学の医学部から学生が集まっていた．それらの学生はいくつかのグループに分けられて，1つのグループは7〜8名であった．

神経内科の外来にて

　その数名の学生が，神経内科の外来の部屋に入り，これから外来で行われる診療の様子を立ったまま見学するのである．外来の部屋の中に，神経内科の教授と，その教授の話したことをまとめる助手の医師がいた．香の家は開業医であり，父は内科医であった．だから内科医がどのような診察をするかはおよそわかっていた．しかしその部屋で繰り広げられた診察の様子は，今

JCLS 498-12834

までにみたことのないものであった．

「…さん．7番のお部屋にお入りください」患者さんが呼ばれて，外来の診察室に入ってくる．患者さんがドアを開けてその第一歩を踏み入れるとき，その教授はその患者さんがどのように歩いてその部屋に入ってくるかを仔細に観察しているようであった．

「どうしましたか」教授は病歴をとりはじめた．病歴をとりながらも，この神経内科の教授は患者さんを観察している．

しばらくして病歴をとり終えると，その教授は「さて拝見しましょう」といった．患者さんは胸の前を開けようとしてシャツを持ち上げようとした．心臓や肺の聴診をすると思っているようだ．教授は「いいえ，その必要はありません」といって押しとどめ，聴診器を持つかわりにやおら小さい懐中電灯を取り出した．患者さんの瞳に光を当てている．そして今度はその懐中電灯の先をみるよう指示し，その懐中電灯を左右上下にと動かす．患者さんは顔を動かしながらそれを目で追うようにした．教授は「顔を動かさないで，目だけで追ってください」とすかさずいう．

「イー」といってくださいと指示している．香はそんなことにどんな意味があるのだろうと思った．しかし，患者さんの顔つきをみる教授の顔は真剣である．次は「舌を出してください」といっている．どうもよく伝わらないようだ．「ベロを出してください」といい直している．

次に患者さんはベッドに寝ており，「手を伸ばして前へならえをしてください」と指示されている．さらにその位置で片足を持ち上げるようにいわれている．ところが教授は患者さんの足をベッドに押さえつけるようにしている．これでは持ち上げられないではないかと香は思った．その後も「足首をそっくり返すようにしてください」「こうですか」「いやいや足全体を上げるのではなく，足先だけをそっくり返してください」こういたやりとりが続く．患者さんは体操をしているかのようである．次に身体の中でやせたところはないか，足がぴくぴく動くところはないかと，教授は聞いている．そして筋肉にさわったり，手で筋肉をたたいたりしている．

次に教授は，習字などに用いるハケを持ち出し，身体のあちこちをくすぐ

りだした．ハケでさわりながら，そのさわられている感じが身体の左右の同じような部位で違いがないかを患者さんに聞いているのである．今度はピンを持ち出してあちこちとまたつついている．次には音叉を取り出した．その音叉を足首のところに押し当てている．患者さんは，急に振動するものを押し当てられていささかびっくりした様子である．その教授は，足の方から感じている振動がなくなったら答えるように指示している．

今度は金属の棒の先に丸いゴムのついたハンマーを取り出した．あちこちの腱をたたいている．それが終わったところで，足の裏をピンのようなもので擦り上げている．

「右手の人差指を，遠くの方から鼻に持ってきてまたもとの位置に戻してください」と今度はそんな指示を与えている．患者さんはその指示どおりに行っている．次に「左の踵（かかと）を右の膝の上に持っていき，その後踵で"すね"を滑らせるようにしてください」と教授はいった．患者さんはこの指示をよく理解できなかったようだ．そこで教授は，自分の手で患者さんの左の踵を右の膝のところに持っていった．そして，その左の踵を右のすねの上を滑らせるように実際にやってみせ，「さあ今行ったのと同じようにしてください」という．今度は患者さんも理解ができたようだ．

次に自分のイスを診察室の端の方によけながら，神経内科医は患者さんに歩くように指示している．今度は普通に歩くのではなく，踵を上げて爪（つま）先だけで歩くように，あるいは踵と爪先を交互に合わせて歩くように指示している．最後に教授は何やら小声で呟いた．よく聞き取れないが何やら「マスター…」といっているらしい．「おおそうだ」といいながら，「ときに100から7を順々に引いていってください」といっている．香は，これはちょっと唐突だと思った．しかし患者さんは「93，…86…」と答えた．神経内科医は「はい結構です．おすわりください」といった．どうやら診察は終わったらしい．おや，でもまた病歴を聞き直している．

「脊髄に障害のある可能性がありますので，いくつか検査が必要です．筋電図という検査と頸椎のレントゲンの検査が必要です．さらに脊髄のMRIという検査もしなくてはならないかもしれません」教授は患者さんに説明し

ている．患者さんは「心電図ですか，心電図ならもうやりましたが」と答える．「いいえ心電図ではありません．ちょっと痛い検査ですが，筋肉に針をさす検査で筋電図という検査です．この検査は予約になりますので，看護婦さんのところにこの用紙を持っていってください．どこに予約にいけばよいかを教えてくれます」．患者さんは出ていき，助手はカルテをまとめている．

　教授はここではじめて学生の方を向いた．「ここで私が行っていた診察手技の1つひとつが，実はたいへんな意味があるものです．そしてそれを行うための裏付けもあるものなのです．これら1つひとつについて話して行くときりがありませんので，今日は詳しくは説明しません．おそらく皆さんが専門科目を勉強するようになって，神経内科の講義を聞けばわかるようになると思います．何か質問はありますか」と教授が聞いた．

　香は次のように質問した．「このような診察が神経内科ではいつも行われているのでしょうか．内科の診察室で行われるものとは大きく異なっているようですが」

　教授は「時間の関係で省略してしまいましたが，いわゆる一般の内科で行われる診察も必要です．ただそれはまた各内科で体験できることでしょう．しかし，今日みてもらったような診察でわかる病気が神経疾患ということになります」

　ある学生が質問した．「神経内科というのは精神科や心療内科と同じと思っていましたが，違いが何となくわかりました」
「そうです．うつ病とか統合失調症といわれているいわゆる内因性の精神病の患者さんは，精神科で診療を受けます．また，会社の人間関係のストレスが原因となって，たとえば頭痛など身体症状を呈している場合は，心療内科で診察を受けることになります．ほかに何かありますか」

　もう1人の学生が言葉を挟んだ．「先生は，最初に患者さんが入ってこられてから，どうしましたかと話される間，少し時間がありましたが，それは歩行を観察されていたのでしょうか」

　「いいところに気付きましたね．どのような歩き方をしているかをみていたのです．自然な歩行状態の観察というのが，神経内科診察の中でも重要なも

のの1つです．歩く姿勢，歩幅，そのときの手の振りなどをチェックします．『さあ歩いてください』といわれると，誰でもみられることを意識して余分なところに力が入り自然には歩けないものです．自然な歩く状態というのは，患者さんが診察室に入ってくるときと，そして出ていくときによく現れます．そのほかに質問はありますか」

「病歴を取っているときにも，観察をしているのでしょうか」とまた別の学生が質問する．

「そうです．神経内科の患者さんの中には，構音障害といって音を発生する構音器官に麻痺があるためにうまくしゃべれない人がいます．また失語といって言語によるコミュニケーションの障害がある患者さんは，聞かれたことに対する理解の障害がみられます．病歴をとる際に，患者さんが質問に正しく答えられるのかは失語があるかないかを知る上で重要です．また，たとえば振戦（ふるえ）のように，自分で動かしているのではなくいわば勝手に動いてしまう運動，これを不随意運動といいますが，この不随意運動がないかについてもみています．不随意運動は患者さんが緊張していると出現しやすいためです」

教授は，それまでカルテをまとめていた助手に声をかけた．
「私はこれから部屋に戻らなくてはいけないのだが，この後はどうなっていますか」
「私が病棟の方に案内することになっています」
「そう．それはいいですね．ではよろしく」

教授は学生の方を向いていった．
「神経内科を受診する患者さんがまず訪れるのは外来です．多くの場合は，その外来で治療まで行われます．しかし，外来では十分治療できないと判断される場合や，外来では行えない検査が必要となった場合には入院していただくことになります．神経内科の病棟でも，先ほどの神経内科的な診察が行われているのはいうまでもありません．これから，入院して行われる検査や治療について大まかにわかっていただけるようにしたいと思います．むろん説明を聞かれても，わからないことだらけであると思います．でもおよそ神

経内科はどのようなものかをわかってもらえるでしょう」

神経内科の病棟にて

　その神経内科の助手に連れられて，学生たちはさっそく神経内科の病棟に向かい，1つの部屋に入った．ここでは人工呼吸器を付けた患者さんがいる．その助手が説明する．「神経内科にも当然ながら救急医療があります．この患者さんは重症筋無力症の患者さんです．急に呼吸状態や嚥下の状態が悪化して救急外来にこられました．重症筋無力症は重症と付いているので何かたいへん重い病気のように思われるかもしれません．しかし今ではこの病気のメカニズムはかなりよくわかっており，治療法も進歩してきています．ただ肺炎などをきっかけにして呼吸の状態が悪化することがあります．これをクリーゼと呼んでいます．この状態の患者さんは入院して，感染の治療，補液などの全身管理が必要です．呼吸状態がひどく悪ければ人工呼吸器を装着して，呼吸を補助しなくてはならないわけです」

　次の部屋に入る．
「この部屋で行われていることは，血漿分離交換法（プラズマフェレーシス，plasmapheresis）という方法です．この患者さんは，1週間くらい前に風邪をひき下痢もあったということです．その症状が治まったのですが，その後から急に足から麻痺が始まりました．あれよあれよという間に，その麻痺が上昇して上肢，さらに顔の方まで広がりました．患者さんはただちに入院し，髄液の検査，神経伝導速度などの神経生理学的検査が行われ，その結果，ギラン-バレー（Guillain-Barré）症候群と診断されました．この病気はときどき新聞などに出るので知っている方もいるでしょう．最近患者さんの血清中にはミエリンに対する抗体があり，この病気の形成にある役割を果たしていることが示唆されています．そこで，この物質をできるだけ選択的に除去する血漿分離交換法が治療として行われるようになってきています」

　別の部屋に行くと，患者さんとそれを指導する運動療法士がいる．
「この患者さんは脳梗塞のために救急で入院された方で，まだ入院してから1週間もたっていません．左顔面を含む左半身の麻痺があり，早期から運

動療法がベッドサイドで行われています．この患者さんは半側空間無視という大脳の高次機能の障害と呼ばれる症状を持っています．たとえば眼前に提示されたひもの中心をつかむように指示されると，左側を大きく余して右に偏ったところをつかんでしまいます」

各部屋で質問を受けるのはやめて，神経内科の助手の先生は病棟の一室，いつもはカンファランスに使っている部屋に学生を引き入れた．

助手の人は「何か質問はありますか？」とたずねた．しかし誰も質問しなかった．皆やや軽い衝撃を受けているようであった．

「それでは，私の方からいいましょう．神経内科の領域は決して狭くないということです．脳，脊髄，末梢神経，筋肉という神経系のどこかの部位が障害されたとしたら，日常生活動作に必ず影響が出ます．神経内科はその神経系の病気全般を診断し治療するわけです．ですから，神経内科が広い領域をカバーしていることがおわかりいただけると思います．

第2点は，いろいろな科との連携が重要であるということです．内科，リハビリ科はもちろんのこと，脳外科，整形外科などとの連携が必要となります．さらに眼科，耳鼻科，泌尿器科，場合によっては麻酔科などと関係します」

香が質問した．「私は，あの半側空間無視という症状を不思議に思ったのですが，あれはみえる範囲が狭くなっているということですか？」

「半側空間無視は，いわゆる視野が狭くなったという問題ではありません．なぜなら，聴覚の領域でも左側を無視するということがあります．また単に視野の問題であれば，顔をそちらに向ければ，別に無視したりはしないはずです．しかし患者さんは顔の動きを制限しなくても，そのような症状を示します．これらのことは，あの左側を無視する症状が単に視野が狭くなった，あるいは左側の視野がみえないということとイコールではないことを示しています．こういう脳の機能障害を研究している神経内科医もいるのです」

するとある学生が割って入ってきた「しかし，なぜ半側空間無視があることが問題なのですか．私にはあの方が左側に麻痺のあることの方がもっと問題であると思いますが」

「これはいい質問です．確かにあの患者さんは脳梗塞の患者さんです．脳梗塞の治療や今後の再発防止がもっとも重要な問題です．次にあの患者さんは，運動麻痺を持ったままでかなり長期に生活しなくてはいけないでしょう．確かに脳梗塞の後遺症として運動麻痺のあることは大きな問題です．ただ患者さんのリハビリとして，運動麻痺だけに注目していてはいけないことがわかってきています．患者さんの社会復帰については，半側空間無視や失語などの障害，これらを高次脳機能障害といいますが，そういう障害の有無が大切であるということが知られてきました．半側空間無視を持つ患者さんは，それを持たない患者さんよりずっと社会復帰が悪いのです．ですから，この症状を何とかする必要があります」注)

実習初日の朝　病院にて

「新宿，新宿，JR 山手線，埼京線はお乗り換えです」
　田中香は急に我に返った．
　その2年のときの体験が，いってみれば今回の病院実習にとつながったのである．4年生になって神経内科の講義が行われるようになった．しかしそこでの講義は，神経疾患の病気のメカニズムについての講義，すなわちもっと基礎的な講義が多かった．たとえばアルツハイマー（Alzheimer）病についていえば，染色体の何番目に問題がある，などといったことが講義の中心であった．神経内科でも，あるいは神経内科であるからこそというべきか，遺伝子研究が進んでいるという印象を強く与える講義であった．ただ香の頭の中には，2年のときに経験したセミナーのことがたえずあった．確かに研究的な面からいえば，この毎日の神経疾患の診療はいったいどういうものなのだろう．あそこでみたような光景が今でも行われているのだろうか．

注）ここまでの話では，用語を必ずしも正確に定義していないのでわかりにくい点が多いと思われる．ここでは，それらの用語は読み飛ばしていただいて結構である．この本を読み進めれば，それらが何であるかは次第にはっきりする．神経内科の扱う守備範囲というのはこのようであるということについて，ぼんやりとわかっていただければ幸いである．

夏休みを利用して，香は第一線の病院の神経内科ではどのような診療が行われているのかを知りたいと思った．出身が東京である香は，大学の神経内科の教授に東京で神経内科の実習を受けたいのだがどこがいいですかと相談に行った．するとその教授が，都内のある病院の神経内科部長にメールで連絡をとってくれて，そちらに1週間実習できる手はずを整えてくれたのである．

　病院には，駅からバスで向かう．バスでおよそ十数分の終点がその病院である．バス停のところに，晃が待っていた．山本晃は大学の同級生である．香は1人でその病院の実習を行おうと思っていた．あるとき山本から「夏休みはどうするの」と聞かれて自分の予定を話したところ，「俺も一緒に参加させてもらっていいかな」といってきた．最初は「えー1週間山本君と一緒？　山本君って神経内科に興味があるんだっけ」と思ったのだが，「まあ，話し相手にはなるから」と思い直したのだった．

　病院に着くと，香は晃と一緒に案内係と書かれたところに行き，名乗ってから神経内科部長に連絡をとってもらった．そして待つこと3分くらいして，神経内科の部長が現れた．

　「田中香さんと山本晃さんですか．私が陣内です」とその神経内科部長は自己紹介をした．「これから医局に立ち寄って，さっそく神経内科の病棟に行きましょう．それぞれ1人ずつ患者さんを担当してもらいます．その患者さんにはすでに話をしてあり，診察などの了解もとっています」

　2名は医局のカギを渡された．すぐに医局で着替えたあと，9階にある神経内科の病棟に向かう．

　「今日午前中で，病歴と自分なりの診察をしてください．午前中は，私は外来ですので何かあったら，病棟にいる神経内科医に相談してください」と陣内は歩きながらいった．

　陣内は患者さんに香と晃を紹介して2人にこういった．

　「では私は，外来に行きます．そうですね午後2時からあそこにみえる部屋，あれです．いつも私たちがカンファランスをしている部屋ですが，そこで待っていてください．最初にそこで話してから，一緒に患者さんを診察し

ましょう」
　そこに通りかかった早野医師を呼び止め,「学生の田中香さんと山本晃さん．今週は神経内科の病棟にいるので，よろしく」と話した．香と晃はちょっと頭を下げた．早野医師はまた後で登場することになる．
　陣内と別れた後，2人はベッドサイドに診察道具をかかえて戻ると，患者さんの病歴をとりはじめた．

神経内科における診断とは

　午後2時になった．香は，指定されたカンファランスの部屋にいく．しばらくすると陣内が現れた．陣内部長は「どうでしたか，病歴をとったり，診察したりは終わりましたか？」といった．
「ええ」
「では早速病歴を述べてください．山本さん，はじめてもらえますか？」
「患者さんは50歳の女性です．既往には，」と述べはじめたところ，
「主訴は何ですか，主訴からいってください」と陣内がさえぎった．
「主訴は手足に力が入らないです」
「えーと，それでは続けてください」
「既往歴，家族歴には，特に問題がありません．現病歴ですが，」と晃は病歴を述べた．その後引き続き診察所見を述べた．
「終わりですか？」と聞いてから，陣内部長は「うーん」となった．
「山本さん．病歴というのは，どういうものですか」
「その方の，病気になってきた経緯が書かれてあるものです」
「確かにそうです．では質問を変えましょう．どういう病歴がよい病歴でしょうか」
「そうですね，経過がよくわかるようなものでしょうか」
「それも大事なことですが．田中さんはどうですか？」
　香もちょっととまどった．病歴は，病気の歴史が書いてあればいいのではと思った．
「良い病歴とは，第一にどのような病気であるかおよそ推察できるような

ことが書かれている病歴であるということです．それでは私から質問しましょう．どのような病気であるかということは，病気の診断のことです．神経内科の病気の診断には2種類あるのですが，わかりますか」と山本の方を向く．
「えーと，なんでしょうか」
　そこで香が助けを出す．「部位診断と原因診断です」
「そうですね．神経内科医は病歴をとり，また診察をしながら，その患者さんの神経系のどの部位に障害があるのか（部位診断）ということと，その障害を引き起こしている原因は何か（原因診断）ということを考えています」
「例をあげて説明することにしましょう．山本さんがアパートに住んでいたとしましょう．運悪く自分の家の下水が流れなくなってしまいました．さて何とかしなくてはいけません．その場合，特定の原因（たとえば髪の毛を大量に流したから）しか思いつかない場合もあり得ます．しかしすぐに原因が浮かばない場合には，どこで下水がつかえているのかとまず考えるでしょう．流れない原因が自分の家の中にあるのか，あるいは自分の家から外に出た後にあるのかです．そして，つまっている位置がわかってから，次は何が原因でそこがつまったのかを考えるのではありませんか？」
　香が口を挟む．「そう思いますが，下水管と病気というのはどうでしょうか」
「おっしゃりたいことはわかります．確かに病気を下水管のつまりにたとえるのは不謹慎かもしれません．あくまでもたとえですので，お許しいただくとして，いってみれば，下水管がどこでつまったために流れないのかが部位の診断です．何が原因でつまったのかというのが原因診断です．山本さん，わかりましたか？」
「消化器内科で，腹痛が胃なのか腸なのかを考えるのが部位診断で，胃潰瘍という診断が原因診断ということですね」
「そうです．ではどちらの診断が先に行われるかわかりますか」
「部位診断が先に行われ，障害部位が絞られて，それから原因診断になるのではありませんか」

「一般的にはそうです．しかしながら実際の診療においては，いつも部位診断が先に行われるわけではありません．たとえば，その歩き方や手のふるえがパーキンソン（Parkinson）病に典型的であって，ほかの病気は考えられないといった場合もあります．また急に片側の上下肢の麻痺が起きたなどという場合は，原因はおそらく脳血管障害であろうと推定されます．こういった具合に，病因診断が先にきて，病変部位の推定はその後の診察や検査で確かめるといった順序になることもあります」
「しかし原則は部位診断が先で，原因診断は後なんですね」と香が聞く．
「その理由は誤診を少なくするためです．誤診に結び付きやすい好ましくない診断のしかたは，最初にある特定の病気，それも珍しい病気を疑い，それ以外の診断を考慮せずにその診断だけを確かめようとするしかたです．それで典型的な場合以外は，オーソドックスにこの患者さんは神経系のどこに障害があるのかと最初に考える．そしてその障害部位を，補助診断を行いながら確かめる．それと同時にその部位に起きる病気は何かということに考えを進めていく．誤まらずに診断していくには，面倒でもこういったプロセスをとることが大事だといえます」
「では田中さん，診察はどうして必要なのでしょうか？」
「診察は，今の患者さんの状態を知っておくためではないでしょうか」
「確かにその点は大事なポイントであると思います．患者さんの症状が変動して行く場合，その場合には，ただ見た所見だけでなく，こちらからいろいろと調べた結果を書き留めるということは，その後患者さんの症状が変動したときにわかりやすくなる．確かにそのような側面があります．
　ただ先ほどから議論してきたことを踏まえてみると，何かほかの答えがあるのではありませんか？」
「うーんと」
「診察の目的はいくつかありますが，1つは部位を診断することにあります．すなわち，病歴と診察の目的は，正しい部位診断と原因診断を調べているということになります」
　ここで急に，それまで黙っていた山本が「えー，そうなんですか？　確か

にいろいろな検査法がなかった時代にはそうだったかもしれませんが，今はいろいろな検査法があるので，部位診断にしても原因診断にしても，検査法の方が診察より大事ではないですか」

どうも晃は，神経疾患の障害部位を同定するのには，いくつかの検査を組み合せればよいと思っているようである．脳の中をみるには脳の CT がある．脊髄なら，筋肉なら…とさまざまな検査を思い浮かべている様子．

「部位診断といったって，検査を組み合わせればそう難しいことではないのではないでしょうか．脳の中をみようと思えば脳の CT や MRI があるじゃないですか．脊髄なら脊髄 MRI があるし，そういった検査を神経系にくまなく行えば，部位診断は簡単じゃないかと思うんですが」

陣内が答える．「ちょっと待った．こういった検査は高価であり，現在でもすぐにどこでも利用できるとは限りません．また検査の中には苦痛を伴うものもあり，スクリーニングとして行えないものもあります．さらに神経系における障害部位は，たとえば脳や脊髄や末梢神経といったうちのどれか 1 つの部位にしかないことがほとんどです．そうすると，患者さんが苦痛に堪えてこれらの検査をすべて受けたとしても，ほとんどの検査が無駄な検査ということになります」

「血液検査か何かでわからないものでしょうか」

「昔 TV でみた会話を再現してみましょう．もう亡くなられた評論家の藤原弘達氏がある医者を受診したとき，その医者は"では検査しましょう"とすぐいったそうです．そうしたら藤原氏は怒って"検査なんかする前におれの身体を直接よくみろ"といったとのこと．神経疾患も同じです．患者さんの身体をよくみること，すなわち神経学的診察によって部位診断が可能なのです」

ここで晃はややむきになって反論を試みた．

「本当に診察の方が大事なのでしょうか？　血液中のある物質の値を測れば診断が可能となる病気が次々に見つかっているじゃありませんか．それなのに神経系においてはあいも変わらず，ハンマーによる診察がもっとも大事だとは」

香ははらはらした．こんなにはっきりと物をいう人だったかしらとやや意外に思った．

「ハンマーの叩き方の上手，下手が重要だということではありませんから誤解のないように．また，今問題にしているのは部位診断ということをお忘れなく．山本さんもご存知のように神経内科でも，遺伝子診断にむけて猛烈な研究が行われています」

「診察はなぜ大事なのでしょうか．その理由はいろいろとあります．たとえば次のようなことが実際にあり得ます．
患者さんがある訴えで来院されたとします．患者さんの検査をしたところ，たとえば脳のMRIに異常がみつかったとします．問題は，今患者さんが訴えている症状と，そのみつかった検査の異常が合致するのかということです．その脳のMRIの異常は，たまたまみつかったもので，患者さんの訴えている症状とは無関係ということも考えられます．実際に患者さんが訴えている症状は，末梢神経の障害に由来するのであって，脳のMRIの所見はそれとは無関係ということもあるということです．ここで実際の患者さんをよく診察せずにMRIの所見を過大に判断してしまうと，誤診につながります」

ここで少し例を出した方がよいと考えた陣内は，部屋にあった黒板を使うことにした．

「ではここでなぜ診察が重要なのかを，運動の系を例にごく簡単に説明してみましょう．運動機構は錐体路系と錐体外路系に分かれています．ここでは錐体路系についてのみ触れます．この錐体路系の神経機構というのはここに描いた図に示すような構造をとっています（図1）．大脳の前頭葉の中心前回にある錐体細胞から発した軸索は，脊髄前角にあるアルファ運動ニューロンと接続しています．そしてこのアルファ運動ニューロンの軸索は，神経・筋接合部で筋肉にとつながっています」

「問題は不幸にして筋力の低下が生じてしまったときです．今述べた大脳の皮質から筋肉に達するまでの系のどこに障害があっても，筋力の低下ということが起こり得ます」

山本が勢い込んでいった．「運動の系ではそのようなつながりがあるわけ

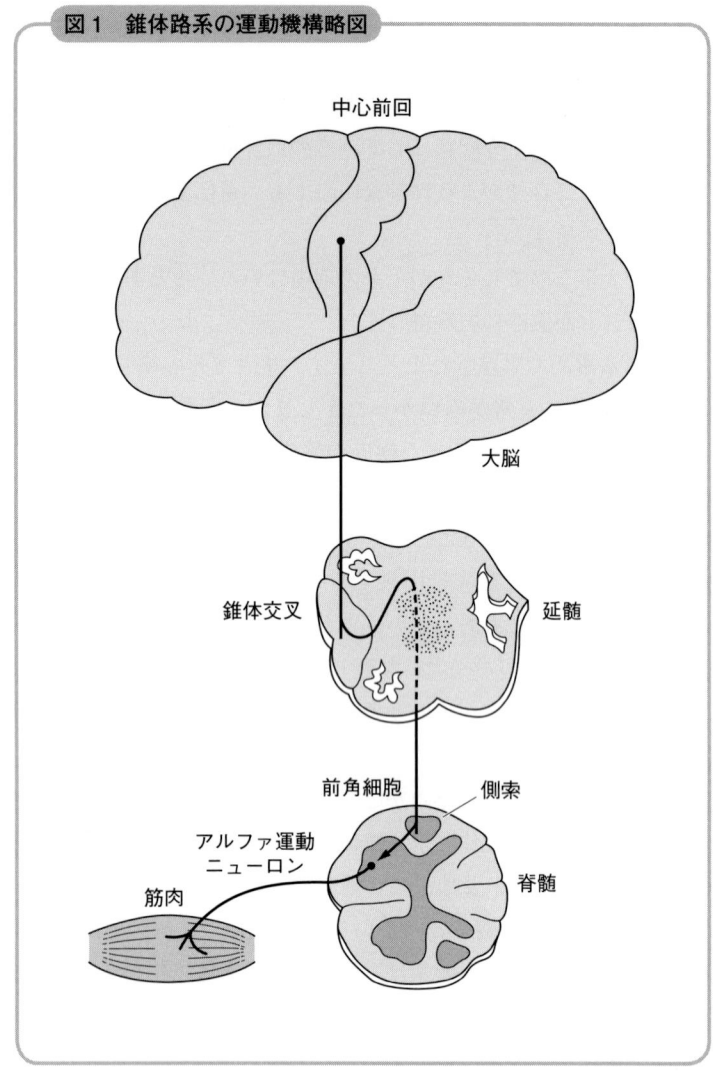

図1 錐体路系の運動機構略図

ですから,そのうちのどの部位が障害されても同じような症状がでてきてしまうのではないでしょうか.そうだとしたら,診察しても障害部位がわからないのではないですか?」

「その違いをみつけるためにこそ診察が必要です．その診察を行わないと，本当は末梢神経に障害があるのに脳の方の障害と思ってしまうこともあり得るのです」
「そうなんですか」
「運動系のそれぞれの部位の障害で現れる症状には違いがあります．ここで"神経系に生じた病変が引き起こす2つの要素"をまず説明したいと思います．要素の第一は，健常者にあるべき機能が廃絶，低下した状態を指し，陰性徴候（negative sign）と呼びます」ここで陣内は黒板にnegative signと書いた．
「もう1つの要素は，正常には存在しない症状の出現で，陽性徴候（positive sign）と呼びます．これは病変による刺激症状であったり，正常では当然あるべき抑制がとれてしまうことによる解放現象であったりします」
陣内はpositive signと書きながら，「私のいいたいことは，病変部位によってこの2つの要素のうちどちらかだけしか認められない場合や，2つの要素が組み合わさって出現する場合があるということです．すなわち，これらの要素の組み合わせ具合を診察で確かめれば，病変部位の推定が可能だという意味です」
「具体的に説明していただけますか？」
「先ほどのハンマーの話を例に出して説明することにしましょう．今度は私からの質問です．山本さん．ハンマーは診察のどういう場面で用いられますか？」
「ハンマーは深部反射をみるのに使われます」
「その通り．ここで反射ということをちょっと考えてみましょう．図を使って説明します（**図2**）．腱を叩くと筋が引き伸ばされ，それに伴って筋紡錘というところも引き伸ばされます．そうすると筋紡錘は興奮してインパルスを出し，これがIa群線維を経て脊髄に達します．脊髄前角の運動ニューロンが興奮してその興奮がアルファ運動ニューロンを伝わり，伸展されたもとの筋肉を収縮させる．この経路を反射弓と呼びます．この反射弓のどこに障害があっても反射は低下する，ということがおわかりいただけるでしょう．

図2　深部反射のしくみ

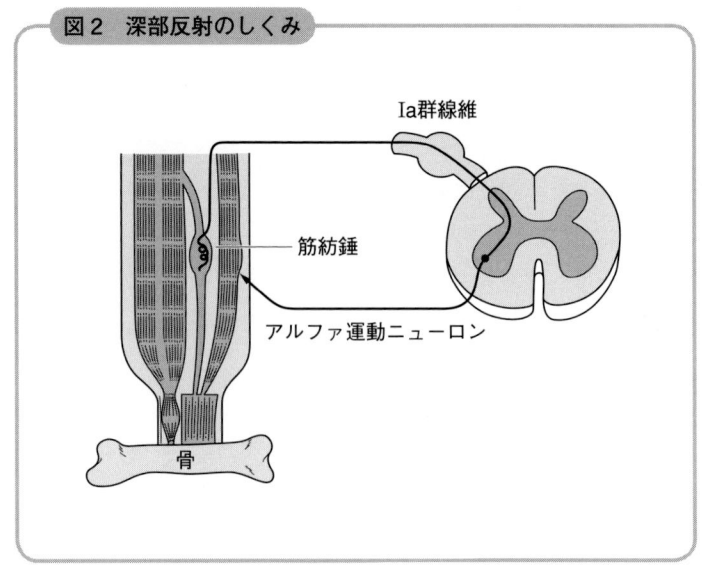

この反射の低下は，先ほど述べた negative sign と考えられます」
「そうすると反射が低下していることをみれば，逆にその反射弓のどこかに障害があることを示しているということですか」
「その通り．ところが，この深部反射というのは錐体路から抑制を受けています．いってみれば，反射や筋の緊張をある一定の限度内にとどめるような状態にいつもなっています．もしその反射弓に障害がなくて，錐体路に障害があったときにはどうなるのかというと，この抑制が効かなくなってしまうのです．その結果，深部反射は普通より強く出るし，また筋の緊張が増します．すなわち，錐体路が障害を受ければ深部反射は亢進します．これは positive sign と考えられます．これで反射ということが部位診断に役立つことがわかっていただけると思います．ハンマーで腱を伸展させることにより深部反射の出方をみれば，これが反射弓のどこかに障害があるのか，あるいはこの反射弓の上部の錐体路に問題があるのかを知ることが可能です」
「筋肉や末梢神経の障害と脊髄・大脳の障害の区別には，反射の検査が有用

であることはよくわかりましたが，脊髄の障害と大脳の障害は診察では分けられないのではないですか？」
「麻痺がどのような分布をとっているのかでわかる場合もありますよ．たとえ運動系の症状だけではわからなくても，神経系を構成しているのは運動系だけではないのですよ．別の系の障害のされ方から病変部位が推定されます．たとえば，感覚系の障害のされ方から病変部位が推定されることも多いのです」
　ここでまた山本がひとこと口をはさむ．「いま感覚障害について触れられましたが，私はあの感覚障害の検査をみるたびに神経学的診察法に疑問を持ちます．あんなに患者さんの答えに依拠しているような診察法でとらえられる所見とは，客観的な所見といえるのでしょうか？　あちこちと触られてどうだどうだと聞かれても，毎回同じような結果がでるんでしょうか．そういったあやふやなものを基礎において，果たして正しい診断ができますか」
「事実はあなたの述べたこととは逆です．こういった感覚の検査の再現性は大変よいのです．またあとで詳しく述べますが，脊髄障害の場合，感覚障害の分布は脊髄のどのレベル（特に脊髄のどの高さに障害があるか）を推定する決め手になるといっても過言ではありません．すなわちMRIあるいは手術で病変を確かめた場合，感覚の検査によって推定される脊髄の病変部位とはふつうよく一致します」
「障害部位の推定に診察が重要であることはわかりました．しかし，やみくもに診察すればよいというものではないでしょう」
「それはそうです．神経系の内部の構造とそのシステムの働きが明確になってきて初めて，神経学的診察法が成立しうるわけです．どの系とどの系がある部位に存在し，それぞれの果たす役割がわかっているので，その部位が障害されたときどういう症状が出現するのかわかるわけです．診察する方は，神経系の機能と構造について知っていなくてはならないということになります．また現れる症状をどうとらえるかということもね」
「そうすると，やっぱり神経系についての十分な知識が必要ですね」
「そうか．君は何とか省エネで，楽をして神経内科を乗り切ろうとしている

のかな．いや失敬．失敬．でもなにもそうがっかりすることはありません．神経疾患の診断に必要な解剖学的知識というのはそれほど多いものではありません．ただいくつかのことはよく覚えておく必要があります．錐体路の流れは理解しておく必要があります．先ほどは省略しましたが，錐体外路という概念や構造の理解も必要です．さらに，小脳の構造と機能について，また感覚を伝える経路，脳幹のどこからどういう脳神経が出ていくのかということもね．少なくともこれくらいのことは覚えていただきたいものです」

筋肉が障害されると

　陣内はちょっと時間をみた．もうだいぶ時間が経っている．そこで，2人に提案をした．
「山本さん，田中さん．今日は少し時間をとってしまいましたので患者さんの診察は別の日にしましょう．患者さんの方には，そのことを今いっておきます．ですからここで少し休憩しましょう．また20分くらいしたらここで再開しましょう．午前中に診察をした患者さんは，筋肉に障害のある患者さんです．それはわかりましたか？」
「ええわかりました」
「今日は，筋肉疾患についてできるだけ初歩的なところから説明したいと思いますが，それでよいですか」
「はい」
「それでは後で集まってください」
　陣内が部屋を出ていくと，香は晃にいった．「実習するからにはもっと勉強してこないと，あのプレゼンテーションでは，先生が怒るのも無理ないわ．先生があらかじめ考えていた予定をだいぶ変更させてしまったようね」
「そうだね」と晃は何となくシュンとした．
　しかし香はそんな晃を励ますようにいった．「でも，ずいぶん威勢がよかったわね．ちょっとカラ元気のようでもあったけど，あのやり取り勉強になったわ」そう香がいってくれたので，晃も少し元気を取り戻した．
「うん．僕も勉強になったよ」

また3名がカンファランスの部屋に集まった．
「それでは，筋肉が障害されたらどういった症状を呈するかからはじめましょう．筋肉が障害されるとどうなりますか？　山本さん」
「筋肉が障害されると，筋力が低下します」
「そのとおりですが，まず筋肉が障害された状態というのを正確に定義した方がわかりやすいでしょう．ここでいう筋肉の障害された状態というのは，筋肉の病変は明瞭に認められるのに，筋肉以外の神経系には病変をまったく認めないか，認めてもごく軽度であるという状態を指すことにします．筋肉からさかのぼっていくと，筋肉，神経筋接合部，末梢神経，中枢神経（脊髄・脳）となるわけですが，筋肉に病変を認めるものの，病理学的に中枢神経系あるいは末梢神経系に変化があり，筋肉の病変はその二次的な現象と考えられる場合は，この場合は除きます．なお神経筋接合部の病気は，神経原性筋疾患と呼ばれます．神経筋接合部の病気を知っていますか？」
　晃が黙っているので，香が答えた．「重症筋無力症です」香は3年前の光景を思い出していた．
「そうですね．話を戻しますと，筋肉に障害がある場合は筋力低下が生じる．このことはわかりますよね．いくら上の方から指令を得ても，肝心の実行部隊である筋肉に障害が起きてしまったら，筋力の低下が起きてしまいます」
「では神経系のほかの部位が障害されたときと筋肉自体に障害があるときとで，筋力低下はどうちがうのだろうか．この問題について考えてみたいと思います．いかがですか」
　山本がやはり答えられないでいると，香が答えた．
「近位筋の筋力が低下します」
「これは，末梢神経が障害されたときどうなるかというところでお話した方がよいと思いますが，末梢神経では，四肢の先の方に，遠位部といいますが，筋力低下が強い．これに対して，筋肉に障害がある場合には，比較的身体の中心に近い方，四肢の近位部に筋力低下が目立つことが多いという特徴があります．このことを知っていると知らないとでは，病歴のとり方から変

わってくるのですよ．病歴は，神経疾患のうち病気がどこにあり，それが何かがわかるような病歴が大事だといいました．さきほどの山本さんのとった病歴では何が欠けていたのでしょうか．患者さんに対して，ではどのようなことを問いかけたらよかったでしょうか」

　晃が答える．「えーと，身体に近い方の筋肉の障害の有無を聞くということですか」

「そうです．最初に主訴を私が聞きましたね．そうすると，手足の力が入らないと山本さんはその患者さんについて答えました．でも今はもっと違うような聞き方をした方がよいのではないですか」

「わかりました．遠位部か近位部のどちらが先に障害されたのかを聞くということですね」

「そうです．その場合は，必ず患者さんの日常生活に即したように聞く必要があります．考えてみてください」

「うーん」と晃はうなっている．陣内は香の方をちらっとみた．

「田中さんはわかっているようですね．山本さん，この写真をみたことがありますか」といって陣内はある写真を晃にみせた．確かにみたことがあるが思い出せない．そうすると香が答えた．

「これは筋ジストロフィー症の子どもが立ち上がるところです．確かガワーズ（Gowers）徴候とよばれています」

「この筋ジストロフィーは代表的な筋疾患の1つですね．これは近位筋が弱いため，このように手で支えて立ち上がっているわけです．この徴候はほかの筋疾患でも生じます．とすると，このような立ち上がることが筋疾患では障害されやすいということになりますね」

　晃が答える．「先生，わかりました．トイレで立ち上がるということです」

「その通り．トイレでの立ち上がりがどうかということをまず聞くのがよい方法です．それでは上肢ではどうでしょうか．山本さん，どうですか」

「上肢ですと，重い物を抱えるなどですか？」

「そうですね．今の時代はどうかわかりませんが，布団を持ち上げて押し入れにしまうということが筋疾患の方は不自由になります．力が入らない

といったときには，四肢にあるのか，片側の上下肢にあるのか，下肢だけにあるのかということを問うのは大事ですが，それ以外にも四肢の近位にあるか，遠位にあるかということも考えながら聞いてください．筋肉が障害されるとそれに加えてもう1つ大事な症状が起きますが，それは何ですか？」

　香が答えた．「筋肉の萎縮が起きると思います」

「そうですね．問題は，筋力低下や筋萎縮というのは神経系のほかの部位が障害されても出現するということです．近位筋でもそうですかといわれれば，たとえば特殊な脊髄疾患では，近位筋に筋力低下や筋萎縮が起きます．今まで出てこなかったことで追加することがあります．筋肉というと上下肢の筋肉だけを思い浮かべますが，顔面を動かすのも筋肉であり，眼を動かすのも眼筋と呼ばれる筋肉であるということを忘れてはいけません．また飲み込んだりしゃべったりするのも筋肉の働きです[注]．そうすると，物が2重にみえる（複視）ことや嚥下障害，構音障害などの場合でも筋疾患を疑う必要が出てきます．先ほどの患者さんで，そのことについてどうであったのかが山本さんのプレゼンテーションでは触れられていませんでしたね．それではいけません」

「今日は最初の日ですから，このくらいにして少し神経疾患について本などを読んでおいてください．明日も8時半には病院に来てください」と陣内部長は2人に話をした．

注）この本では，脳神経によって支配される筋肉については「脳神経が障害されると」の項（56頁）で述べる．

Part1 はじめての神経内科

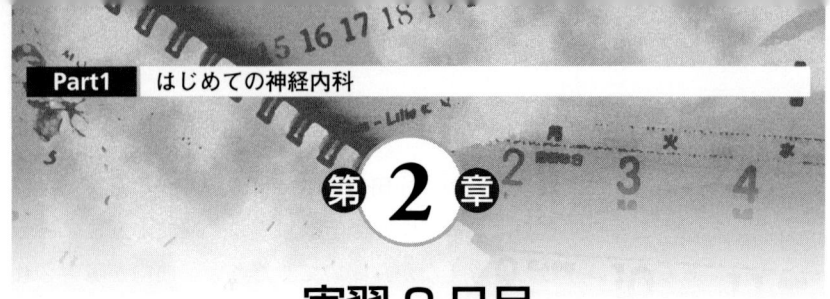

第2章

実習2日目

筋肉に障害があることを確かめる方法について

　朝，香は病院に着き，白衣に着替えて病棟に向かう．病棟に着くとすでに晃は待っており，ほどなく陣内部長が現れた．
「今日はもう一度，昨日の患者さんのところに行って病歴を取り直して，それから診察をさせてもらってください．私は今日も午前中は外来なので，午後2時にまた病棟のカンファの部屋で待っていてください」
　すぐに2人は昨日の患者さんのところを訪れて，「昨日と同じことになってしまいますが，お話をお聞かせください」と話した．患者さんは「いいですよ．何度でも診察してください」と話してくださったので，2人はほっとした．
　午後になった．陣内が病棟にやってくる．
「どうでしたか．病歴はとれましたか．診察はどうでしたか」
　晃が答えた．「昨日のことを思い出して，病歴をとりましたが，やはり最初の症状は，トイレで立ち上がれないということでした．そしてその最初は平地を歩くのは不自由がなく，階段を上るのがたいへんだったということもわかりました」
「そういうことが書かれているのがよい病歴です」
「診察でも，飲み込みについても患者さんに少し不自由があること．また今は患者さんがもう立ち上がれないので，ガワーズ（Gowers）徴候があるかどうかはわかりませんでしたが，筋力を調べると近位筋に筋力低下が目立つこともわかりました」
「そうですか」と陣内は初めて満足そうな表情をみせた．

「しかし山本さん．病歴と診察の時点では，まだ筋肉に病気があるだろうという疑いの段階です．どうやって筋肉に障害があるということを確かめますか？」
「筋電図という方法があります」
「そうですね．筋電図があります．でも筋電図は痛い検査ですので，いわゆる侵襲のある検査ということになります．もっと痛くない検査はありませんか」
　代わって香が答えた．「採血してわかると思います」
「筋肉に障害があるのを確かめるのに，血清酵素の1つクレアチンキナーゼ（CK）の値を測定することが有用です．筋原性疾患では，血液中でこの酵素の上昇が認められます．末梢神経障害や中枢神経障害では，この酵素は上昇しません．CKは圧倒的に骨格筋に多く含まれ，続いて心筋，脳の順に含まれます．従って，筋疾患のとき，心臓疾患（特に心筋梗塞）でもCKの上昇はあり得ます．この場合，CKの分画を測定すると，そのどちらによるのかを鑑別することができます」
　その次に筋電図をすることになります．ちょうど今日筋電図などを専門にしている園田先生が来られます．そしてこちらの研修医を含めた神経内科の医師に説明をしてくださる予定です．それを2人とも聞かれたらどうでしょう」
「えー．それはラッキーです．ぜひ聞かせていただきたく思います」
「園田先生に，学生さんもいるのでなるべくわかりやすく話してもらうように頼んでおきましょう．さて筋電図をおくとして，ほかに何か筋肉に障害があるということを確かめる検査法がありますか？　田中さん，どうですか」
「そうですね，放射線学的に調べる方法があると思います」
「そうです．筋肉のCTやMRIという方法[注]があります．筋肉の萎縮の分布を知る，またその筋肉の病気が何であるのかということを調べるのに有用

注）CTとは何か，MRIとは何かということは，「大脳」のところ（79頁）にまとめて述べる．

な検査です」
「それでは質問しますが，どういう点がCT，MRIの利点でしょうか」
「この検査には痛みが伴わないことです」
「そうですね．非観血的に，多数の筋の形態的な変化を同時に観察することが特にCTではできます．また，またその変化を継時的に追うことができるということも利点の1つです．それによって筋肉に障害があるとき筋肉の障害分布がどのようであるか，また後で述べる筋肉の生検部位としてはどの部位が適当か，を知ることができます」

末梢神経の障害について

「さて，後の時間を使って末梢神経の障害について話をしたいと思います．末梢神経の障害をニューロパチーといいます．末梢神経が障害されると，どのような症状を患者さんは示すでしょうか．山本さん，どうですか」
「はい．しびれなどです」
「確かにそうですが，しかし最初に目に見えやすい症状，筋力低下，筋萎縮の方から話を進めましょう．末梢神経に障害があっても，筋力の低下と筋肉の萎縮が起きます．そうすると筋肉それ自体が障害された場合，これを筋原性といい，末梢神経に障害がある場合，神経原性といいますが，この筋力低下と筋萎縮の出現のしかたに違いがありますか？」
「末梢神経の障害では，四肢の遠位部に筋力低下や筋萎縮が目立ちます」
　昨日説明を聞いていた晃は自信を持って答えた．
「確かにそれで正しいのですが，今山本さんのいわれた末梢神経障害は，いわゆる多発ニューロパチーについてです．ここで1つ勉強しましょう．末梢神経の障害には，単ニューロパチーといってある1つの末梢神経だけが障害される場合と，多発ニューロパチーといって多数の末梢神経が障害される場合とがあります．さらに多発単ニューロパチーといって，単ニューロパチーがいくつかの部位であることがあります．これらについては図で説明しましょう（図3）」
陣内は黒板に向かう．

図3　末梢神経障害のタイプ

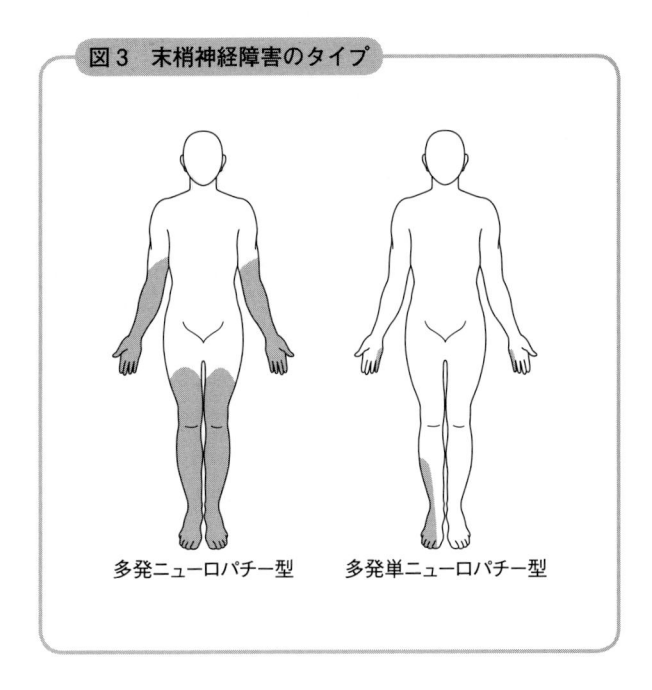

多発ニューロパチー型　　多発単ニューロパチー型

「単ニューロパチーとは，一本の神経が障害された場合を指します．たとえば尺骨神経だけが障害された場合を指します．尺骨神経が障害されたとすると，その神経の支配する筋肉だけが障害されます．では，どのような筋肉が尺骨神経によって支配されていますか？」
　晃が目を伏せているので，香が答えた．
「背側骨間筋などです」
「そうですね．背側骨間筋は尺骨神経に支配されているので，尺骨神経が麻痺しますと，その筋肉に筋力低下が現れます．またその筋の萎縮が起きます」
「では，このように親指と小指のそれぞれの指の腹を合わせるようにする筋肉は何という筋肉ですか？」と陣内は自分の右手を使って示してみせた．
　晃が答える．
「母指対立筋です」

「母指対立筋の神経支配を知っていますか」
「尺骨神経ではないですか」
「残念でした．それは正中神経支配です．母指対立筋は尺骨神経支配ではなく正中神経支配なので，尺骨神経麻痺ではその筋肉には障害が起きないのです．このようにある筋肉群だけに限られた筋萎縮をみた場合には，末梢神経の障害の方が考えやすいのです．限局した部位だけに筋萎縮がある場合には，筋疾患であることはきわめてまれなことです．ちょうどよい機会ですから，山本さん明日最初に上肢の単麻痺についてまとめてきて，ここで話をしてもらえますか？」
「最初の質問に戻りましょう．筋肉それ自体が障害された場合（筋原性）と，末梢神経に障害がある場合（神経原性）とで，この筋力低下と筋萎縮の出現のしかたに違いがありますか？　田中さん」
「ある筋肉群だけに限られた筋萎縮をみた場合には，末梢神経の障害の方が考えやすいです」
「それでは，四肢に筋力低下と筋萎縮がある場合に，筋原性か末梢神経の障害かをどのように鑑別したらよいでしょうか？　山本さん」
「多発ニューロパチーでは四肢の遠位部に麻痺が強いと思います．これに対して，筋肉に障害がある場合には，比較的身体の中心に近い方，四肢の近位部に筋力低下が目立つことが多いと思います」
「では実際にはそのことを患者さんにどのように聞けばよいでしょうか」
「手の方からいうと，箸が使いづらくないかなどでしょうか」
「いい問いかけですね．また字を書きにくくないかという質問のしかたもよいと思います．それでは下肢の方についてはどうでしょうか」
「歩きにくくないかということですか」
「そうですね．特につま先で立てますか，あるいは足をそっくり返して，つま先で歩けますかなどがよい質問になると思います．以上が運動についてでしたがそれ以外に，多発ニューロパチーを思わせる所見は何かありますか？　田中さん」
「反射の低下があると思います」

「そうですね．全身の腱反射の低下や消失は多発ニューロパチーなどを示唆します．しかしながら，筋それ自体の障害によっても腱反射は消失することがあり，腱反射低下だけでは鑑別にならないことがあります」
「そのほかに，末梢神経障害ではしばしば現れて，筋肉の障害ではみられない症状というのはどのような症状がありますか」
「感覚の障害です」
「確かに，末梢神経はただ単に運動の情報だけを伝えているわけではありませんね．感覚の情報も伝えています．もし筋萎縮があり，感覚障害が認められたのなら，これは筋原性の病気ではありえず，末梢神経の障害ではないかと疑うのが自然です．むろん脊髄障害である可能性もあるわけですが，今は末梢神経の障害か筋肉の障害かだけを考えていますので，そのことはしばらく考えないようにしてください」

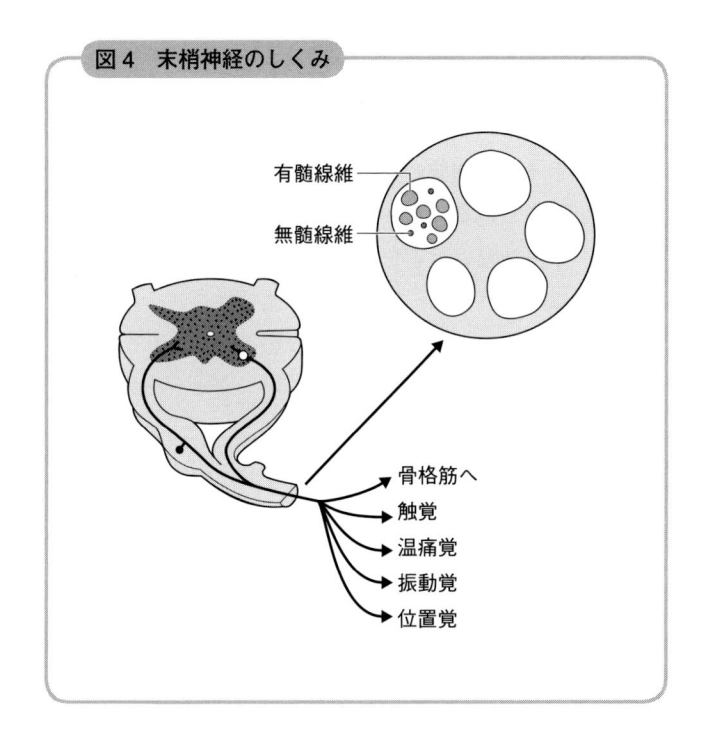

図4　末梢神経のしくみ

「感覚性末梢神経の神経細胞はどこにあるか知っていますか？　山本さん．図に書いてください」

「えーとこのようになっていて，図の後根神経節にそれらはあります．そしてその軸索の一方は末梢の受容器へ，もう一方の軸索は脊髄にと入っていきます（**図4**）」

「そうですね．ここからは生理学でならったと思います．末梢神経線維は，その直径と神経伝導速度からいくつかに分類されます．末梢神経は有髄線維といって髄鞘が軸索をおおっているものと，その髄鞘のない無髄線維とがあるわけです．感覚の中で温冷覚や痛覚は無髄の線維と細い有髄線維が，触覚は太い有髄の線維によって運ばれます」

「それでは質問します．山本さん，患者さんに感覚障害があるかないかはどのように聞き出せばよいでしょうか」

「手足の先にしびれがありませんか，と聞くのがよいと思います」

「そうですね．ただここで注意が必要です．このしびれと訴える内容がどのようなものかを医師がしっかり把握することが大事ということです．筋肉に力が入らないとき「しびれる」と訴える患者さんもいます．また正座の後のびりびりした感じを「しびれ」として訴える方もいます．正座の後に起きるようなしびれ感を訴えているのなら，これは筋疾患では説明できないといってよいでしょう．末梢神経の障害を疑ってよいわけです」

「今までのところは運動性ニューロパチーと感覚性ニューロパチーについて述べてきました．ここで1つ忘れてはいけないことがありますが，田中さん知っていますか」

「自律神経のニューロパチーでしょうか」

「そうですね．自律神経障害を忘れてはいけません．末梢神経の病気の中には，下痢や便秘を繰り返す，排尿障害や陰萎，さらに起立性低血圧などの自律神経の症状が主体となる場合があります」

筋電図，末梢神経の伝導速度について

夜になった．

筋電図を終えた園田先生が病棟のカンファランスの部屋に入ってきた．園田先生は，この病院の非常勤医師として筋電図を担当している．筋電図に興味のあるほかの病院の医師も参加しているため，部屋には10名くらいが座っている．園田先生は，対話しながら筋電図などについて説明するのに慣れており，今日もその方式で説明した．わかった範囲で香は，その講義内容をノートにまとめた．以下がその講義のノートである．

200X年8月3日　講師　園田先生"筋電図について"

　筋電図とは骨格筋の電気活動を記録する検査法すべてを指す．表面筋電図という表面電極を用いる方法もあるが，それは扱わない（詳しくは他書を参考のこと）．狭義の筋電図は針筋電図のことである．筋電図検査は筋肉に障害がある場合だけではなく，脊髄の前角細胞以下，筋に至るまでの運動系に異常のあるときに，その部位診断に用いられる．この検査は痛みを伴う．

　以下は筋電図の実際についてである．

　針を筋肉に刺入し，針の電極により導出された活動電位を増幅し，その波形を観察する．記録用紙にもその記録をとどめ，またスピーカーでその音を聞く．

　最初に針電極を筋肉に刺入するが，刺入したときに刺入電位を認める．筋緊張性ジストロフィーでは，異常な刺入電位を認め，筋電計のスピーカーで特徴的な急降下爆撃音を聞くことができる．これは疾患特異性の高い所見といえる．

　次に安静時の筋電図を調べる．健常な場合は，刺入時の電位以降は何らの放電も認められない．病的な状態では，持続時間の短い振幅の小さい筋放電を認めることがある．これを線維自発放電（fibrillation potential）という．脊髄の前角細胞の障害や，末梢神経障害などで脱神経の状態にある場合（神経支配が断たれた状態）に認められる．また筋肉に障害があるときにも，特に筋炎などの場合にこのfibrillation potentialを認める．また安静時に陽性の鋭波（positive sharp wave）

図5 筋電図の筋原性変化

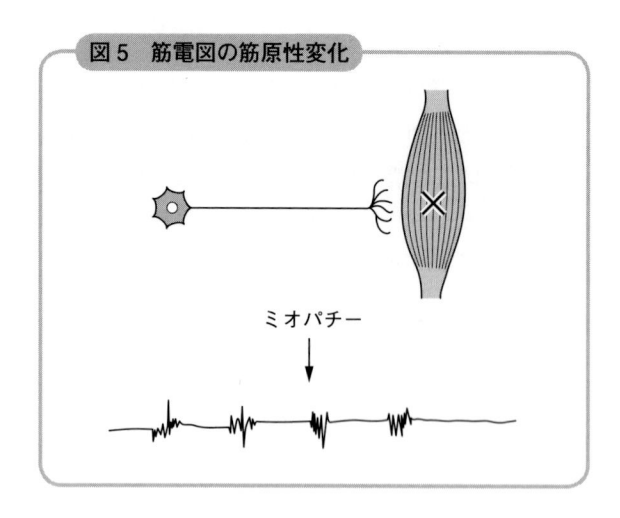

ミオパチー

図6 筋電図の神経原性変化

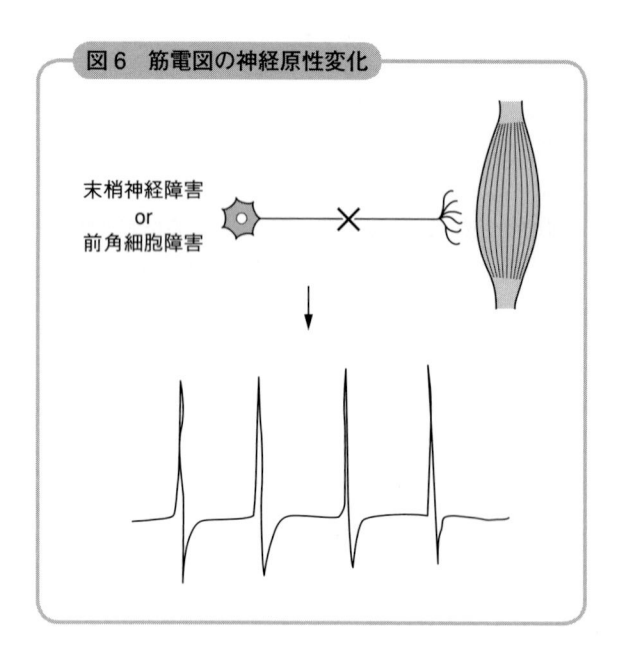

末梢神経障害
or
前角細胞障害

が認められることがある．これも脱神経の状態，筋原性の疾患で認められる．その他 fasciculation potential などがあるが省略する．

　次に，最大収縮時の筋電図を調べる．これは干渉パターンと呼ばれる．正常であれば 1 つひとつの筋線維の電位が重なり，干渉波が形成され記録用紙などの基線がみえなくなる．脱神経の状態では最大の随意収縮を行わせても，その電位の数が減少しているために干渉波を形成しない．すなわち基線がみえることとなる．筋原性の疾患の場合には，その数が保たれているために干渉波は形成されるものの，その振幅は正常より低い．

　さらに弱い収縮をさせ，できるだけ 1 つの運動単位の活動電位を記録する．末梢神経障害などでは，1 つの単位の活動電位は高振幅となり，その持続時間も長くなる．これに対し筋原性疾患では，個々の運動単位は低振幅であり，持続時間が短い（図 5，6 参照）．しかし実際には高振幅の波もしばしばみられる．

末梢神経伝導速度の測定

　園田先生の話は次に伝導速度にと移った．

　　運動神経の伝導速度と感覚神経の伝導速度の測定が可能である．この運動神経の伝導速度を測定するのは主に，上肢では正中神経と尺骨神経，下肢では脛骨神経と腓骨神経である．
　　正中神経を例にとると，肘関節と手の関節部で皮膚の上から神経に電気刺激を与える（図 7）．正中神経の支配筋である母指球筋の上に置いた電極に現れる活動電位を M 波と呼ぶ．近位部（肘関節部）を刺激したときと，遠位部（手関節）を刺激したときとでそれぞれの潜時を求めて，その差を計算する．そして，その 2 つの刺激部位の距離がわかれば，運動神経の伝導速度が計算される．
　　MCV ＝刺激の電極間の距離／活動電位の潜時の差

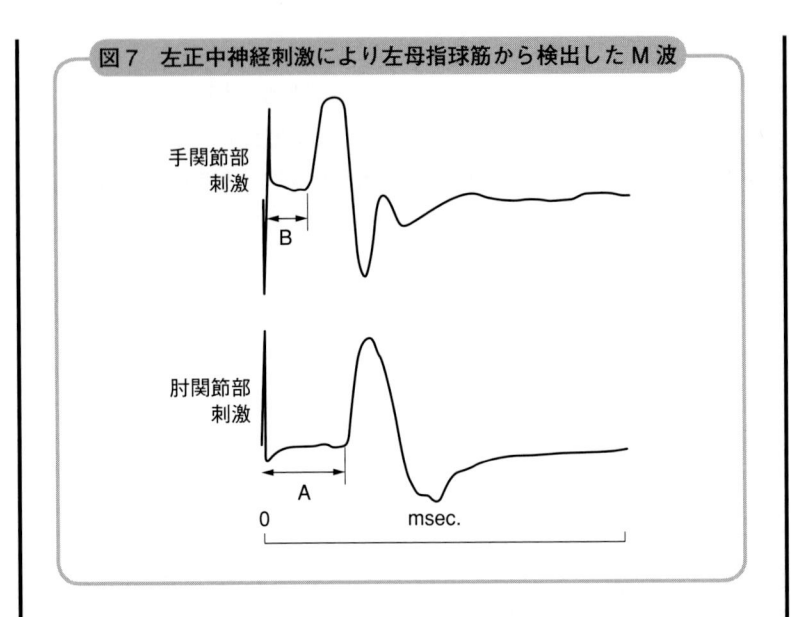

図7 左正中神経刺激により左母指球筋から検出したM波

手関節部
刺激

B

肘関節部
刺激

A

0　　　　　msec.

　なお上記の方法で得られる伝導速度は，最速の神経線維の伝導速度である．
　感覚神経の伝導速度を調べるのは，主に正中神経，尺骨神経，腓腹神経である．
　感覚神経の伝導速度は順行性と逆行性がある．ここでは順行性だけ述べる．正中神経であれば，示指（遠位）を電気刺激し，手関節と肘関節の2カ所（近位）で記録するのを順行性と呼ぶ．神経の直上に置いた記録電極から神経活動電位の潜時を求める（**図8**）．そうしてその潜時の差と2つの電極間の距離がわかれば，感覚神経の伝導速度が計算される．実際にはそのどちらかの組（たとえば示指と手関節）だけでも伝導速度は計算できる．理由は，感覚神経ではシナプスによる遅延がないためである．
　神経伝導速度はいろいろな意義があるが，1つ大事なのは軸索型と脱髄性の鑑別ができることにある．ニューロパチーには後述するように，軸索変性型と脱髄性型とがある．末梢神経伝導速度は脱髄性のニューロ

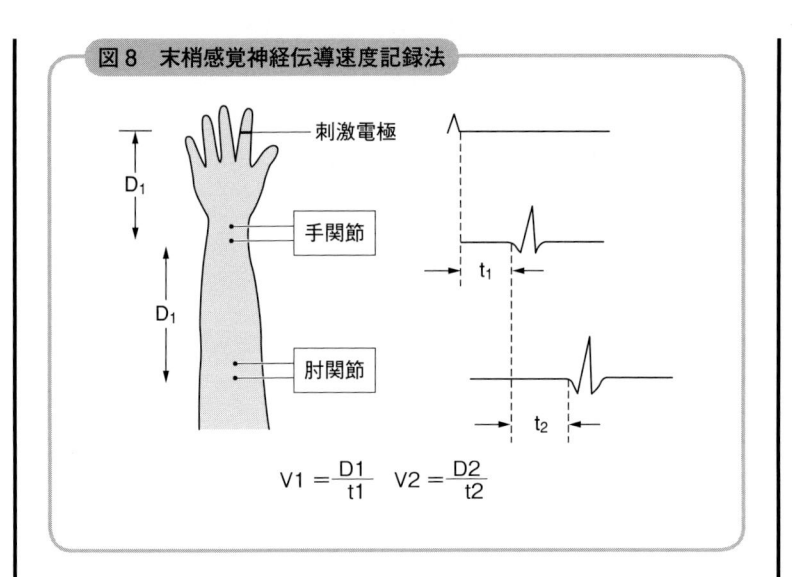

> **図8 末梢感覚神経伝導速度記録法**
>
> 刺激電極／手関節／肘関節
>
> $V_1 = \dfrac{D_1}{t_1}$　　$V_2 = \dfrac{D_2}{t_2}$

パチーで遅延する．また軸索変性型では，この末梢神経伝導速度は正常ないし軽度の低下を示し，M波の振幅の低下を認める．
　この末梢神経の伝導速度の検査は比較的に容易にできるので，筋疾患が疑われる場合でも末梢神経の病気を否定するために行われることがある．
以上．

　筋電図と末梢神経についてのレクチャーも終わった．陣内は2人のところにやってきて，明日の予定について話した．
「明日の午前中は，今朝も2人が診察した患者さんが筋生検を受けることになっています．ですから，それを見学したらどうでしょうか．手術室で行われます．担当は昨日の朝ちょっと紹介した早野先生です．早野先生に話しておきますので，午前中は先生の指示に従ってください．8時半に病棟にまず来てください」
「はい．どうもありがとうございました」2人は明日の筋生検について考えながら帰宅した．

Part1　はじめての神経内科

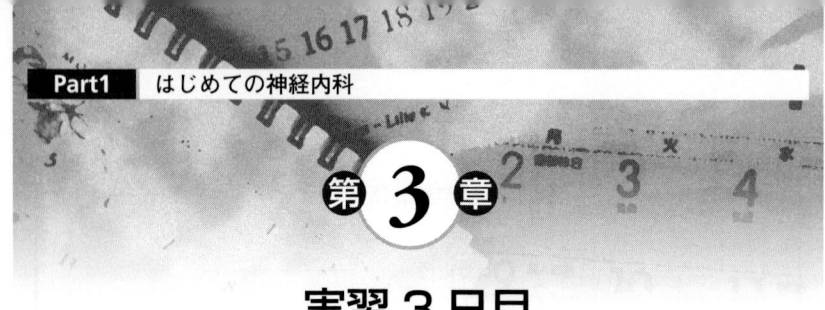

第3章

実習3日目

2人は筋生検をみる

　朝，2人が病棟に着く．早野先生は，カンファランスの部屋で患者さんの筋肉のCTをみていた．
「先生，田中香です」「山本晃です」「今日はよろしくお願いします」
「そう，よろしく」といいながら，早野先生はまだフィルムをみている．
「今，上腕二頭筋で筋生検を行うのでよいか最終的に確認しているわけです．どの筋肉を生検するかですが，軽度ないし中等度の筋力低下があればどの筋であっても病的変化を確認はできます．しかし実際には，上腕二頭筋が選ばれることが多い．その理由は，皮下脂肪が薄いために筋に到達しやすい，上腕であるので検査後の歩行には特に問題がない，またよく筋生検されているので，正常か異常かの判定がしやすい，などがあげられるかな」
　早野はさらに言葉をつないだ．
「筋生検前に筋のCTが行われ，その結果で，上腕二頭筋では，まったく異常がなさそうだという場合，あるいはあまりに所見が強すぎて筋肉が脂肪にほとんど置き代わってしまっている場合，ほかの筋肉が生検部位として選ばれる．とこういうわけですが」
「そうそう．陣内先生から，2人にいろいろと質問しながら教えてやってくださいといわれているんですが，今まで一方的にしゃべってしまいましたね．さて，何を質問してよいやら．では，まず筋生検とは，何ですか？」慣れていないのか，早野はここでやや唐突な質問をした．
「筋肉に障害があると考えられる患者さんに行う病理学的検査です」と香が答えた．

「筋肉の生検はたとえてみれば，消化器内科の内視鏡みたいなものといったらよいかなあ．外からいくら触ってみてもわからないので，中を調べてみるという意味ではね．ただ筋肉は消化管とは異なり，内視鏡のようなものでのぞくというわけにはいかないので，筋肉の一部を採取して病理学的に調べることになるわけだが．では筋生検はどのような筋肉の疾患が適応になりますか？」

早野は先ほど答えた香の方をみた．

「いろいろな場合が考えられると思います．1つはほかの検査を行っても，筋原性疾患か神経原性疾患かがはっきりしない場合であると思います」

「これはいい答えだね．感心した．そのほかには，山本君かな？ 今度は」

「えーと，」答えにつまっているので早野は自分で話しはじめた．

「特殊な筋構造を持っている病気であるということが強く疑われる場合といったらよいかな．まあ今は生検をしなくても，遺伝子を調べることでわかる場合もいろいろとありますけどね．ほかには血管，間質に炎症があると疑われる場合でしょう．炎症の有無は血液検査でわかることもあるのですが，たとえば血液検査だけでそれに違いないとして治療してしまってから，薬が効かないのでひょっとして違う疾患かもしれないので生検するというのはあまり好ましくないですよね．治療というファクターが入ってしまうから．おっとまた1人で話してしまいました．でもそろそろ時間ですので，手術室に行きましょう」

筋生検とその後の処理について

手術室に入る前に手術着に着替えた2人は，手術室の8番というところに向かう．

先生は，左の上腕二頭筋の皮膚を消毒し局所麻酔を行っている．次に局麻のための注射を行う．

「麻酔は皮下の浅いところだけとして，決して筋肉には注射の針を進めないことが大事です」と手短に2人に説明した．

みていると，早野はまず筋腹の長軸に沿って皮切を置いた．それから，筋

膜を露出させようとしている．すぐに筋膜はみつかったようである．それを慎重に切開した．ここで早野先生は，筋肉の色をみている．次に，筋肉の一部を採取した．生検した筋を生食を浸したガーゼの上に置いた．

　早野は手早く筋膜と皮膚を縫った．これで終わりである．患者さんは手術室から出て行った．

　早野は手術室を出ていくとき，2人に「別の研究室で筋肉の切片を顕微鏡でみます．では一緒に」と話した．3人で，研究室に向かう．そこでは技師さんが筋肉を薄い厚さに切る．凍結切片を顕微鏡でみながら，早野が二人に説明する．

「筋肉の横断面を低倍率でみると，筋線維は数十本集まって筋束を作っているわけですが，筋束を取り囲む組織は筋周膜（perimysium）と呼び，筋線維間にも結合組織があり筋内膜（endomysium）と呼ぶんだけど知っていますか．正常であれば，筋線維に大小不同はなく，円形ないし多核形をしています」

「さて，この患者さんの筋肉の切片をみてみようか．おお．まず間質の変化がありますね．結合織が増生し，炎症細胞がみられ，血管にも変化が現れています．ほかにも筋線維の大小不同が規則性を持たないで認められますね．このことは筋原性疾患である可能性が高いことを示しています．総合すると炎症性筋炎と考えてよいようですね」

「では，神経原性の疾患ではどのような筋生検所見になるでしょうか，田中さん」

「小径線維が群をなすと思います」

「そうですね．そのような場合には神経原性疾患が考えられます．今日はこのような結果だけがわかったわけですが，筋肉の一部はホルマリンにつけて固定するんですよ．後日，各種の組織化学的な染色などを行うためだけど．これらをうまく行うためには，筋生検直後の処理が重要なんだよ」

　以上のような説明を聞いていた2人に「これからお昼を食べますが，一緒にどうですか」と早野が聞いた．「ええ」と2人は答えた．病院にはカフェテラスがあり，2人の大学の様子などを話しながら食事が終わった．

神経生検について

　その後でコーヒーを皆で飲んだ．このとき香はよい機会と思い，早野に質問をした．
「昨日，陣内先生から末梢神経のお話を聞いたのですが，神経生検について教えていただけるとありがたいのですが」
「神経生検ですか．末梢神経の分枝の一部を手術的に摘出し，その異常を検討するということだよね」
「陣内先生は，神経生検は筋肉の生検ほどは行われていないことを昨日いわれたのですが，それは本当ですか？」
「確かにそうです．多くの末梢神経は運動神経と感覚神経が分かち難く一緒になっています．このため，末梢神経の一部を生検するとふつう運動麻痺を残してしまいます．ですから，末梢神経の生検部位はきわめて限られます．感覚線維しか走っていないと考えられているところだけしかできないことになるわけだけど，それがどこだか知っていますか，山本君」
「腓腹神経です」
「そう．ほかに行えるところもあるんだけど実際には少ないよね．また，たとえ末梢神経に障害があるとわかっても，腓腹神経に障害がないと考えられれば，腓腹神経生検の適応はなくなってしまうこともあるわけです．また運動神経のみが障害されている場合にも，感覚神経である腓腹神経を生検する適応はなくなってしまう．昨日園田先生の話を聞いたでしょう．園田先生は腓腹神経の話をしていましたね」
「はい．腓腹神経の伝導速度の話をされました」
「それではどういうときに末梢神経の生検の適応があるのでしょうか，山本君」
　山本が答えられないでいると，早野はヒントを出した．
「筋肉を生検する場合から推定してみてください．どういうときに筋生検の適応があったでしょうか」
「わかりました．末梢神経に炎症がある場合ですね」

「そうです．特に血管の炎症を疑う場合がまずあげられるでしょう．この場合でも，筋肉にその血管炎によると思われる障害がありそうなら筋肉の方の生検をします．筋肉の方が生検は容易ですから．しかし筋肉などのほかの臓器には障害がなさそうで，末梢神経には明らかに障害があると推定される場合は末梢神経の生検の適応です．血管炎があるとどのような変化が予測されますか？　山本君」

「血管炎があると，炎症があるわけですから血管壁へ炎症細胞が浸潤します」「そうですね．それ以外に，血管壁の破壊などが神経の外膜などの血管に認められます．この血管炎以外には，どのようなときに神経生検の適応があるか知っていますか？」

2人が答えられないでいると早野が説明した．「たとえば，何か特殊な物質がたまっている場合などです．アミロイドーシスという病気を知っていますか」

「ええ，日本にもある病気ですね．ポルトガルにもあるという話を聞きました」

「そうです．いくつかのタイプに分かれるのですが，末梢神経障害が主体となるものがあります．アミロイドが血管周囲や間質に蓄積していることがわかれば，アミロイドーシスの診断がつくわけです」

「神経生検で，ほかにどのようなことがわかるでしょうか」と香が質問をした．

「末梢神経には有髄神経線維と無髄の神経線維があるのは知っていますね．無髄の方は省略し，有髄神経についてだけ述べましょう．有髄線維が障害されるという場合は，たとえばタマネギ形成（onion bulb）ということがあります．知っているかな．脱髄の再生が繰り返された結果と考えられています．有髄神経は，大径線維と小径線維とに分けて検討することが行われます．大径線維が優位に減少する場合と小径線維の方が優位に減少する場合があるわけです．後者は，ファブリ（Fabry）病などです．前者は脱髄性の末梢神経障害や中毒性の末梢神経障害などです」

「腓腹神経をどのように生検するのでしょうか」と香が聞く．

「皮膚を，腓骨外顆近位端から約5 cm 切開して神経を探します．神経は絹糸のような光沢があり，注意してみると縦にしわがあるのでわかります．神経を周囲から剝離し，瞬時に切断するわけです」
　時計をみた早野は，「もうこんな時間だ．私は午後から外来があり，もう行かなくちゃ」といいながら，伝票を持ってレジの方に行った．3人分の会計をすませ，早野は外来に向かう．2人はお礼をいって別れた．

単ニューロパチーについて

　午後2時になった．外来の患者さんを見終わった陣内が病棟にやってきた．
「それでは，まず山本さんに単ニューロパチーについて説明してもらいましょう」
「はい．単ニューロパチーとは，個々の末梢神経が損傷された場合です．ここでは上肢の神経についてだけ述べます．
　まず橈骨神経麻痺があります．腋下や上腕外側で圧迫されて，この神経は麻痺をきたすことがあります．腋下の場合は筋力低下の範囲に上腕三頭筋を含みますが，上腕の外側での圧迫の場合は上腕三頭筋を含まずに，前腕の伸側の筋肉に麻痺が起きます．このため，垂れ手（drop hand）になります．感覚障害はないことが多いのですが，親指や人差し指の付け根のところだけにみられることもあります」
「そうですね．次に尺骨神経麻痺について説明してください」
「尺骨神経麻痺はその多くが肘頭のところで尺骨神経が圧迫されて起きます．第四指の正中より尺側側と第五指に感覚低下を認めることになります．第一背側骨格筋の萎縮筋力低下をみることが多いのです（図9）．
　続いて正中神経麻痺にと移ります．正中神経が単独で障害を受けるのは，手根管で圧迫されるためであることが多いのです．手掌や第一指から第三指にかけての自覚的なしびれと他覚的な感覚障害，母指対立筋などの筋力低下や筋萎縮がみられることが多いのです」
「今山本さんが説明したのは手根管症候群です．この場合は，手根管の上を

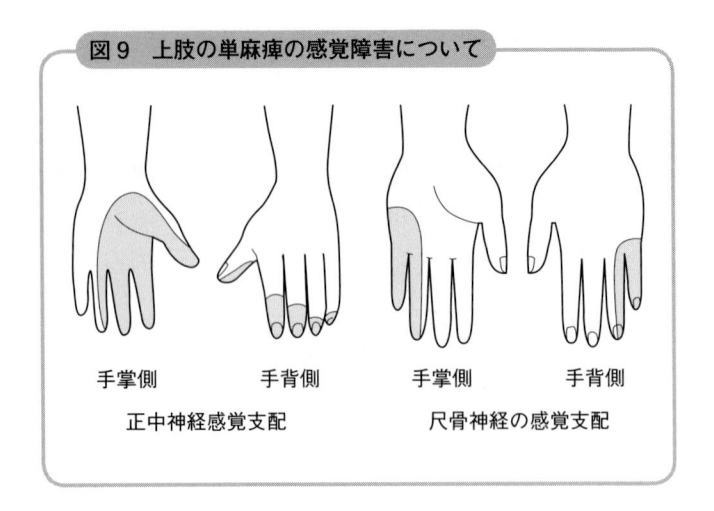

図9 上肢の単麻痺の感覚障害について

手掌側　　手背側　　　　手掌側　　手背側
　正中神経感覚支配　　　　尺骨神経の感覚支配

ハンマーなどでたたくと手の先にしびれが放散します．では下肢について，田中さんが説明してください」

香が答えた．「下肢の単独の神経の麻痺については，腓骨神経障害があります．腓骨神経は，腓骨頸部で圧迫されたりして麻痺になります．足の背屈に障害をきたすことがその症状です」

「ほかの神経についてはまた勉強してもらうとして，次に行きましょう」

脊髄が障害されるとどうなるかについて

「脊髄に障害があるとどういう症状が起きるのかを話したいと思います．ただ，その前にいくつかの点を説明しておきたいと思います」こういって陣内は黒板に向かった．

「脊髄はこのように縦に長いのです．図をみてください（**図10**）．脊髄は頸髄，胸髄，腰髄，仙髄からなっています．これらのうちのどこに障害があるのか，さらに頸髄ならC1～C8まであるわけですが，そのいずれに障害があるのかを診断しようというのを脊髄の高位診断と呼んでいます．脊髄をみるのにMRIという方法があります．このMRIでは1回の撮影では頸髄，胸髄，腰髄のうちのどれか1つしか普通は撮ることはできません．ですから，

図10 脊髄

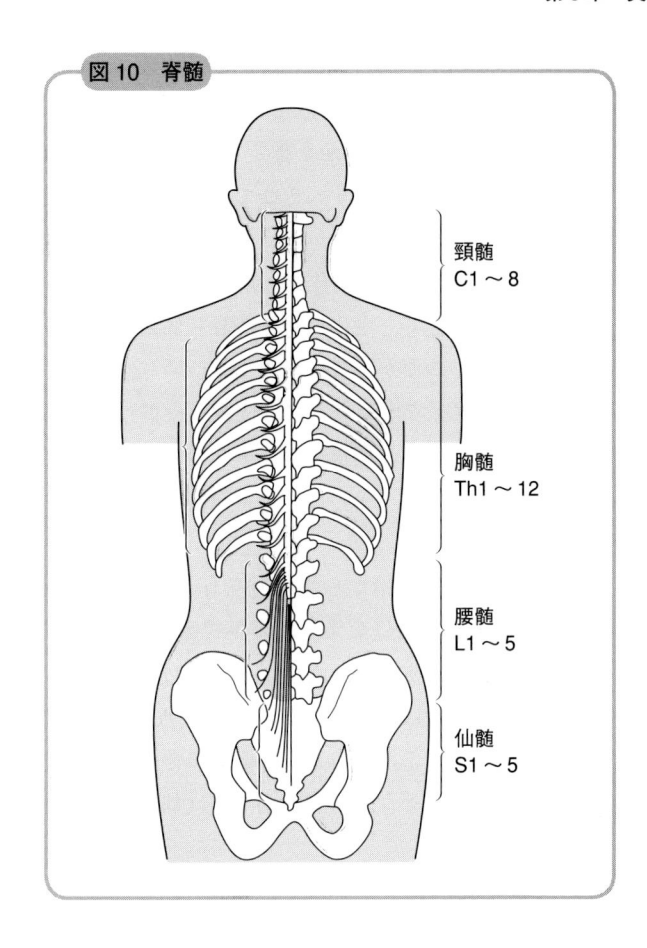

頸髄
C1〜8

胸髄
Th1〜12

腰髄
L1〜5

仙髄
S1〜5

　診察などによって頸髄に病気がありそう，胸髄にありそうだということを絞るのはきわめて大事です．また頸髄，腰髄に多く，胸髄には少ないという病気もあります．ですから診察による脊髄の高位診断は大事になります．
　今度は脊髄の横断面をみてください（図11）．この横断面全体に病変がおよんでいるのか，あるいはその半分が障害されているのか（それも前半分と後半分なのか，右側か左側か）ということが脊髄の横断診断です．これで脊髄の高位診断と横断診断ということはわかりましたね」
　「次に髄節徴候（segmental sign）と長経路徴候（long tract sign）という話

をしましょう．障害を起こした髄節に由来する症状を segmental sign と呼び，長経路が障害されて生じる症状を long tract sign と呼びます．横断面での障害がどの範囲までおよんでいるかを推定するのには，long tract sign についてよく知っている必要があります．そこで，脊髄内の重要な長経路について図で説明しましょう（図11）．

1つは大脳半球から下行してくる錐体路，すなわち皮質脊髄路です．大脳半球から延髄の錐体交叉を経て，主に反対側の脊髄側索を下行し，脊髄前角の下位運動ニューロンへとつながっています．

2つ目は脊髄の後索の線維です．後索には位置覚や振動覚を伝える上行性の感覚路を含んでいます．脊髄の後根神経節細胞から出て，この脊髄路は延髄の後索核にと終わっています．その後，後索核から視床，さらに中心後回へとつながっています．

3つ目は脊髄視床路です．末梢から温痛覚を伝える線維路が通っています．脊髄の後根に出発する軸索は交叉して脊髄視床路として反対側の視床，大脳皮質へと上行していきます．

このほか，局在は必ずしもはっきりしていませんが，膀胱直腸機能を支配する伝導路も走っています．ここでちょっと横道にそれますが，簡単に排尿障害について話しておきましょう．膀胱の平滑筋は仙髄からの副交感神経に

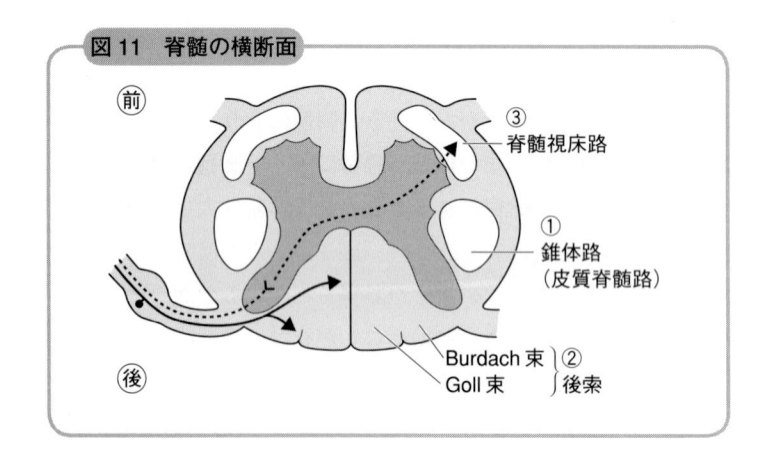

図11 脊髄の横断面

③ 脊髄視床路
① 錐体路（皮質脊髄路）
Burdach 束
Goll 束 ② 後索

支配されています．もし仙髄の領域に神経麻痺が生じると，弛緩性と呼ばれる神経因性膀胱になります．尿意は低下し無緊張となり，膀胱容量が増加することがみられます．脊髄疾患（両側性の障害）により仙髄より上位に障害がある場合は，排尿の反射が誘発されやすく，痙性の神経因性膀胱と呼ばれる状態になります」
「では以上のことを踏まえて，いくつか質問しますよ．ある横断面で脊髄の半分が障害されるとどうなるでしょうか．もし脊髄の右半側が障害されたら？　田中さん」
「右側の錐体路，右側の後索，さらに右側の脊髄視床路が障害されます」
「そうですね．具体的にはどうでしょうか」
「錐体路が障害されると，深部反射に対する抑制がとれるため深部反射は亢進し，病的な反射も出現してくると思います．片側の後索の障害により同側の振動覚，位置覚に障害が生じます．さらに，脊髄視床路の障害により反対側に温痛覚の障害を認めます」と香が答えた．
「右の脊髄視床路には左側の感覚情報が通っているので，温痛覚の障害だけはほかの症状と反対側に出現するわけですね．今，田中さんにいわれたことはすべて long tract（長径路）の障害なわけです．ただ，脊髄の障害ではそれ以外に髄節徴候がみられます．髄節症状についてはまた後で述べましょう．こういった脊髄の半切症候群をブラウン-セカール（Brown-Séquard）症候群と呼びます（図12）」
「次に脊髄がある横断面で全部障害されるとどのようになりますか？　山本さん」
「全横断性の脊髄障害では，錐体路，脊髄視床路，後索といった白質の中をとおる伝導路が病変部で両側性に障害されます．このために，病変部以下で両側性に運動障害と感覚障害，膀胱直腸障害が起きます」
「そうですね，上位運動ニューロンの障害と，あらゆる種類の感覚障害が起きます．しかしながら，感覚障害は完全ではなく，ある感覚については比較的よく保たれていることもあり得るのですが（図12）」
「それではこれから髄節症状について学びましょう．

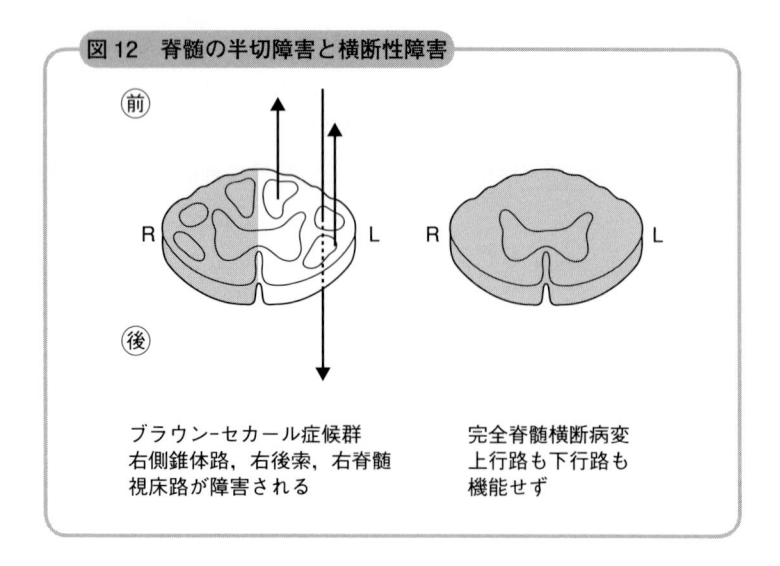

図12　脊髄の半切障害と横断性障害

ブラウン-セカール症候群
右側錐体路，右後索，右脊髄視床路が障害される

完全脊髄横断病変
上行路も下行路も機能せず

　脊髄がある高さで半切あるいは全横断面で障害されたときには，長経路の障害以外に，その損傷のレベルに一致した髄節徴候が現れます．これは脊髄の灰白質（脊髄の前角，後角）あるいは神経根の障害による症状です．田中さん具体例を上げてください（**図13**）．たとえば第5頸髄が障害されるとどうなりますか？」

「障害を受けた髄節に相当する皮膚分節（dermatome）の全表在感覚の脱失がみられると思います．第5頸髄が障害されると，上腕の外側に感覚の低下ないし，感覚が消失します」

「そうですね．まず感覚から来ましたか．それでよいですよ．運動系の方はどうでしょうか」

「第5頸髄が障害されると，三角筋は第5頸髄から支配されているため三角筋の筋力低下が起きます．また上腕二頭筋反射は第5頸髄がその反射弓の中枢になっているので，上腕二頭筋反射は低下すると思います」

「よく勉強してきましたね．一般的にいえば，障害を受けた髄節によって支配される筋の筋力低下，筋萎縮がみられます．さらに，障害を受けた髄節の中枢を有する反射の減弱または消失もみられるということになります．その

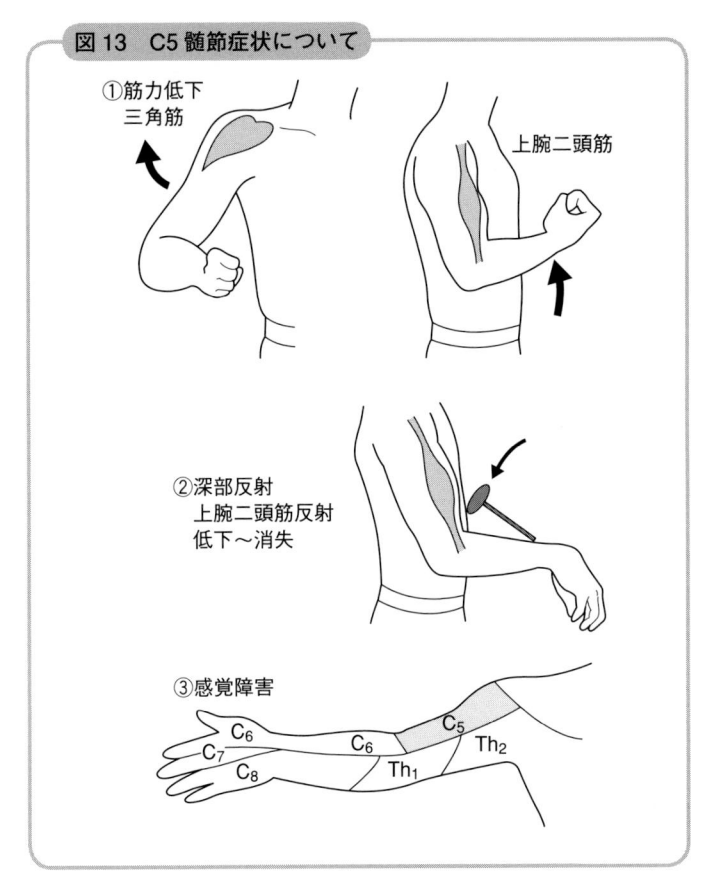

図 13　C5髄節症状について

① 筋力低下
　三角筋

上腕二頭筋

② 深部反射
　上腕二頭筋反射
　低下〜消失

③ 感覚障害

(Hoppenfeld S. Physical examination of the spine and extremities, 1976, より引用改変)

ほかには？，山本さんどうですか」
「えーと」
「fasciculation（線維束性収縮）が生じるということを覚えてください．これは，表面が細かくピクピクと収縮している状態です．患者さんが気付いていることがあり，その部位をハンマーなどで叩くと誘発されることが多いのです．これは，その筋の支配する脊髄の前角細胞に障害のあることを示唆し

ています」

「私はこのあと4時から会議があります．それで少しここを離れます．その間に2人はこの調子で，C6，C7，C8の障害についても勉強してきてください．せっかくですから，腰髄の方もしてしまいましょう．5時半くらいから再開しますので，最初にそれを私の前で発表してください」

「では，まだ時間は大丈夫ですので，ここで筋肉とも違い，末梢神経とも異なる脊髄障害を患者さんの訴えなどからどう疑っていったらよいかについて考えてみましょう．山本さんどうですか」

「うーんと，患者さんの訴えからですか」

「ヒントを出しましょう．下肢の症状としては何が多いと思いますか」

「多くの場合は歩行障害ではないでしょうか」

「そうですね，脊髄障害の場合，歩行障害がその主訴となることが多いのです．その歩行障害の特徴はわかりますか」

「足が突っ張って歩きにくいのではないでしょうか」

「そうです．スリッパが脱げやすい，つま先がひっかかりやすいなどといった訴えが多いと思います」

「多発ニューロパチーと比較するとどうでしょうか」

「ニューロパチーでは，左右ほぼ同時に症状が出現することが多いと思います．脊髄障害では片側から症状がはじまることが多いのではと思います」

「そうですね．むろん突然両下肢の麻痺が現れることや，四肢麻痺にて発症することもあるので，そうとばかりもいえませんが」

「診察所見からこれは末梢神経障害ではなくて，脊髄障害だなというのは，どうしたらわかりますか，今度は田中さん」

「頸髄や胸髄の障害ではバビンスキー（Babinski）徴候が陽性になり，膝蓋腱反射が亢進するので，それで鑑別ができると思います」

「それに加えて，反対側の温痛覚障害を呈する場合はブラウン-セカール（Brown-Séquard）症候群であり，脊髄の半切障害が疑われる．診察の終わった後で患者さんが『筋力は右足が弱いんですけれども，感覚の鈍いのは左の方なんです．不思議ですね』と訴えることもあります」

「そうなんですか」

「横断性だとどうなりますか，山本さん」

「両側の錐体路徴候，あるレベル以下の感覚障害（温痛覚障害だけでなく触覚や深部感覚も障害される）に加えて，排尿障害（失禁など）があると思います」

「そうですね．それらを伴えば脊髄の横断性（全周性）の障害が疑われます．私は会議があってちょっと抜けます．また5時半から再開しましょう」

　5時半少し過ぎて陣内は戻ってきた．

「どうですか．勉強してきましたか．脊髄の高位診断には，髄節徴候が重要です．さきほど話をしたように，脊髄のあるレベルに一致した痛み，感覚障害（あらゆる感覚についての），そのレベルに一致した反射の低下，筋萎縮やfasciculationの存在などは髄節徴候を示唆します．そして，その髄節に一致した脊髄に障害があることを示します．この中でどれが特に大事というわけではないですが，感覚障害はどこに病気があるかということのよい目安になります．一昨日議論しましたが」と陣内はちょっと晃の方をみた．晃はやや顔をうつむき加減にした．

「各髄節が身体のどこにあたる範囲を支配しているのかを図にしてみました．参考にしてください（図14）．このことを頭に入れておくと脊髄の診断に役立ちます」

「ではどういった症状があれば，どの髄筋の障害を考えるのかを述べてください．まずC5ではどうですか，山本さん」

「筋力低下や筋萎縮は，三角筋と上腕二頭筋にあります．また，二頭筋反射の低下を認めます．そして，上腕の外側部（三角筋の近く）に感覚障害を認めます」

「そうですね．そのような障害があったら病変はC5にあるといえます（図13）．C6についてはどうでしょうか，田中さん」

「上腕の二頭筋の筋力低下と筋萎縮，上腕の橈骨側の感覚低下に加えて，腕橈骨反射の低下がみられれば，病変はC6にあるといえると思います」

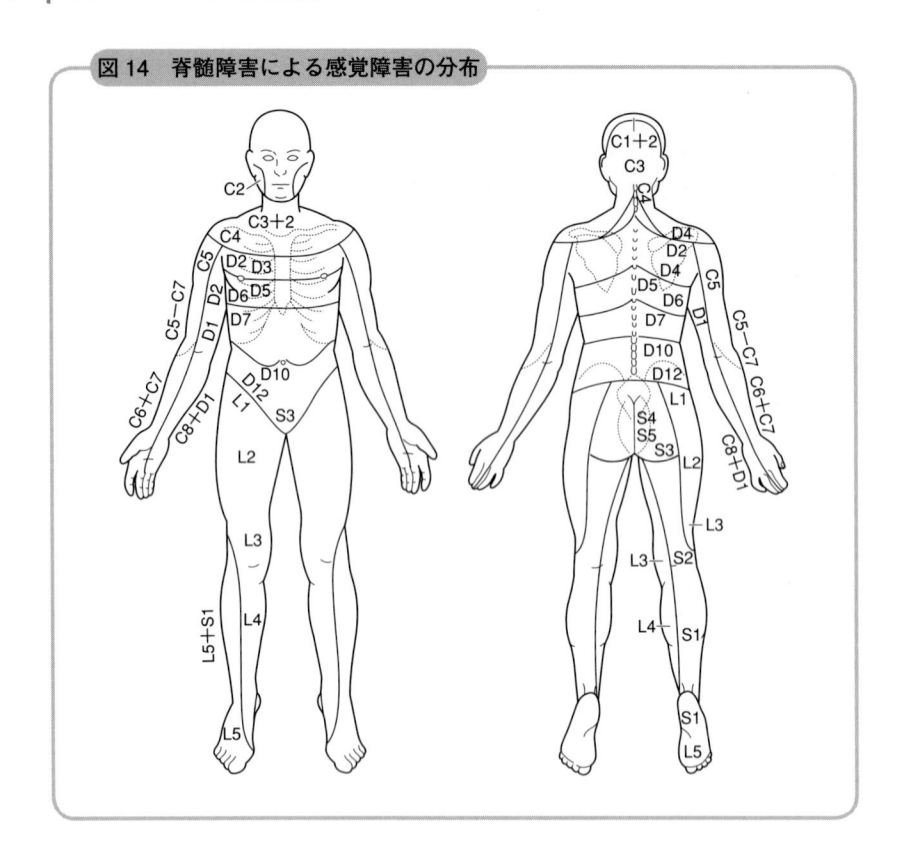

図14 脊髄障害による感覚障害の分布

「C7, C8 はどうですか．一緒に山本さん説明してください」

「C7 では，上腕三頭筋や手指を伸展させる筋肉に筋力低下が起きます．これらに加えて，三頭筋反射の低下がみられます．また，背側骨間筋の筋力低下や筋萎縮，さらには尺骨側の感覚障害などが認められれば，C8 に障害があると考えられます」

「よろしいです．脊髄障害ではこれらの髄節徴候（segmental sign）に加えて，長経路の障害（long tract sign）が認められるのはもうおわかりですね．次に腰髄の方にいきましょう．この場合には，末梢神経障害との鑑別は必ずしも簡単ではありません．それは long tract sign が明瞭でないからです．そこで腰髄の segmental sign についてはよく知っておく必要があります．田中

さん，L4 の障害について教えてください」
「前脛骨筋の筋力低下と膝蓋腱反射の低下があれば，L4 に障害があります」
「そうですね．長母指伸筋の筋力低下，足背の部分の感覚障害が認められれば，L5 に障害があります．足首の外側の感覚低下とアキレス反射の低下があれば，S1 の障害が考えられます．
　今まで述べてきませんでしたが，最後に，各髄筋と脊椎骨との関係を示した図をみてください（図 15）．骨との関係はなかなか難しいのですが，これは Haymaker によるものです」

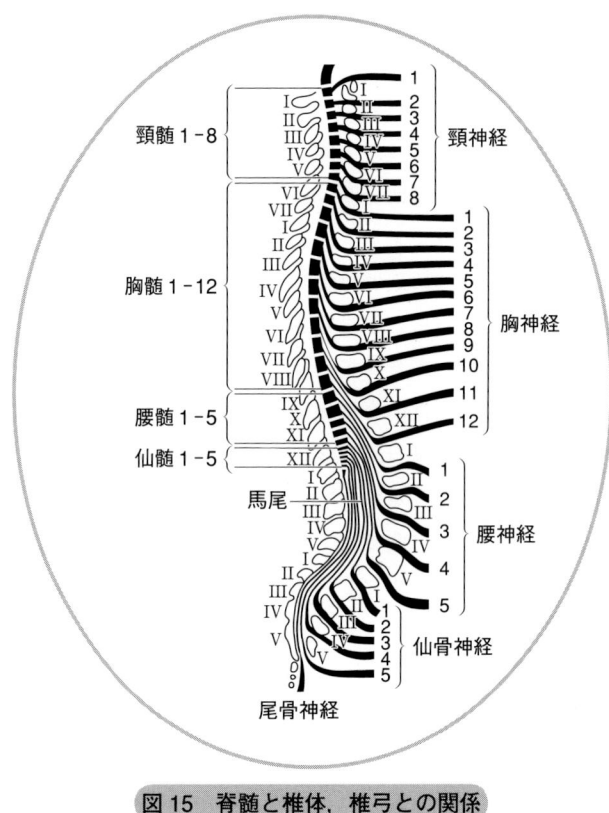

図 15　脊髄と椎体，椎弓との関係

（Haymaker W による）

脊髄の障害を確かめる方法について

　陣内は話を変えた．「では，だいぶ時間も経ってしまいましたが，これから脊髄の障害を確かめる方法について話をしましょう．どのような検査がありますか，山本さん」

「X線を用いる検査でしょうか」

「そうですね，まず侵襲が少ないものとして，単純 X線撮影があります．容易に撮影できるため，スクリーニングとしての用途は大きいのです．ただその方法でみえるのは骨変化のみです．脊髄そのものはみえないわけです．従って，脊椎骨の様子から脊髄の変化を間接的に推定することになります」

「具体的にどのような撮影をするんですか？」と晃が聞く．

「頸椎の X線写真を正しく読影するには，最大前屈位，正中位，最大後屈位での側面像，前後像，ほかに両方向の斜位も撮影します．胸椎は前後と側方向を，腰椎は前後方向，側面方向，斜2方向を撮影します」

「注目するところはわかりますか，山本さん」

「えーと，側面像で，椎体の破壊（転移性癌に多い）がみられれば，後ろにある脊髄が圧迫されていることが推定されます」

「そうですね．それに加えて骨棘の形成や椎間腔の狭小化の有無，脊椎の前後径の狭さなどから，変形性の脊椎症や脊椎ヘルニア，脊椎管狭窄症などの病気の診断が可能です．異常石灰化像の出現をみれば，後縦靱帯骨化症や黄色靱帯骨化症などが考えられるわけです．また先天的な形態異常や外傷などの診断にも役立ちます．斜方向では，椎間孔の拡大や狭小化がないかどうかをみる．骨棘形成があると狭小化し，神経鞘腫では椎間孔の拡大がみられます」

「そうすると次に MRI をとるわけですか」と晃が聞く．

「MRI が脊髄の診断において優れているのは，矢状断にて脊髄を直接描出せることが可能であるという点です．脊髄の CT では，矢状断の脊髄がみられるわけではありません．ただ今は再構成してみられるようになってきていますが．このため，脊髄のスクリーニングには脊髄の MRI[注] が優れていま

す．

　通常は矢状断と軸方向の撮影が行われます．解剖学的な関係をよく知るには，T1強調画像が有用です．T2強調画像は病変の描出に優れています．特に髄内の病変を知るには，この撮影を行うことが必要です．脊髄内の梗塞，多発性硬化症の病変，脊髄空洞症の空洞の証明などに有用です．矢状断や軸撮影を組み合わせることにより，脊髄腫瘍の部位診断やその広がりを把握すること，先天奇形などにもMRIは大きな威力を発揮しています」

「次に脊髄造影（ミエログラフィー）にと移りましょう．通常は，この脊髄造影の後でCTの検査も行われます．すなわち脊髄造影後のCTと呼ばれる検査です．このミエログラフィー検査は患者さんの苦痛を伴うものです．最近MRIなどの検査が普及してきたので，この脊髄造影を行うことは少なくなりました．田中さん，知っていますか」

「いいえ．名前だけです」

「まず腰椎穿刺を行います．その際，脊髄疾患の疑われる場合には，クェッケンシュテット（Queckenstedt）試験を行うことがあります．手指により頸静脈を圧迫して髄液圧の上昇をみる方法です．もし脊髄腔が腫瘍などで閉塞している場合は，頸静脈を圧迫しても圧はまったく上昇しない．不完全閉塞の場合は，圧上昇はしてもその程度は低く，下降の速度もきわめて緩徐です．閉塞のある場合の髄液所見としては，蛋白の上昇が特徴的です．硬膜外からの圧迫の場合は100 mg/dlですが，硬膜内の髄外腫瘍は1,000 mg/dlにまで達することがあります．ちなみに正常範囲といわれているのは，いくつ以下ですか，山本さん」

「40 mg/dlです」

「そうですね．髄液採取後，注射器で水溶性の造影剤を注入し脊髄腔の一部を満たす．すでに神経所見から推定されている部位に造影剤を集めるようにする．目的部位の撮影は，少なくとも前後と側方向，さらにできれば斜方向から撮影する．この検査により，もし脊髄腔内にブロックがあれば，そこで

注）MRIそのものの説明は後述する（83頁）．

造影剤は止まってしまう所見を得ます．またあるところで脊髄腔が狭くなっている，あるところで脊髄が腫大してみえるなどの所見が得られることがあります」

「脊髄造影後CTではどういうことがわかるのでしょうか」と香が質問した．

「まず脊椎のCTについて触れます．この検査は，脊椎骨自体の変化をみようとするのには優れた検査です．炎症や腫瘍などによる骨の変化は，単純CTにて観察が可能なためです．また石灰化をきたす病気，特に後縦靱帯骨化症についても単純CTでよく観察されます．脊髄の形態をCTにて観察しようとすれば，脊髄液に造影剤を入れて脊髄の様子を観察することが必要です．現在でも横断面で脊髄の形をとらえるのに，この造影剤を入れた脊髄のCTが行われます．この造影剤を用いたCTにより，脊髄下腔があるレベルで狭くなっていることや，また脊髄自体の形が膨らんだり萎縮したりということも，よく把握されます．この検査によって，変形性の脊椎症や脊椎管狭窄症，椎間板のヘルニア，脊髄腫瘍や脊髄空洞症の診断精度も上昇したわけです．

　では少し遅くなりましたが，今日はこれで終わりにしましょう．明日は外来がないので，午前と午後も大丈夫です．午前中は，脳神経についてです．どうでしょうか．田中さんと山本さんで脳神経が障害されるとどうなるかということを説明してもらえませんか」

　そういわれればそうせざるを得ない．2人はうなずいた．

「また今週の金曜日，最後の日ですが，この日に私は夕方から○○区の医師会の先生の前で『高次脳機能障害について』という話をします．私の講演ですけれど，それに出席したらどうですか？」

「伺っていいのですか？」

「もちろん．いいですか覚えておいてください．学生というのは積極的に出かけていっていいのですよ．どこにいっても歓迎されこそすれ邪魔にされることはありませんから．何といっても金の卵ですから」

「そうなんですか」香は金の卵とは古い比喩だと思った．

「それではまた明日」
「よろしくお願いします．ありがとうございました」

Part1 はじめての神経内科

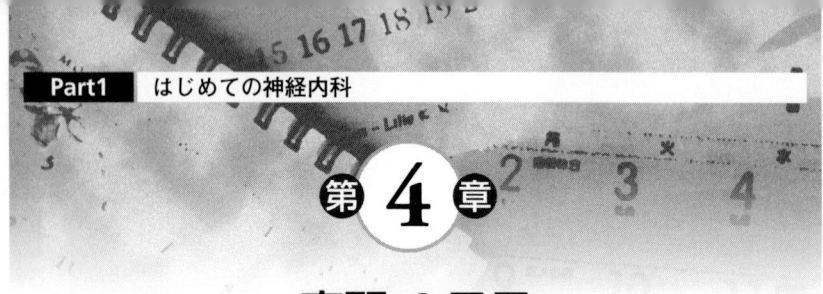

第4章

実習4日目

脳神経が障害されるとどうなるかについて

1. 嗅神経と視神経

　翌朝，陣内は2人を前にこう話しはじめた．「脳神経は全部で12対あるわけですが，嗅神経と視神経の持つ意味合いはほかの脳神経と異なります．この2つの神経は，いわば中枢神経系の一部が伸びていったものです．まずこの2つの神経が障害されるとどうなるかについて山本さんから述べてもらいましょう．最初に脳神経の解剖に簡単に触れてください」

　「はい．最初の脳神経は嗅神経です．嗅神経（I）は，薄い篩板を貫通して鼻腔の上部の粘膜に分布しています．嗅神経の障害により嗅覚の障害が出現します」

　「その調子でいってください．ただ嗅覚障害の多くの原因は鼻粘膜の感染などであって，嗅神経の障害であることはまれです」

　「次に視神経（II）[注1]を説明します．視神経が障害されると視力低下が起きます[注2]．また，視神経炎の障害により視野の異常に気付かれることもあります」

　「そうですね．視神経の障害のうちで，神経内科領域の重要な疾患を知っていますか」

　　晃が答える．「脱髄疾患による視神経炎です」

　「そうですね．ほかの脳神経にと移ります．脳神経が脳幹から出るところを

注1）視神経の解剖は「大脳が障害されると」（72頁）を参照のこと．
注2）視力，視野については「大脳が障害されると」の項で比較的詳しく述べる．

JCLS 498-12834

田中さん図に示しながら（図16），説明してもらえますか」

「脳神経がどの高さから外に出るのかということですね．延髄の高さでは舌下神経が，ほぼ同じ高さから副神経の一部が出ます．延髄のもう少し上から迷走神経が出て，延髄のさらにもう少し上から舌咽神経が出現する．橋の尾端からは聴神経，顔面神経，外転神経が出現する．橋のもう少し上から三叉神経が出現，橋のさらに上からは滑車神経が出て，大脳脚と四丘体との断面からは動眼神経が出るのだと思います」

「そうですね．さてこれらの脳神経が障害されるとどうなるかに話を進めるのですが，ここで核性，核下性，核上性の障害とは何かについてまず説明したいと思います（表1）．核上性とは，大脳皮質から脳幹の運動神経核にと至る上位運動ニューロンの障害により，脳神経領域に症状を呈する場合をい

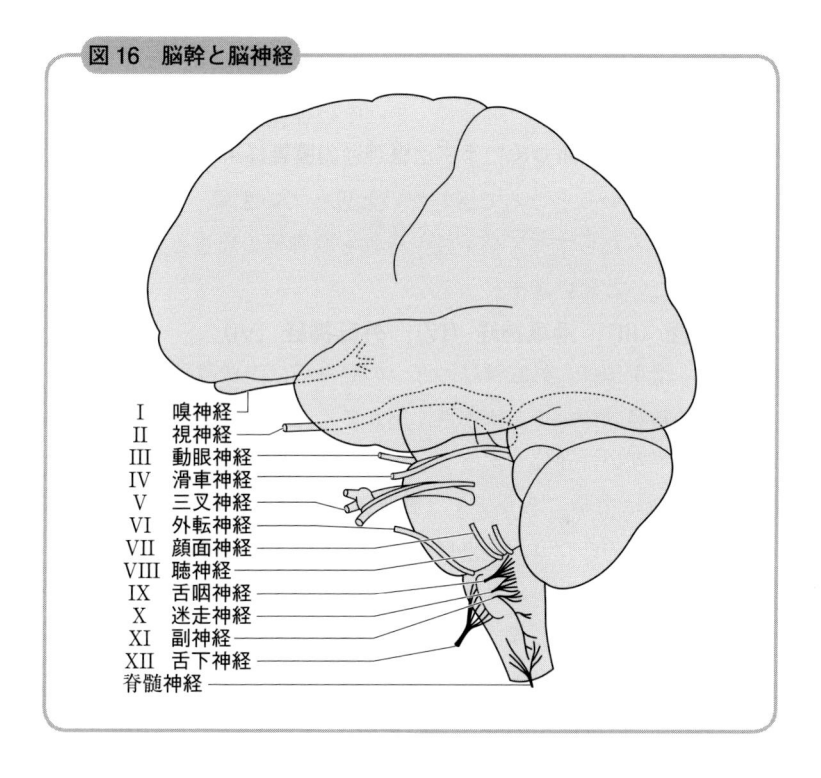

図16　脳幹と脳神経

Ⅰ　嗅神経
Ⅱ　視神経
Ⅲ　動眼神経
Ⅳ　滑車神経
Ⅴ　三叉神経
Ⅵ　外転神経
Ⅶ　顔面神経
Ⅷ　聴神経
Ⅸ　舌咽神経
Ⅹ　迷走神経
Ⅺ　副神経
Ⅻ　舌下神経
脊髄神経

表1 核上性・核性・核下性の障害について

核上性の障害	脳神経を支配する皮質核路の障害
核性の障害	脳神経核の障害
核下性の障害	①脳神経の障害（末梢神経の障害） ②脳神経の神経筋障害 ③脳神経支配領域の筋障害

います．脳幹の神経核は，そのほとんどが両側の大脳皮質運動領から神経支配を受けています．そのため片側の上位運動ニューロンの障害では，普通は症状を起こさないのです．むろん例外があります．これについて知っていますか，田中さん」

「顔面神経と舌下神経だと思います」

「そうですね．よく知っていますね．このことは後で触れることにしましょう．ここで核性とは，脳神経核が脳幹内で障害された場合を指します．核下性とは，脳幹より外に出て，脳神経，またその神経筋接合部，筋肉の障害を受けた状態です．核性の障害については，この脳神経の後で脳幹が障害されるとどうなるかというところで話したいと思っています．従ってここでは，脳神経の麻痺をみたらすべて核下性，それも脳神経の障害と考えることを2人にお願いしたいと思います」

2. 動眼神経（III），滑車神経（IV），外転神経（VI）

「動眼神経，滑車神経，外転神経の3つの脳神経は眼球運動を司ります．これらの3つの神経について，山本さん話してください．これらの神経核どうしは脳幹の中で互いに連絡しあっています[注1]」

「動眼神経の核は中脳にあります．動眼神経はその神経核から腹側へと走り，中脳と橋の境のあたりから外に出てきます．海綿静脈洞をとおり，上眼窩裂をとおって眼窩内にと入ります．ここからいくつかの眼筋を支配するわけです．動眼神経が麻痺しますと，物が二重にみえると訴えるようになりま

注1）これについては「脳幹」の項（63頁）にて述べる．

す（図17）．麻痺した側の眼球は外転のみ可能で，内転や上転はできず，下方を向けさせると眼球が回旋するものの不十分です．以上から像が二重にみえるようになります」

「そうですね．眼球運動を司る筋肉のうちその多くが動眼神経に支配されているからですが，最初に，麻痺した側の瞼が開かなくなることを述べた方がよいかもしれません．これは眼瞼下垂のことです．上眼瞼を挙上させる筋肉としてもっとも重要な筋が上眼瞼挙筋です．この筋肉が動眼神経により支配されているからです．その瞼を手で持ち上げて両目でみると物が二重にみえます．ほかにどのような障害が出ますか．田中さんどうですか」

「瞳孔反応に障害が起きます．眼球運動障害が起きた側の瞳孔は散大し，光を当てる瞳孔反応に障害が出てきます」

「これは，瞳孔を支配する副交感神経は動眼神経に由来するからですね．次に滑車神経にいきましょう，山本さん」

「はい．滑車神経核は中脳にあります．この核を出た線維は，後方に向かい交叉後脳幹後方より顔を出し，やはり海綿静脈洞に入ります．この神経は上斜筋を支配しているために，この神経が障害されると片方の眼が外転時に少

図17 動眼神経，滑車神経，外転神経の麻痺について

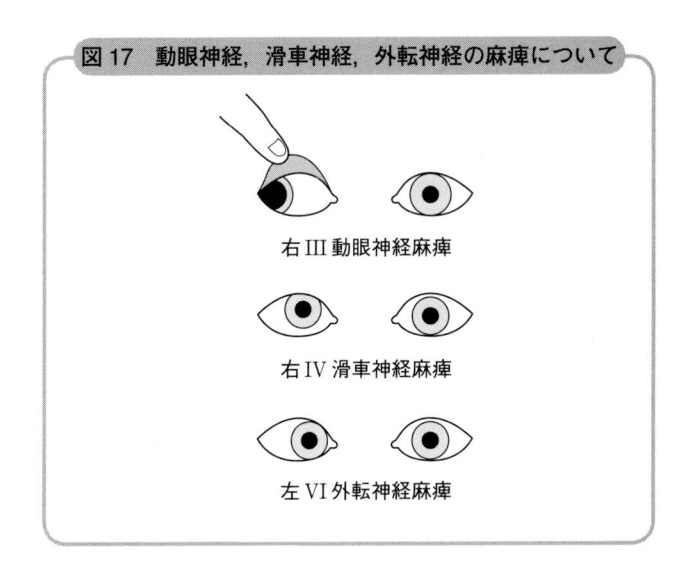

右Ⅲ動眼神経麻痺

右Ⅳ滑車神経麻痺

左Ⅵ外転神経麻痺

し上転するようになります」

「そうですね．ただ滑車神経が単独で麻痺することはきわめてまれです（図17）．外転神経が麻痺するとどうなるかも説明してください」

「外転神経核は橋の下部にあり顔面神経核の近くにあります．外転神経線維はここから橋を通り抜けて橋と延髄の間で顔を出し，橋と斜台の間をとおってやはり海綿静脈洞に入ります．この神経が障害されると，外転が生じないため複視を訴える（図17）ことになります」

3. 三叉神経（V）

「では次に三叉神経に行きましょう．田中さん説明してください」

「はい．三叉神経の3本の分枝は，ガッサー（Gasser）神経節に入ります．そのほとんどが感覚神経なので，神経節から発した線維は，脳の中でいくつかに分かれた核に終わるという方が正しいかもしれませんが．その核の一部は，脳内から一部脊髄にまで分布しています．3本の分枝，すなわち第一枝から第三枝までありますが，第一枝は，上眼窩裂から眼窩内に入ります．第二枝は正円孔から頭蓋内に出ます．第三枝は卵円孔から頭蓋内に出ます．三叉神経が障害されると，顔面の感覚障害が出現します．第一枝は前額部や角膜の部分を，第二枝は上唇や頬の部分を，第三枝は耳介の前部や顎の部分を支配しています．よってそれぞれの1つの枝が障害されると，その支配している部分の感覚が低下します．またこれらの第一枝から第三枝までが障害されると，顔面の感覚低下が起きます」

「そうですね．三叉神経は顔面の主に感覚を司りますが，一部運動神経があります．それを知っていますね？」

「ええ．その第三枝には運動枝が含まれています」香は言葉をつないだ．

「運動枝は咬筋や側頭筋などを支配します．このため，咬筋の収縮が悪く，歯を噛み合わせにくいなどの症状が出現することになります」

4. 顔面神経（VII）

「顔面神経については，山本さん説明してください」

「はい．顔面神経核は橋下部にあり，そこから出現した線維は橋の小脳橋角部からでて顔面筋に分布しています．さらに，自律神経の遠心性の線維も含

まれていて，涙腺や唾液腺を支配しています．また，舌の前2/3の味覚を司る求心性の線維なども含まれています」
「そうですね．顔面神経が麻痺すると，顔面の筋力が低下しますが，ここで大事なのは，前頭筋と，口輪筋などではその様相が異なることですね」
「はい．顔面の筋のうち前頭筋は左右の上位運動ニューロンにより両側性に支配されています」
「一方，口輪筋などでは？」
「口輪筋などの下半分の顔面筋は，反対側の片方の上位運動ニューロンにより支配されています．このため，顔面でも下の方に強い麻痺をみたときには，すなわち前頭筋の筋力が保たれている場合は，上位運動ニューロン性の麻痺（核上性）が考えられます．また前頭筋を含んで片側の顔面の運動麻痺をみた場合は，核性ないしは核下性の障害を示唆していることになります」
「そのとおり．顔面神経の障害により，涙腺や唾液腺の分泌も障害されることがあることも覚えておきましょう」

5. 蝸牛神経と前庭神経（VIII）

「第VIII神経は，2つの神経，すなわち聴覚を司る蝸牛神経と平衡を司る前庭神経とが一緒になっているのですが，田中さん説明してください」
「蝸牛神経は内耳にある蝸牛の有毛細胞から発し，顔面神経とともに内耳道を通って頭蓋内に入ります．延髄上部から入って橋下部にある蝸牛神経核に終わります．この神経が障害されると，一側の耳の聴力の低下が生じます」
「そうですね．ついでですから，その先の脳の方への経路も知っていますか？」
「はい．そこから大部分は交叉して外側毛帯を形成しつつ，四丘体下丘および内側膝状体でニューロンをかえて，横側頭回に終わるとされています」
「では前庭神経はどうですか？」
「前庭神経は，内耳の中にある三半規管および平衡斑の感覚細胞から前庭神経節を通り，蝸牛神経と一緒に走行し延髄の外側部に入ります．主に身体の平衡に関与することから，この神経が障害されるとめまいが出現し，一側の障害では病側に傾くことが認められます」

6. 舌咽神経（IX），迷走神経（X）

「次の2つの神経は，お互いに密接な関係にあり機能も類似しています．ここでは一緒に取り扱うことにしましょう．田中さん引き続いて説明してください」

「舌咽神経は，延髄外側を出て，迷走神経や副神経とともに頸静脈孔から外に出ます．主に知覚枝です．咽頭や軟口蓋・口蓋垂などの知覚を司る線維は，孤束核などに終わると考えられています．舌咽神経は口蓋や咽頭を支配するだけでなく，舌の後ろ1/3の味覚も支配しています．そこで舌咽神経が麻痺すると，舌の後ろの味覚障害などが起きることになります」

「そうですね．この神経が単独で分布するところは少なく，この神経の障害だけをみる臨床検査はほとんどないといってもよいかもしれません．迷走神経について説明してください．」

「迷走神経は，頸静脈孔から頭蓋外に出ます．迷走神経は咽頭と喉頭の筋肉を支配しています．また多くの自律神経機能，たとえば気管支の平滑筋の収縮や心機能などと関係が深いとされています．発声に関する喉頭筋は反回神経で支配されています．この神経が一側性に麻痺すると口蓋の挙上が不十分となり，口蓋垂が片側による．発声は鼻声となり，嚥下の障害が出現することになります」

7. 副神経（XI）と舌下神経（XII）

「副神経について，山本さん」

「この神経は，頸髄枝と延髄枝に分かれます．頸髄枝は頭蓋内に入り，そして頸静脈孔から外に出ています．副神経は胸鎖乳突筋を支配しています．僧帽筋の上部も支配しています．肩甲骨の挙上に僧帽筋は大きな役割を果たしていることになります」

「そうですね．この神経が単独で障害されるのはまれですが，胸鎖乳突筋や僧帽筋の麻痺が起きることになります」

「舌下神経についても，山本さん述べてください」

「延髄に存在する舌下神経核から出ています．舌下神経管から外に出ます．舌の運動を司るわけです．舌運動に対しては，核上性の支配は一側性です．

大脳損傷により片側の舌に麻痺が起こり得ます」
「この場合萎縮は来るでしょうか，山本さん」
「そのときは，萎縮は起きないと思います」
「核性あるいは核下性の障害では？」
「一側の舌の麻痺と筋萎縮が起きます」
「脳神経のところ2人ともよく勉強してきましたね．これで脳神経が障害されるとどうなるかというところは終わりにしたいと思いますが，ひとこと付け加えます．脳神経麻痺は，ひと目みてかなりはっきりした異常がみてとれるわけです．ですから，まず所見を見逃すということはないように思います．ただその麻痺がどこに由来するかを考える際には，すぐ脳幹内を考える人が多いように思います．脳神経の麻痺をみたとき，すぐ脳幹の中を考えることはない．脳幹を出て頭蓋内に出るまで，あるいは頭蓋から外に出た後に障害がある場合が多いということを述べたいと思います．

　たとえば2つ以上の脳神経が障害されているときを考えてみましょう．三叉神経の第一枝の領域の痛みとその部位の感覚障害，眼瞼下垂，外眼筋麻痺などが認められたとしましょう．脳神経としては動眼神経，外転神経，三叉神経（第一枝）に障害があることになります．述べたようにまず脳幹にその病変を考えるのではなく，もっとそれより末梢の方を先に考えてみましょう．これらの神経がもっとも近接して走るところを考えてみることが最初に必要となります．そうすると，海面静脈洞や上眼窩裂のあたりという可能性が浮かんできます．このようにいくつかの脳神経が障害されている場合でも，それらの脳神経がもっとも近接しているところ，それも脳の外を最初に病変として考えるということが必要になります．

　ではここでちょっと休憩してから，今度は脳幹が障害されるとどうなるかということを勉強しましょう」

脳幹が障害されると

「脳神経のところで述べましたが，脳神経が障害されたときにはひと目でそれとわかるような障害を引き起こします．たとえば外転神経麻痺なら外直筋

が麻痺する．しかし，この麻痺が核性（したがって脳幹の中）なのか，核より下で脳幹を出た後なのかを決めるのは必ずしも簡単ではありません．今まで述べたように，最初には脳の外ではないかと考えてみることが必要です．ここでは，脳幹障害にかなり特有の症状を述べることにします．これから述べる症状に加えて，外転神経麻痺などの脳神経の異常を認めた場合は，その外転神経麻痺は核性の障害と考えられることになります．おわかりですか」
「では，まず脳幹が障害されるとどういう症状が出るでしょうか，山本さん．まず口火を切ってください」
「えーと」
「田中さんは」
「はい．意識障害ではないでしょうか」
晃が「あー．そういうことか」とつぶやく．

1．意識障害

「そうですね．意識障害は脳幹が障害されると出現することがあります．その前に，まず意識というのを簡単に定義してみましょう」
「ここでは"意識とは周囲の環境と自己を認識している状態"ととらえておくことにします．この意識を支える神経機構として，脳幹の吻側の網様体が重要であることがわかっています．この脳幹網様体の中で橋上部から中脳，視床下部，視床へと広がる部分（網様体賦活系 reticular activating system）から大脳皮質に広範囲の投射がみられ，脳の活動水準はこの系によって維持されているといわれています．この脳幹網様体が両側ともに損傷を受けると意識障害が起きます．すなわち，脳幹出血や脳幹梗塞が直接視床下部から橋の上部を破壊すると，意識障害が起きることになります（**図 18**）」
「では，意識障害をみたら脳幹が障害されているといえるでしょうか．山本さん意見は？」
「それはいえないと思います」
「それはどうしてですか」
「大脳皮質の広範囲な障害によっても意識障害は生じるからです」
「そうですね．広範囲というのはどういう意味ですか」

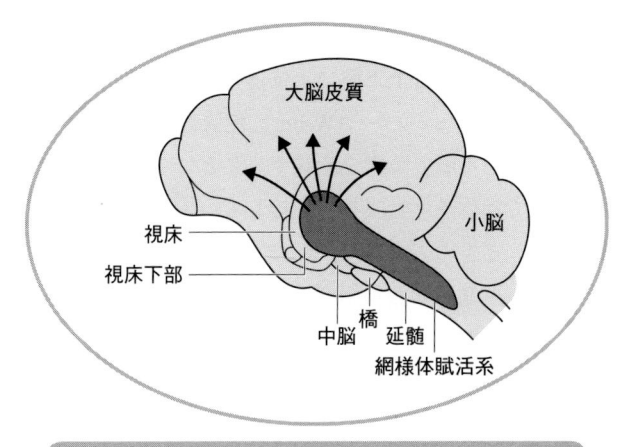

図18 Magoun（1950）が設定した意識を支える機構

「あまり詳しくは考えていませんでした」と晃が答える．
「両側の半球の障害ということでしょうか」と香が口を挟む．
「そうですね．両側性と考えておいた方がよいでしょう．そのほかにどういうところで意識障害が生じるか知っていますか，田中さん」
　この質問には答えられず香が黙っていると，陣内が答えた．
「大脳半球の損傷により，二次性に脳幹が障害され意識障害が起きることがあります．たとえば大脳の脳出血や腫瘍により頭蓋内圧が高まると，頭蓋は周りを骨にがっちりと囲まれているため，この圧は下へ下へとかかる．そうすると，側頭葉の内側がヘルニアという状態を生じて，中脳を圧迫してしまうことがあります．高度の場合は中脳に二次的な出血がみられることもあります．そういう状況では意識障害が生じます．その他視床の両側性の障害，視床下部後部の両側性の障害なども意識障害を起こします」
「ほかに脳幹の障害を示す症状について知っていますか？」
　これには2人とも黙っている．
「それでは，交代性麻痺ということを説明しましょう」

2. 交代性の運動麻痺

「たとえば，動眼神経麻痺が片方（たとえば右側）にあり，それに加えて反対側（左側）の顔面を含む上下肢に上位運動ニューロン性の麻痺があったとしましょう．これをウェーバー（Weber）症候群といいますが，このような交代する麻痺をみたら脳幹障害を意味することになります．この病変部位は，中脳の脳脚部で錐体路と動眼神経が接している部分です．そのような例をあげられますか」と香の方をみた．

「わかりました．病巣側の顔面神経麻痺と反対側の上下肢の麻痺がある場合です」

「そうですね．これも脳幹障害であって橋の病変が存在することを意味します．中脳と橋ときて，あとはどうですか，山本さん」

「えーと」

「脳幹のもう1つは」

「延髄です」

「延髄が障害されて起きる運動麻痺としては」

「ああそうか．舌下神経麻痺と反対側の上下肢の麻痺です」

「そうです．延髄の内側が障害されると，病巣側の舌下神経麻痺を生じます．病巣側の舌の筋力低下と反対側の錐体路徴候（上下肢の上位運動ニューロン障害）が認められることがあります．
このように交代性の運動麻痺をみたら，これは脳神経麻痺が脳幹にあることになります」

「ということは感覚障害でもそのようなことが起こり得るわけですね」と香．

「ええ．いいところに気付きましたね．説明できますか，田中さん」

「顔面の感覚障害と，上下肢の感覚障害が別々の側に起きることがあり得ると思いついたのですが」

「そうです．顔面の感覚は何神経でしたか，山本さん」

「三叉神経です」

「そうですね．ですから，顔の顔面の感覚障害と，反対側の上下肢の感覚障

害が生じることが起こり得ます．たとえばワレンベルグ（Wallenberg）症候群[注]のときなどです．このことを見い出せば，顔面の感覚障害は脳幹の中で生じていることがわかります．これを解離性の感覚障害といっています．しかし解離性というのはこのことだけを指すのではありません」

3. 解離性感覚障害

「ここでは温痛覚のことを考えてみましょう．顔面の温痛覚を伝える線維が三叉神経脊髄路核を形成しながら下降しています．顔面の触覚は橋に入ります．このため顔面の感覚障害が，たとえば温痛覚障害だけ起きるといったことが起こり得るわけです．このときは，脳幹の中での障害を考えることが必要になります．

さらに延髄や橋では，深部感覚を伝える内側毛帯と温痛覚を伝える脊髄視床路はやや離れています．これに対して，中脳以上ではすべての感覚はきわめて近接して走っています．従って，延髄や橋では両者が別々に障害されることがあり得ます．これも解離性感覚障害ということになります」

「そうすると，解離性には3つあることになるわけですね」と香が聞く．

「そうです．交代性の麻痺と同様の，片側の顔面の感覚障害と反対側の上下肢の感覚障害といった組み合わせの場合以外にも2通りあるということです．

もう1つ，前にちょっと触れましたが脳幹障害による眼球運動障害の特徴も重要ですので説明したいと思います」

4. 眼球運動障害

「眼球の運動は外眼筋の動きによります．両眼の共同した運動が必要なことはすぐにわかると思います．それが可能なのは，水平注視の中枢や垂直注視の中枢が存在するからです．まず水平眼球運動について述べることにしましょう．ここで図をみてください（**図19**）．その神経路は前頭葉から下行

注）ワレンベルグ症候群とは，延髄外側症候群ともよばれる．片側脳神経のⅨ，Ⅹの麻痺，同側の三叉神経脊髄路核，脊髄小脳路などが障害される（詳しくは他書を参照のこと）．

し，内包というところをとおり，反対側の橋網様体傍正中部（PPRF）と呼ばれる構造に至ります．左右方向への共同運動が可能なのは，外転神経核付近にあるこのPPRFから各神経核に連絡があるためです．また外眼筋の脳神経核の間は，内側縦束（MLF）とよばれる構造により連絡されています．

一方，上下方向の共同運動は，前頭葉，後頭葉より上丘を経て，視蓋から動眼神経，滑車神経に達する経路に支配されています．ここではそれ以上は

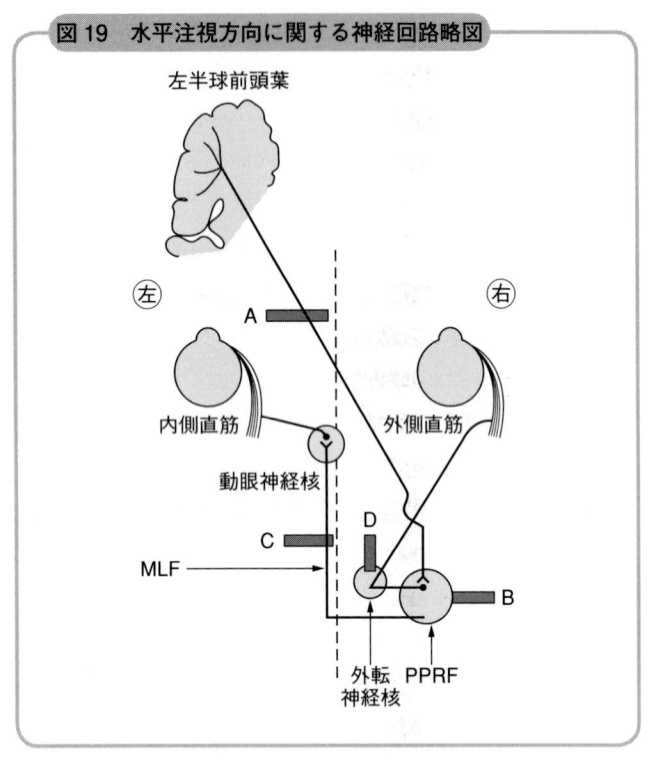

図19 水平注視方向に関する神経回路略図

（Adams & Victor. Principles of Neurology, 4 th ed, 1989，より引用改変）

Aで障害されると，左への共同偏視となる
Bで障害されると，右側へ共同して眼球を動かすことができない
Cで障害されると，MLF症候群を示す（後述）
Dで障害されると，右外転が不能となる

述べないことにしましょう．

　PPRFが障害されると，障害側へ眼球の注視麻痺が起きます．その症状は，眼球が側方向に動くときに片側へは正中を越えないようになってしまいます．内側縦束（MLF）が障害されると，障害された側の眼の内転が障害されますが，輻輳はできることになります．さらに，健側の眼が外転するときに眼振がみられるといった症状が起こります．このような特徴的な眼球運動の障害をみれば，脳幹内の損傷が疑われるわけです（図20）」
「先生．少し道から外れることかもしれませんが，お聞きしたいことがあるのですが」と香．
「眼振について教えていただけないでしょうか」
「眼振とは眼球の不随意運動の一種で，比較的規則的で持続的であり，振幅の比較的小さな動きのことです．側方視にて出現することが多いのですが，上方視や下方視にても出現することがあります．通常は，側方視をさせたときに注視する方向に急速に，また注視と反対側に緩徐に眼振が出現します．この場合，急速相の方向をもって眼振の方向と呼ぶことになっています」
「眼振の発生機序については，教科書などを参照してください．脳幹障害

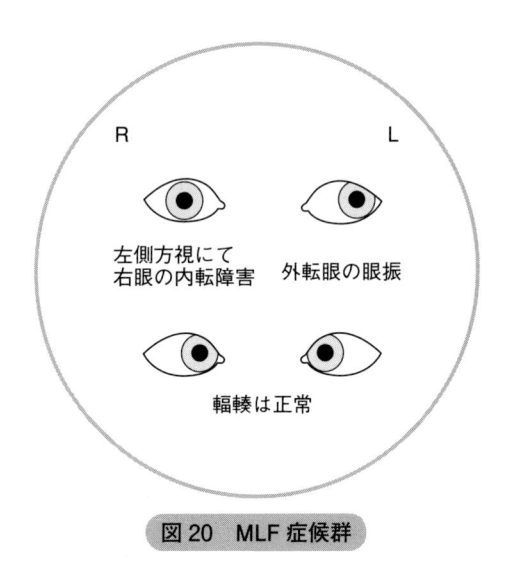

図20　MLF症候群

による眼振のみ簡単に触れておきましょう．まず中脳に障害のあるときの眼振についてです．輻輳眼振といって両眼ともに内転方向に急速相を持つ眼振が認められることがあります．これは輻輳時にはっきりするわけです．この眼振に加えて，上方注視障害や対光反射の異常などが中脳の障害で起こります．

　さて橋の病変による眼振ですが，右方注視時に右向き，左方注視時に左向きの眼振が出現することが多いのです．延髄の病変では，回旋する眼振が認められる場合があります」

小脳が障害されると

「次に小脳が障害されるとどうなるかということに話を持っていきたいと思います．まず小脳の解剖から話をはじめましょう．小脳は頭蓋内の後方に位置するわけですが，田中さんどうでしょうか」

「はい，後下方にある片葉小節葉，正中部の虫部と両側の小脳半球とに小脳は分けることができます．片葉小節葉は前庭系との関係が深く，小脳虫部は旧小脳と呼ばれていて体幹の平衡と関係が深いとされています．また小脳半球は新小脳と呼ばれ，四肢の細かい精密な運動（巧緻運動）に関係が深いと思います」

「そうですね．運動をしようとするときのことを考えてみましょう．たとえばピアノをひくときには，多数の筋肉を適切に，ある筋は収縮させ，ある筋は弛緩させ，すぐに別の筋を収縮させ，同時にほかの筋を弛緩させる，こういったことが適切かつ迅速に行われなくてはいけません．小脳は，こういった多数の骨格筋の協調した運動を遂行するのに大きな役割を果たしているといえます．この小脳が障害されたら，骨格筋の筋力低下がないにもかかわらず，たくさんの筋の協調によってなされる運動がスムーズに行われなくなるといえます．このことを小脳性の運動失調と呼びます」

「小脳の部位によって現れる症状に違いがみられます．山本さん，小脳の虫部の障害ではどのような症状が出現しますか？」

「私は，小脳については勉強してこなかったものですから」

「そうですね．脳神経のところでがんばっていましたからね．では田中さんどうですか」
「小脳の虫部の障害によって，身体の平衡障害が，四肢の失調があまり著明でないにもかかわらず出現するといわれています」
「そして，小脳半球の障害では？」
「はい，片側の小脳半球の障害によっては同側の四肢の運動に障害が認められます」
「そうですね．ここで大事なことは，小脳の機能障害は小脳それ自体に障害がある場合と，小脳とほかの部位とを結ぶ線維束に障害がある場合に起きるということです．すなわち，脳幹の障害によっても小脳症状が出現するということです．田中さん脳幹の障害で小脳症状を示す場合を知っていますか？」

香もこれには答えられなかった．

すると陣内が言葉を継いだ．「たとえばワレンベルグ症候群のときです（67頁の注参照）．小脳失調が認められるのですが，それが脳幹の中のどこが障害されたためなのかは，自分で調べてみてください．このワレンベルグ症候群の場合には，小脳失調以外のほかの脳神経障害の合併のあることから，脳幹障害と推定できるわけです」

「それでは患者さんの訴えの中で，どういうときに小脳の障害を疑いますか．山本さん」
「そうですね，やはり歩行が困難ということでしょうか」
「そうです．ふらふらして歩きにくいという場合です．私がまだ研修医時代に受け持った患者さんのことをお話しましょう．この方は小脳の変性症と考えられる方でしたが，主訴をお聞きしますと，大地を強く踏みしめられないというお答えでした．そのことは今でも鮮明に覚えています」
「ほかにはどのようなことがありますか」

山本が答えないでいると陣内が言葉をつないだ．「話しにくいという症状ではじまることもあります．酔っぱらったようなしゃべり方や歩き方と表現される場合があります」

大脳が障害されるとどうなるか（視床，内包，基底核）

　4日目の午後になった．陣内は2人をカンファランスに集めた．
「さて脳幹より上の構造について話をしたいと思います．ここでのテーマは大脳が障害されるということです．しかし脳幹からいきなり大脳皮質に行く前に，いくつかの構造について知る必要があります．視床，内包，基底核などの構造についてです」

1. 視床が障害されると

「まず視床について述べてみましょう．復習になりますが，深部感覚を伝える線維は後根から脊髄内に入るわけですが，その後どうなっていきますか」
「はい．そのまま後索を上行し，後索核を経て脳幹の中では内側毛帯を経て視床に終わります」
「そうですね．それでは温痛覚についてもその調子で，山本さん」
「温痛覚は脊髄後根を出て後角に入り，後角から反対側の脊髄視床路を上行し，やはり視床にと終わります」
「そのとおり．でもその後視床からどうなるかは知っていますか？」
「両者ともその後は大脳皮質に放射していると思います（図21）」
「視床はこのように感覚の重要な中継点であるといえます．視床が障害されると反対側の全感覚障害を生じます．深部感覚障害の方が目立つような傾向があると私は思います」
「深部感覚障害の重い場合の症状について教えてください」と晃が聞く．
「深部感覚障害では，筋や関節からのそれぞれの部位の位置を知らせる感覚が途絶えることになります．ただ，視覚によってそれらの位置を確認できていることが多いため，いったん閉眼してしまうとたとえば起立位から倒れてしまうなどのように症状が重くなります．上肢を前に突き出していて閉眼させると，指の位置がわからなくなり，指が勝手に動いてしまうように（アテトーゼのように）なります」
「また視床の障害では，ヒペルパチーという現象が知られています．このことについて知っていますか．田中さん」

図21 感覚の伝わる径路

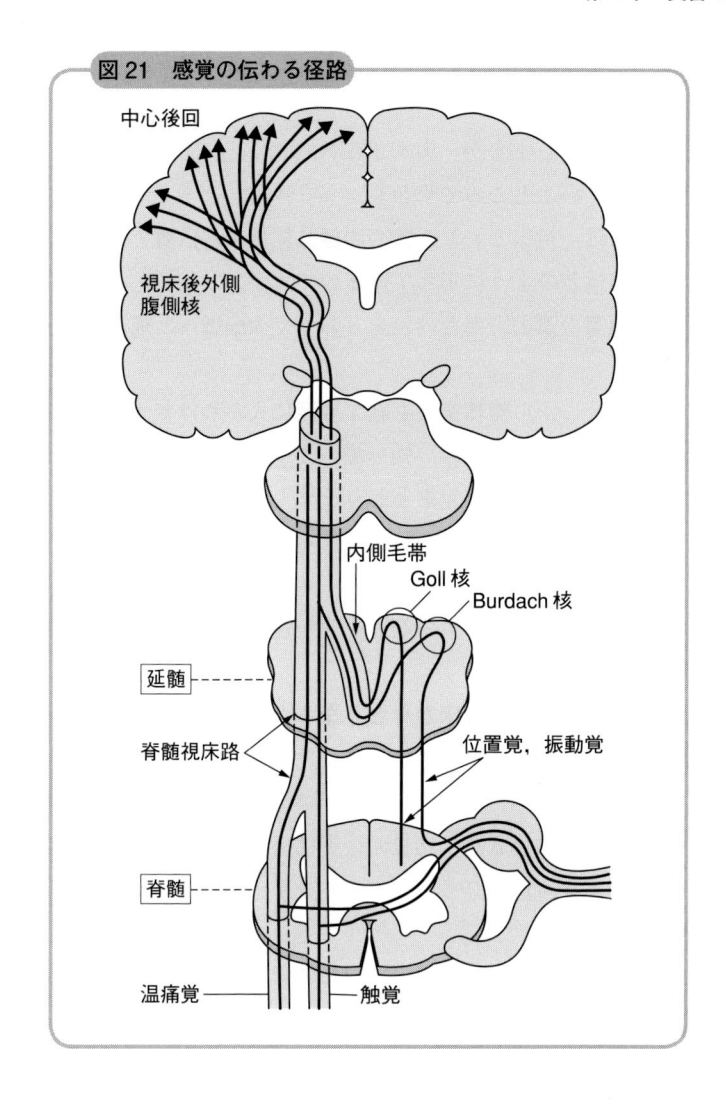

中心後回
視床後外側腹側核
内側毛帯
Goll核
Burdach核
延髄
脊髄視床路
位置覚，振動覚
脊髄
温痛覚
触覚

「痛覚はその域値が上昇しているにもかかわらず，刺激に対して激しい痛み，不快を生じることがあるということです」
「視床の病変によっては，たとえば記憶障害とかあるいは失語といった症状が出ることが知られています．しかしこのことについては，やや専門的にな

りますので，ここでは述べないことにします．他書を参考にしてください」

2. 内包が障害されると

「内包とはどこを指しますか．山本さん」
「錐体路が走っているところですね」
「ええ．内包とは，視床とレンズ核の内側に位置する白質です」
「では，錐体路はどのように走っているのですか」
「錐体路は前頭葉の運動野から内包をとおって大脳脚へと進みます」と晃が答える．
「そうですね．そこから錐体交叉を経て脊髄に入るわけです．内包をとおるのは錐体路だけではありません．知っていますか」
「視床からの感覚の線維も内包をとおります」
「これらのことを知ると，内包が障害されるとどうなるかははっきりするでしょう」
「内包の障害によって，反対側の顔面を含む運動麻痺と反対側の顔面を含む感覚障害が生じます」
「この場合の運動麻痺の特徴はどうなりますか．今度は田中さん」
「上肢に麻痺が強く，下肢の麻痺はそれに比べれば軽い傾向にあると思います」
「そのとおり．さらに視覚路は内包の後脚に接しているので，その部分の損傷によっても同名半盲が生じることがあります」

3. 視野障害

「ちょうど視野の問題が出ましたので，ここでごく簡単に眼のみえる機構について述べることにしましょう．眼に入った光は角膜，水晶体などを経て網膜にと達します．網膜にて神経のインパルスに変えられ，視神経をとおって脳に達するわけですが，ここで質問ですが，耳側の視野は網膜でいえばどちらの側に達するのでしょうか？　田中さん」
「鼻側に達すると思います」
「では視野の上半分はどうですか」
「網膜でいえば下半分にと達します」

「そうですね．視野の下半分からは網膜の上半分に達することになります」
「次に視交叉のことを考えてみましょう．視交叉に達すると，左右の眼からの情報は合わさって網膜の鼻側の情報のみが交叉を起こす．つまり半交叉を起こすわけです」
「次は視索となり，上丘と外側膝状体へと線維を送ります．外側膝状体を出るとどうなりますか．田中さん」
「視放線となって，上外側と下内側（側頭葉へと入る）を走り，後頭葉の視中枢にと達することになります（図 22）」
「そうですね．以上を踏まえて，脳の損傷部位の違いによりいろいろな型の視野の障害が認められることが理解されます．右半分または左半分の視野に障害があるものを同名半盲と呼びますが，これは視索，視放線，後頭葉の障害で生じます．内包と後頭葉の皮質の間での視放線が障害されると，不完全な同名半盲や 1/4 盲が生じることがあります．視放線の下半分を侵すような側頭葉病変では，病変と反対側の上 1/4 盲を生じ，視放線の上半分を侵

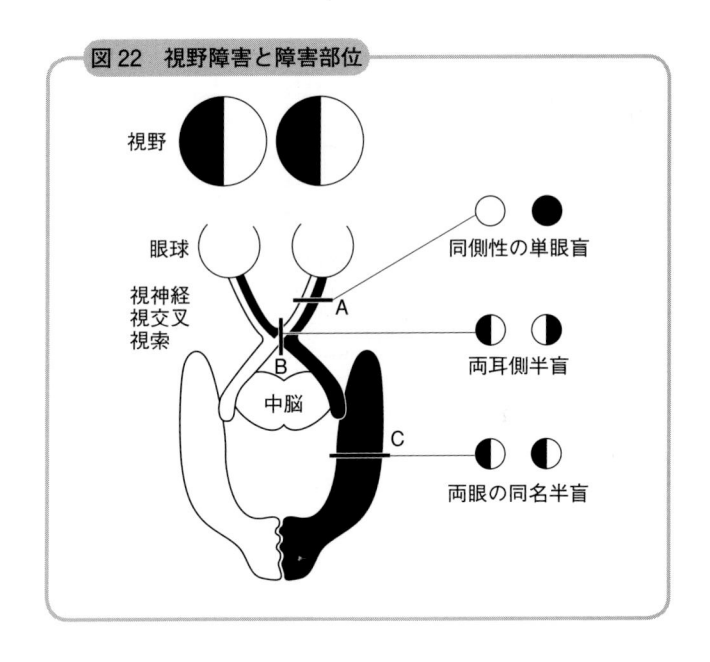

すような場合には（主に頭頂葉の障害），下1/4半盲を生じます．

　後頭葉の視中枢の障害によってしばしばみられるのが，黄斑回避のある同名半盲です．黄斑部からの線維は両側の大脳半球に到達するからと考えられているため，黄斑が回避されると考えられています」

4. 大脳基底核が障害されると

「やや横道にそれましたが次は基底核です．基底核とはどういう構造を指しますか．山本さん」

「尾状核，被殻，淡蒼球などを含めて基底核（図23）と呼びます」

「そうですね．この3つの構造と黒質や赤核をまとめて錐体外路系と呼びます．この黒質と赤核は中脳にあります．錐体外路系は非常に複雑です（図24）．大脳皮質〜尾状核被殻〜淡蒼球〜視床〜大脳皮質というループを作っていると考えられています．このフィードバックの機構が，運動抑制に大きな役割を果たしているといわれています．また，黒質から尾状核ないし被殻の間も連絡が作られているといわれています」[注]

「大脳基底核が障害されると，異なる特徴をもった2つの症候群が生じるこ

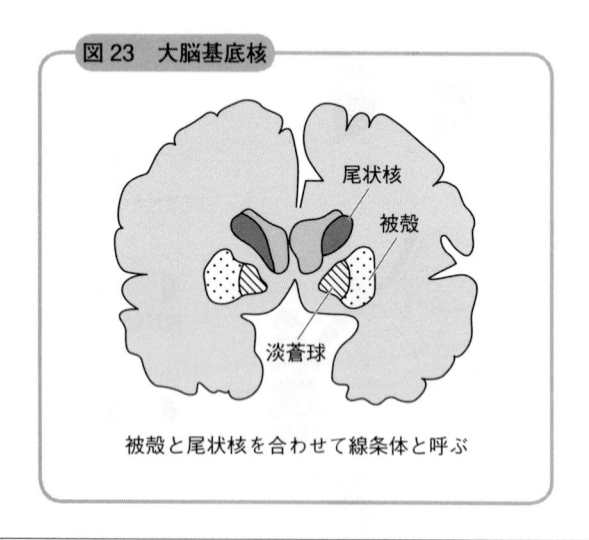

図23　大脳基底核

尾状核
被殻
淡蒼球

被殻と尾状核を合わせて線条体と呼ぶ

注）錐体外路系について，詳しくは，パーキンソン病のところ（222頁）で解説する．

図 24　錐体外路系の模式図

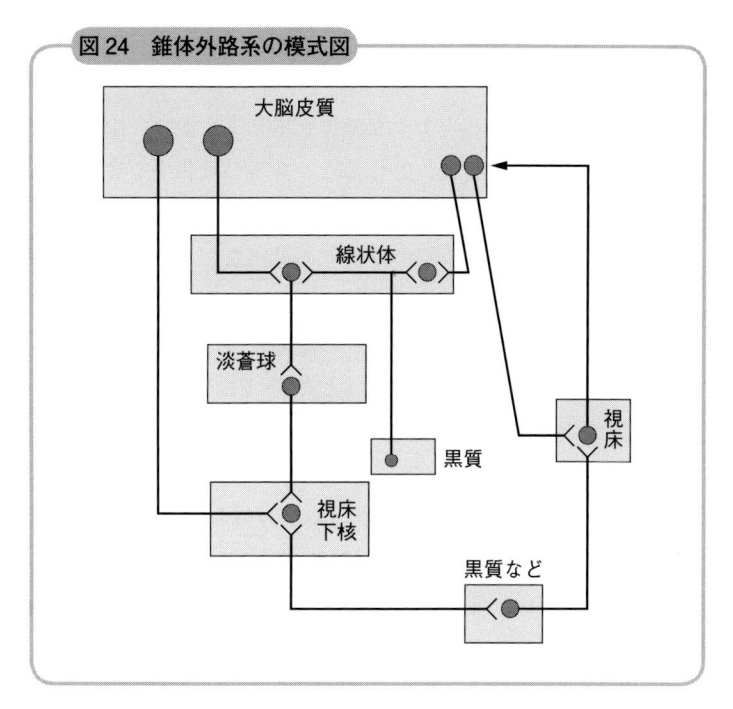

(Alexander GE, et al. Functional architecture of basal ganglia circuits: neural substrates of parallel processing. Trends Neurosci. 1990; 13: 266-71, より改変)

とが知られています．1つはパーキンソン（Parkinson）症状です．その症状は，安静時に主に認められる振戦，筋トーヌスの亢進，動作が緩慢となり全体に屈曲した姿勢となります．もう1つは舞踏運動（chorea）であって，安静時や運動時に不随意運動を生じます」

大脳が障害されると（大脳皮質）

「さていよいよ大脳皮質の障害された場合を論ずることにします．知能障害，失語症などの高次脳機能障害，てんかん，視野障害などについて触れなくてはいけませんが，視野の障害については前に述べました．今日の夜講演で高次脳機能障害については触れます．そのため，ここではてんかん，意識

障害などについて説明しましょう」

1. てんかん発作

「まず，てんかん発作とはどのような発作を指しますか？　山本さん」

「突然動作が止まって意識消失してしまう．あるいは背中を突っぱったままにさせるような発作のことですね」

「そうですが，てんかんとは大脳の皮質での過剰なニューロン発射に基づく反復性の発作のことです．よって，てんかん発作をみれば病変が大脳皮質にあることがわかります．てんかんの理解のためには，脳波のことを知る必要があります．脳波について知っていることを述べてください，山本さん」

「脳波とは，脳の電気活動を頭皮上で記録するものであると思います」

「そうですね．脳波の起源などについてはここでは述べないことにします．それを記録することによって，正常の脳波から外れた場合を異常脳波として，診断に役立てるものといえます．脳波を得るには 2 つの電極が必要です．1 つは基準電極といって耳たぶなどに付けます．もう 1 つは頭皮上につける活動電極です．頭皮上の電極の位置は，前頭葉，頭頂葉，後頭葉，側頭葉の上にそれぞれ置かれます．脳波は，これらの 2 つの電極間（基準電極と活動電極の間，異なる活動電極どうしの間）の電気的な差を記録しているのです」

「脳波というのは痛くないのでしょうか？」と香が聞く．

「検査は非侵襲的で，禁忌はなく，繰り返し行っても差しつかえありません」

「まず正常な脳波ですが，正常人の安静閉眼時の基礎波は，頭部優位に $10〜11\,Hz$ の α 波が出現します．左右差はなく，過呼吸による徐波化はほとんどみられません．むろん棘波（スパイク）はみられません．ただ高齢になると基礎律動は $8〜9\,Hz$ と遅くなります」

「異常な脳波について知っていることは，山本さん」

「てんかんの脳波についてですが，急な発作波が出現することなどがあります．これがあるとてんかん性の異常ありと判定されます．てんかん性の異常な波の代表的なものは，スパイク（棘波）です」

「そうですね．スパイクだけではなく，鋭波で単独の波や，これらの波が徐波と結合した棘徐波複合，鋭波徐波複合などもてんかんを示します（図25）」

「その他脳波では，どういうことに注目しないといけないですか．田中さん」

「左右の対称部位で脳波に差が生じていないか，徐波がある部位だけに認められないかなどであると思います」

「そうですね，徐波は脳機能の低下を一般には意味します．その徐波の部分に脳出血や脳腫瘍などの器質的な病変のあることが疑われます」

2. 意識障害

「これはすでに話しましたが，大脳半球が両側広範囲に障害を受けると意識障害が出現します．糖尿病性の昏睡，肝性の昏睡，腎不全による昏睡など代謝障害で大脳半球の全般性の障害があるときなどがこれにあたります．一側の大脳半球の障害でも二次的に脳幹に圧迫を与えるような状況が起きると，意識障害が生じます．意識障害があるときに脳波をとったらどうなりますか．田中さん」

「基礎波が遅くなると思います」

「意識障害のときにはα波が徐波化し，徐波の混入が多くなります．ちなみにα波より遅い波には，$0.5 \sim 3$ Hzのδ波と$4 \sim 7$ Hzのθ波とがあります．基礎波の徐波化は，び漫性の脳機能低下を意味します．代謝性の脳症などを考えなくてはということです．意識障害の混濁の程度が増すにつれて，徐波の振幅と周期が増大することがみられます．昏睡の末期，死の直前となるとほとんど脳波が平坦化します．このような過程は，脳炎であっても，尿毒症や肝性脳症であっても，また頭部外傷であっても共通することが知られています．ただし肝性脳症の場合は三相波が出現することがあり，診断的価値があるとされています」

脳幹・大脳の障害を確かめる方法

「すでに脳波の話から脳の障害を確かめる話に入ってしまっていました．脳

図25 てんかん患者の脳波

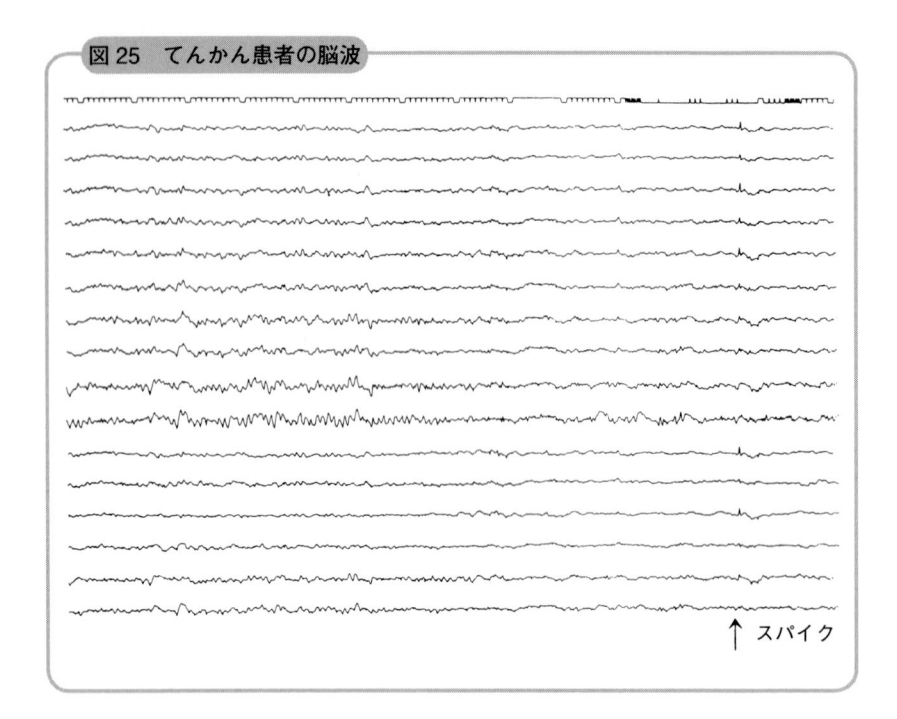

↑ スパイク

幹・大脳の障害を確かめる方法にと話を進めましょう．ここでは，主に放射線学的検査法について述べてみます」

1. 脳のCT

「まずCTとは何かについては，山本さん知っていますか」

「画期的な装置で，その原理を発表した方がノーベル賞をもらったということぐらいしか知らないのですが」

「やや細かくなりますが，CTについて説明しましょう．CTスキャンとは，EMI社の中央研究所のハンスフィールドにより開発されました．たとえば，凍らせた脳に割面を入れて肉眼でみたような，脳の水平面の断面画像を作り出すことをはじめて可能にしたのがCTスキャンです．通常のX線では，脳内の構造による濃淡の差がきわめて小さく，それらの構造の違いを明らかにすることは不可能でした．CT画像の構成は，一定の小さい単位容積あた

図26 CTスキャンの原理

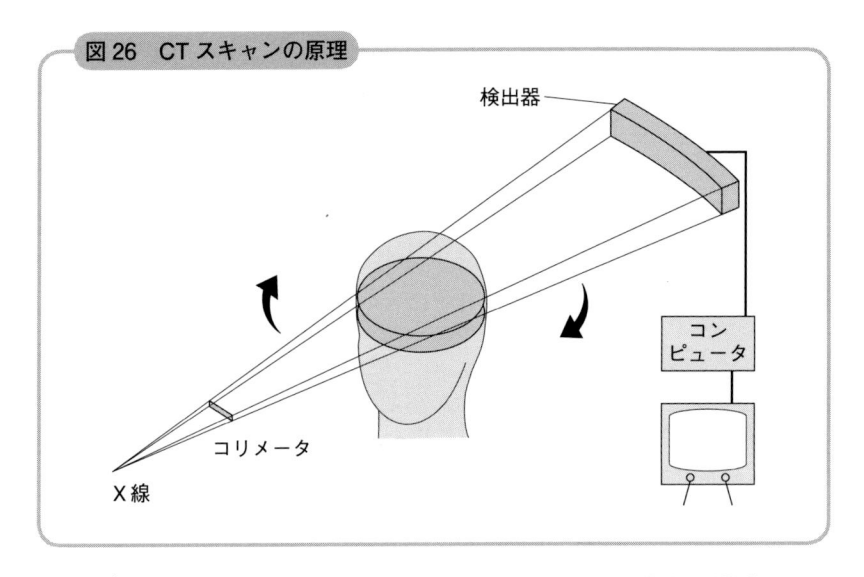

検出器
コンピュータ
コリメータ
X線

(Kinkel W. Computed tomography in clinical neurology. Baker AB & Jont RJ, eds, 1987, より引用)

りのX線吸収を正確に測定して，その平均値に対応して濃淡を作ることによってできています．この単位体積はピクセルと呼ばれます．

　ごく細いX線の束で断層すべき面を走査（スキャン）します．このX線管は，検出器とともに被検者の周囲を360度回転するようになっています．そして頭部を通過してきたX線量は，X線管と連動した検出器により計測されることになります．スキャンの最中に，コンピュータがこれらの区画ごとのX線の吸収度を読み取り，フーリエ変換などの処理がなされ，ブラウン管上に白黒の濃淡で頭部断層撮影像が再生されます．この吸収の程度は，CT値として数字としても表示されます（**図26**）」

「CTはどのような疾患が対象になりますか」と晃が聞く．

「脊椎疾患なども脊椎CTの対象になります．ここでは脳幹大脳の障害を考えていますが，CTの対象は頭蓋内の器質的な疾患であればほとんどすべてが対象となるといってもよいと思います．X線の被曝の問題があるので，あまり安易に考えてはいけませんが」

「CTでみられる異常について教えてください」と再び晃.
「異常の判定には，正常の頭部のCT像をよく理解しておく必要があります．また単純CTと造影剤を用いたCTとでは違いがありますので，まずそのことについて触れましょう．造影剤を静脈内に注入して撮影する場合を，造影剤の増強CT（enhanced CT）と呼びます．この造影剤はヨード剤であり，ヨード・アレルギーの有無をあらかじめ患者さんに問う必要があります．これに対して，造影剤を注入せずにスキャンする場合を単純CTと呼びます．
　単純CT像で得られる異常は大きく分けて3つあります．周囲の脳組織より高吸収域を呈する場合，周囲の脳組織より低吸収域を示す場合，それと等吸収でも異常な場合があります」
「では，単純CTにて高吸収域を示すものにはどんなものがありますか．田中さん」
「石灰化があると思います」
「そうですね，たとえば石灰の沈着する脳腫瘍などがCTではわかります．ほかにはどうですか」
「脳出血の急性期に，血腫が高吸収域を示します」と香が答える.
「はい．それも重要ですね．さて単純CTにて低吸収域を示すものに行きましょう」
「脳梗塞ですか？」と晃が答える.
「低吸収域を示すものは，髄液の異常な貯留，たとえば水頭症や大脳皮質の萎縮による脳の溝の拡大などです．そのほか，脳腫瘍の中でも囊胞を作るもの，それに発症後一定期間経った脳梗塞などがあります．単純CTにて等吸収を示すものには，良性の脳腫瘍，発症直後の脳梗塞，慢性硬膜下血腫があります」
「等吸収ということは判定が難しいと思われますが」と香が聞く.
「そのとおりです．等吸収の場合は，脳のほかの構造が偏位しているなどからその異常が推定されるということになります．では造影CTの異常について，知っていることがあったらいってください．田中さん」

「悪性腫瘍で異常が出てくると思います」
「悪性腫瘍のほとんど，髄膜腫や下垂体腺腫，聴神経腫瘍などの良性腫瘍で増強効果がみられます．増強のされ方が円環状を示すものを知っていますか」
「脳膿瘍です」と香が答えた．
「そうですね．同様の所見は転移性の脳腫瘍などでもみられます．脳梗塞などでも増強効果のみられる場合があるので注意を要します．
　このように有用なことが多い CT ですが限界もあります．CT の限界としてはまず，解像度の問題があります．小さな梗塞が後で触れる MRI ではわかるのに CT ではわからないということがあります．脳幹部の CT はアーチファクトが入りやすい点があります．したがって，脳幹部の小さな病変は見逃される可能性があります．しかし MRI はどこの病院にもあるというわけではありません．CT スキャンについてよく知っておく必要があります」

2. 脳の MRI（磁気共鳴画像法）

「MRI とは，磁場の中に置かれた水素原子が励起状態になるようにしておき，その水素原子が元に戻るときに発する電磁波を捉えてそれを画像化したものです．CT と比べて，利点はどのようなものがあるか知っていますか．田中さん，どうですか」
「頭部 CT のところで先生がいわれた，骨からのアーチファクトが少ないことだと思います」
「そうですね．後頭蓋窩において，MRI の果たす診断的な価値は高いといえます．ほかには？」
「X 線の被曝がないことでしょうか」と香が答える．
「人体への影響は少ないとされています．もう 1 つあるのですが，それは私の方からいいましょう．任意の断層像を得ることができることです．その結果立体的な解剖情報を容易に得ることができます．横断，矢状断，冠状断の他にも，どのような方向にも撮影が可能です」
「一般に臨床の場において用いられる方法としては，T1 強調画像と T2 強調画像，FLAIR 画像，拡散強調画像などがあります．

病変部の検出にはT2強調画像が優れます．正常部との強いコントラストが得られやすいためです．ちなみにFLAIR画像を用いると，T2強調画像では病変が脳室などに接しているとわかりにくかったのですが，そのわかりにくかった脳脊髄液との違いをはっきりさせることができます．

解剖学的情報を得るためには，T1の強調画像が有用です．微小な構造を良好に得ることができます．病変部の検出にはその感度が低かったのですが，ガドリニウムという造影剤が開発されて病変部位の検出能は上昇しました．

なお拡散強調画像を用いると，脳梗塞の早期，まだT2強調画像などでは病変の検出ができない時期からその異常を検出することが可能です」

3. 脳のSPECTとPET

「どちらも放射性トレーサーを用いての脳の代謝や血流などを測定する核医学的手法です．

SPECT（single photon emission tomography）は，^{123}Iや^{99}mTcなどの単一光子を放出する放射性同位体で標識された化学物質を体内に投与し，その放射能分布を断層画像として描出する方法です．現在は局所脳血流の評価に利用されています．

脳の電気的な活動と脳の血流は，密接な関係があることが指摘されてきました．電気的な活動が増加すれば代謝や血流も増加する．またその逆も成り立つことが知られています．そうすると，病的な機序により神経細胞が死滅し，機能しなくなったとき，その部分の代謝や血流が低下すると考えられています．

SPECTでわかるのは脳の血流の分布の異常です．脳梗塞において，CTで認められる梗塞の範囲より通常もっと広い領域に血流の低下がみられることがわかってきています．また炭酸脱水素酵素阻害剤であるアセタゾラミドは，脳の組織の二酸化炭素濃度を上げることにより脳血管を拡張し結果として血流を増加させる作用があります．このため，ある部分の血流の低下がアセタゾラミドの投与後に出現したとすると，その部分の循環予備能力が低下していることがわかります．それ以外の血流が保たれているところでは血管

が開くことによって血流が上がっているのに，その予備能力が落ちているところでは通常の血流の増加が起きなかったとからです．

また，アルツハイマー（Alzheimer）病などの認知症では，血管性痴呆と異なり，CT や MRI でその病気と診断することは困難です．それらの検査では，かなり病像が進行したときに全般的な脳の萎縮をみることができる程度といえます．SPECT を用いた最近の研究では，比較的初期のアルツハイマー病で両側の頭頂葉側頭葉に血流の低下（正しくは代謝の低下）を認めることがわかってきました．一方，従来ピック（Pick）病といわれてきた病気では，一側の前頭葉，側頭葉に血流低下を認めるとする報告があります．こういった認知症の早期診断や鑑別に，有用ではないかと考えられています．

ついで PET も説明してしまいましょう．PET（ポジトロン CT）は，陽電子を放出する放射性同位元素で標識された薬剤を投与して，放射能の体内分布を検出器で測定し断層画像を得る方法を指します．その詳しい原理はおくとして，SPECT より空間の分解能が高く，定量性が高いことがあります．ただサイクロトロンによる陽電子核種の製造過程，ポジトロン標識化合物の合成過程，ポジトロンカメラによる体内のアイソトープ分布の測定過程，こうした計測データをコンピュータで機能画像として描き出す過程の，大きく分けて 4 つの過程が必要となります．このため，まだ日本にも多くは設置されていません．しかし脳の方からいえば，脳循環代謝量を定量的かつ三次元的にとらえられるため，虚血性脳疾患におけるブドウ糖代謝や酸素消費量の測定，血流動態の計測，さらにはてんかん症例における発作焦点の診断などに臨床応用がなされています．次は脳血管撮影です．これについては知っていますか」

2 人があまり知らないという顔をしているので陣内が言葉をついだ．

4. 脳血管撮影

「CT，MRI が出現した今，病変の局在を確かめるためにこの脳血管撮影を行うことの意義は少なくなりました．しかし，動脈瘤の診断治療の方針の決定やもやもや病などの特殊な病変の確定診断のために今でも用いられています．

セルジンガー法といって大腿動脈から穿刺して，カテーテルを目的とする動脈に挿入する方法が行われています．1回の穿刺にて内頸動脈，椎骨動脈各々選択的に造影することができます」
「脳血管撮影によって診断される病気について，以下に述べてみましょう．脳血管撮影を行ってまず得られるのは，脳の血管自体に関する所見です．血管床が増える脳の動静脈奇形や，血管内腔の広がる脳の動脈瘤が疑われれば，この検査が行われることが多いのです．これに対して，血管の閉塞の確認のため脳血管撮影を行うことは，少なくなってきました．それにはMRAの出現も大きいと思います．しかし若年者の脳血管障害では，その病因としてもやもや病なども考えられるため，この検査が行われます．またクモ膜下出血後血管攣縮が疑われる場合，動脈瘤手術後のクリッピング状態の確認などのために，脳血管撮影が行われることがあります．
　脳腫瘍の局在を確かめるためにこの検査を行うことは少なくなったといえます．しかし，たとえば髄膜腫では，中硬膜動脈そのほかの硬膜動脈から栄養されていることが，脳血管撮影でわかります．栄養動脈が拡張して腫瘍の付着部から腫瘍内に入り，放射状に分布するなどの所見を呈しているのであれば，脳腫瘍の中でも髄膜種を疑うことになります．
　血管撮影の手技を用いて各種疾患の治療を行う試みがあり，最近成果を上げています」

5. MRA

「ここでMRAについても述べておきましょう．種々のMR技術を用いて，血管内血流の信号を浮きたたせることによって血管を描写する手法です．造影剤などを用いることなく，非侵襲的に血管造影を行なうことができるといえます．近年，脳ドッグの普及などで未破裂動脈瘤が発見される頻度が増えてきています．また動静脈奇形などの診断にも用いられています」

6. ABR（auditory evoked brainstem response）

「誘発電位とは，光，音，体性感覚などの外的刺激に対する反応として，中枢あるいは末梢神経に生じる電位と定義できます．その反応は小さなものですが，この小さな反応を加算平均法という方法を用いて目にみえるようにし

ます（加算平均法：電算機で加算し，その加算回数で除する方法）」
「脳幹の機能をみる誘発電位に聴覚脳幹誘発電位（ABR）がありますが知っていますか」
　香が答えた．「脳死の判定などにも用いられるものですね」
「そうです．音刺激によって，脳幹の聴覚伝導路に生じる誘発電位を頭皮の上から記録するものです．クリック音を聞かせて，記録電極を頭頂部と音刺激と同側の耳につけて誘発電位をひろうことが一般的です．正常では 10 msec 以内に 7 つの陽性のピークが得られます（**図 27**）．
　今ではそれらの波の起源についてかなりわかってきており，たとえば I 波は聴神経，III 波は橋の尾側部，V 波は中脳が起源といわれています．I - III，III - V，I - V といった波の各頂点間の潜時の差をとり，左右で差がないかどうか，あるいは正常対照例と比較し，病変部位を診断します．小脳橋角部に腫瘍があると，I - III 波間の頂点の間の潜時に延長がみられますが，III - V 波間の頂点潜時は，正常と変わりがないという結果が得られます」

7. 髄液検査

「髄液検査について述べてみましょう．まず脳脊髄液はどこで作られているか知っていますか」
「主として側脳室や第三脳室の脈絡叢で生産されます」と香が答えた．
「そうですね．この髄液は脳脊髄のクモ膜下腔を満たし，最終的には脳静脈洞に入ります．脳脊髄を取り囲むように髄液が存在します．このため，脳脊

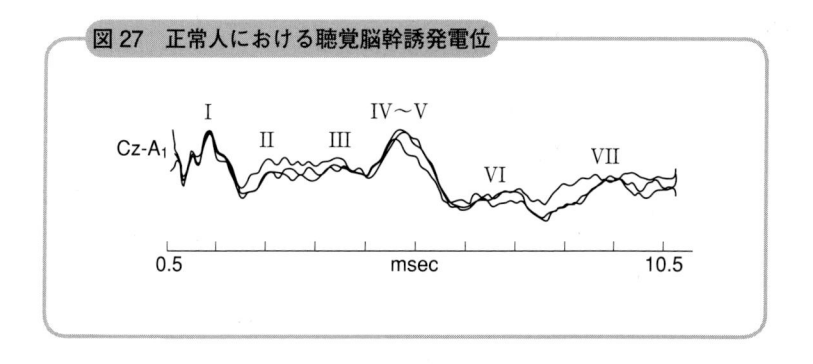

図 27 正常人における聴覚脳幹誘発電位

髄に何らかの障害が生じた場合には，その影響が髄液にと反映されます．髄液検査の適応に行く前にそのやり方をお話しましょう．

　髄液検査は，皮膚を消毒し局所麻酔し，細い切れ味のよい針を用いて行なわれます．腰椎穿刺後に，髄液の漏出に伴うと考えられる低髄圧性の頭痛を訴える患者さんがいます．このため穿刺後の安静臥床がすすめられます」

「それではどういう場合に髄液検査は行われますか，山本さん」

「クモ膜下出血が疑われる場合だと思います」

「最初から髄液検査をしますか」

「いいえ，最初にはCTをとるのだと思います」

「そうですね．頭痛があり，その頭痛の様子からクモ膜下出血が疑われた場合，まず行う検査はCTスキャンです．しかし，そのCTで出血が認められなかった場合，臨床的にみてあくまでクモ膜下出血が疑われれば髄液検査を行うことになります」

「クモ膜下出血がある場合には，髄液はどうなりますか，田中さん」

「血性ないし黄色（キサントクロミー）になります」

「他に髄液検査をする場合は，山本さん」

「髄膜炎や脳炎が疑われる場合だと思います」

「そうですね．最初にCTをとりますが，髄膜炎が疑われる場合には，たとえ髄液の圧が高いと予測されても，髄液検査をして髄膜炎の起炎菌を同定します．その原因が細菌なのか，ウイルスなのか，あるいは真菌なのかを確かめることの方がそれをしないで様子をみたときより，それ以降の治療に役立つからです．ただ脳圧が高い場合には，できるだけ細い針を用いるなどが必要なことです」

「髄液で増えている細胞の種類から細菌性かウィルス性かの鑑別が行われますが．それを田中さん説明してください」

「はい．増えている細胞がリンパ球なのか多核白血球なのかで鑑別できると思います．リンパ球ならウィルス性であると思います．また多核の白血球であれば細菌性が考えられます」

「そう．実際には，髄液の蛋白や糖の値なども重要になるわけですが．さら

に髄液の培養から髄膜炎の起炎菌が同定されれば，以後治療に用いる抗生物質を適切に選ぶことができます．また，髄液の細胞数や糖の値は髄膜炎の経過を追うために有用です」
「そのほかにどういうときに髄液検査は行われますか」
　2人が黙っているので陣内が言葉をつないだ．
「1つは多発性硬化症の場合でしょう．多発性硬化症では，急性期に細胞の増加や蛋白の上昇がみられることがあります．また髄液中のガンマグロブリンが高いことがあります．もう1つは末梢神経障害がある場合です．その場合，髄液に変化を認めることが多いのです．ギラン-バレー（Guillain-Barré）症候群では，細胞は増加せず蛋白のみが上昇します．このことは蛋白細胞解離といわれています」

Part1 はじめての神経内科

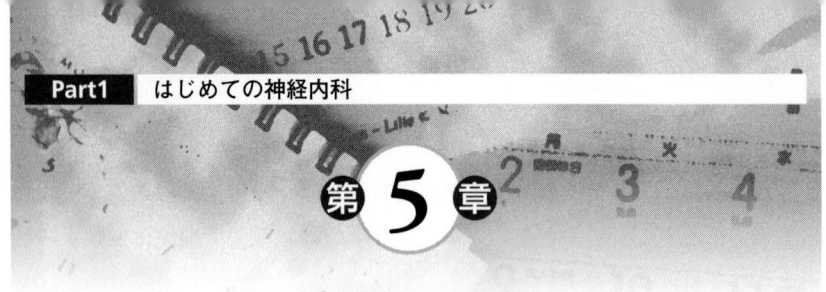

第5章

実習5日目

神経疾患の診察法

1. マスターカギ

5日目の朝がきた．この日も陣内は外来である．午前中，2人は外来での診察を後ろからみせてもらうことにした．

午後になってから，陣内が診察のしかたを香と晃に教える．香と晃は病棟に向かった．すでに陣内は待っていた．

「さあ今日は診察法について学びます．神経疾患の診察にはある一定のみかたが必要です．これはどうしてなのかわかりますか，山本さん」

「見落としがないようにするためです」

「そうですね．神経疾患の診察が敬遠される理由の1つに，診察に時間がかかるということがあります．確かに実際の診療においては時間の制約があります．このように時間がない状況では，病歴で聴取した主訴や最初の印象などから，おそらく神経系のこの部位が障害されているだろうと察しを付け，それを確かめるために絞った診察が行われています」

「そうすると，見落としがあるのではないですか」と晃が聞く．

「神経内科を訪れる患者さんの場合，自分のいいたいことを理路整然ということが難しいことがあります．また，他人からみれば明らかに自然ではないにもかかわらず，患者さん自身はあまり不自由を感じていないことがあり得ます．そうすると，ただ患者さんの主訴だけを重視していると，正しい診断に至らぬ場合がありますね」

「そのために，一定のみかたが必要になるわけですね」

「特に主訴と関係のあるところをよくみるという方針で誤りではないです

よ．ただどのような主訴の患者さんであっても，少なくともいくつかの点だけは忘れないでチェックすることが望まれるわけです．入院しているときなどはその一定のみかたを1回の診察ですべて行うことは，必ずしも必要ではありません．急がなくてもよいと判断される場合には，2回に分けて行ってもよいわけです．
一定のみかたの1つの例として，神経内科における『MASTIRCAGI（マスター鍵）』というのを紹介したいと思います．これは，筆者の恩師，東京大学神経内科名誉教授故豊倉康夫先生が提案されているものです」
「マスターカギ」と聞いて香には思い出すことがあった．そう，3年前に神経内科の診察をはじめてみたとき，診察をしながらその教授がつぶやいた言葉がそれであったのだ．香は陣内に聞いた．
「マスターカギとは何ですか？」
「『MASTIRCAGI』とはアルファベット10文字からなっています．それぞれの文字はある神経学的な症候を表しているわけです．たとえばMはmotorの略というように．Motorというのはわかりますね，あらゆる種類の運動の麻痺を指しています．そしてM，すなわち運動麻痺の有無は必ず調べなくてはならない項目なのです．すなわち，『MASTIRCAGI』は神経疾患を疑う場合，必ず調べなくてはならない項目が10項目あることを意味しています」といって陣内は黒板にそれらを列挙した（**表2**）．
「先生，MASTIRCAGIというのは忘れないための呪文のようなものですか」
「そのとおりです．診察の終わりの頃にこの『MASTIRCAGI』を唱えて，この患者さんにチェックし落としたところがないかとしばし立ちどまることがよくあります」
「そうですか．何年か前に私は神経疾患の診察のしかたをみたことがあります．そのときの先生は確かその言葉をつぶやいていました」
「確かにMASTIRCAGIは有用ですが，脳神経についてはmotorもあればsensoryもあるわけですが，そのようにわけて診察するのではなくまとめて最初にみることが多いのです．ですから，まず脳神経のみかたからはじめましょう」

表2 MASTIRCAGI

M：	motorの略．この場合のmotorとは，あらゆる種類の運動の麻痺を指す．
A：	atrophyの略．すべての種類の筋萎縮を指す．
S：	sensationsの略．これはあらゆる種類の感覚障害を指す．
T：	tonusの略．筋のトーヌスの異常を指す．
I：	involuntary movements．あらゆる種類の不随意の運動を指す．
R：	reflexの略．神経内科の領域で取り扱うすべての反射を指す．
C：	cerebellum（小脳）あるいはcoordination（協調運動）の障害を指す．
A：	autonomic nervous systemを指す．
G：	gait．歩行の障害を指す．
I：	intelligenceあるいはIshiki（意識）などを指す．

2. 脳神経について

「嗅神経の診察は省略されることが多いのです．嗅覚がなくなったという訴えのあるときには調べます．たばこなどを一側ずつ鼻孔から近づけることなどが行われます．脳の病変で嗅覚に異常が出る場合もあるわけですが，それはどのようなときですか，田中さん」

「前頭葉の底部の障害などです」

「そうですね．髄膜腫などでは，片側あるいは両側の嗅覚脱出を起こすことがあります」

「次は視神経についてです．視力低下を自覚した患者さんは，ふつう眼科に行くわけです．眼科で診察した後で神経内科的に問題がありそうな場合に，神経内科へ紹介されてくることがあります．神経内科的に問題となるのは，視神経より後視交叉，さらに大脳とつながる経路に問題がある場合です．この視神経以降の病気ではないかと疑わせるのはどのようなときですか．山本さん」

「えーと．視野に異常があるときでしょうか」

「緑内障などでも視野に異常がきますから，すぐに視野に異常がある場合とはいえません．そうですね，まず視力からいきましょうか．眼鏡をかけることによって視力が矯正されるようなら，これは前眼部といって網膜の前までに問題があり，眼科の領域と考えられます．レンズで視力が矯正されない場

合などに，神経内科に紹介されてくることがあります．
　では視野の障害について，どのような視野障害であれば神経内科に紹介されてくるか知っていますか．田中さん，どうですか」
「視交叉より後の障害でしょうから，半盲のパターンをとる場合などでしょうか」
「そうですね．この視野の異常は，患者さんが訴えるとは限らないことを覚えておいてください．特に右半球に損傷がある場合は，視野障害の訴えがないことがよくあります．したがって，訴えがなくても大脳の損傷が疑われるのなら，視野を調べなくてはいけません．視野はどのように調べるか知っていますか？」
「視野計がないと調べられないのではないですか？」と晃がいう．
「いいえ．視野は簡単には対座法により調べられます．患者さんと向かい合い，被検者には片方の手で自分の一方の眼をおおってもらいます．そして患者さんに検査する人の鼻をみつめるようにいいます．そして検査者は視線が動かないということを確認しながら，患者さんの右側の視野と左側の視野に検査者が指を呈示しておいて，どちらかの指だけを動かす．そしてどちらの指が動いたかを答えてもらいます（**図28**）」
「もう1つ神経内科医であれば，できないといけないことがあります．眼底鏡の検査です．眼底検査というのはどのようなときに必要になりますか．山本さん」
「眼底鏡というのは眼科で必要なだけかと思っていました」
「視神経が網膜から大脳の方へとつながっていくところ（乳頭）を，眼底鏡があれば直接みることができます．また，網膜の血管もみえますよ．ちょっとやってみましょうか．座位でも臥位でも検査することができます．散瞳せずに眼底をみることが必要です」
「えー，散瞳をしないでみるんですか」
「散瞳してしまうと後で述べますが，瞳の大きさの変化ということがわからなくなってしまいます．神経内科では，特に乳頭を検査することが大事です．乳頭の異常は特に散瞳しなくてもみられますよ．ただ暗いところで検査

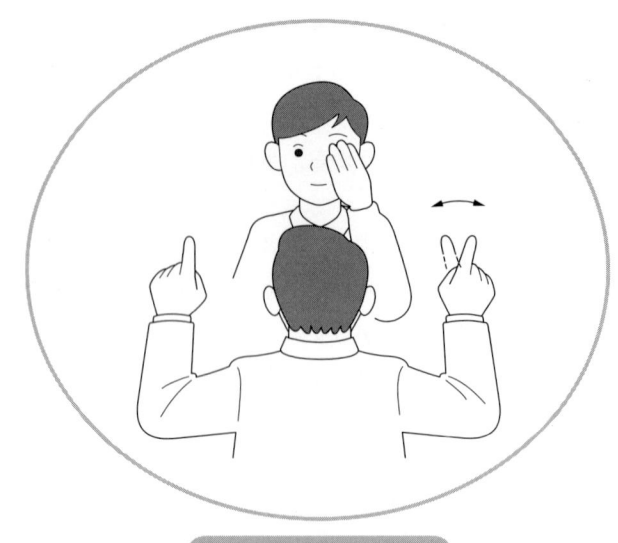

図 28　視野障害のみかた

する方が眼底はみやすいのです．では病的な所見としてどのようなことがありますか？」

「うっ血乳頭があります」と香が答えた．

「そうですね．乳頭が発赤しており，その境界が不鮮明で，網膜の静脈の怒張などがみられたらうっ血乳頭ですね．ではうっ血乳頭はどのようなときにあらわれますか．今度は山本さん」

「脳腫瘍のときなどです」

「そうですね．脳圧が亢進しているときですね．うっ血乳頭をみたら脳腫瘍などの脳圧亢進を疑います．また動脈硬化や高血圧の患者さんでは，眼底の血管に変化が現れますね．詳しくは眼科の本を読んでください」

3. 動眼神経，滑車神経，外転神経（眼瞼下垂，瞳孔，眼筋麻痺）

「これらの3つの神経は一緒にして話しましょう．まず患者さんをみたときに，眼瞼下垂に注目しましょう．これは座位の状態で普通わかります．正面から眼裂の状態を観察するわけです．もし上眼瞼の下縁が瞳孔にかかっている場合，眼瞼下垂を疑います．どういう病気がそれを起こしますか．山本さ

んかな」
「動眼神経の障害です」
「そうですね．また重症筋無力症という病気では，朝みたときには眼瞼下垂がはっきりせず，夕方になり，疲労するとはっきりすることがあります．この場合には，上方への注視をしばらく行わせた後に，診察するとよいといわれています」
「次に瞳孔反応にいきましょう．瞳孔の括約筋は縮瞳させますが，動眼神経支配です．片方の眼瞼下垂があり，瞳孔散大し対光反射が消失し，また眼位の異常を伴っていれば片側の動眼神経麻痺が考えられます．瞳孔が縮小し上眼瞼が下垂しているようなら，ホルネル（Horner）症候群を考えます．対光反射はどういう検査ですか」
「網膜に光を当てたとき，縮瞳が起きることを調べます」と晃が答える．
「瞳孔は片側だけ縮むのですか？」
「いいえ，両側が縮瞳します」
「一方の網膜に光を当てて同側の瞳孔が縮瞳するのを直接反射といい，一方の網膜に光を入れて反対側の瞳孔が縮瞳をするのを間接反射といいます．問題は視神経に障害があっても対光反射は消失することです．この場合は反対側の網膜に光を入れた際，縮瞳を起こすことから視神経の問題であるとわかります」
「次に眼球運動のみかたにいきましょう．患者さんが指示を了解できる場合とできない場合とに分けてお話しします．ちなみに指示が了解できないというのは，一般には意識障害があるときと考えていただいていいと思います．意識障害のあるときというのは，かなり診察に工夫が必要です．またそれはまた後でまとめて説明しましょう．
　まず意識が清明なときです．そのときには，まず検査する側が指あるいはペンライトを患者さんの眼前に呈示して，その指を眼だけで追うようにいうわけです．この際にいくつか注意します．外眼筋に麻痺があると，複視を訴えるのが普通です．また，複視を訴えず垂直方向あるいは側方への運動制限がみられる場合もあります．これを注視麻痺と呼んでいます．このような場

合は，麻痺の認められる反対側へ急に頸を動かすと，麻痺した側へと眼球運動が起こることがあります．このような眼球運動を『人形の眼徴候陽性』と呼んでいます．ほかに注意することはありますか？」

「眼振についてわかるのではないですか」と晃．

「眼振の有無ですね．また指標を追跡する眼球運動がスムーズさを欠き，小さな断続性の運動になる（衝動性眼球運動で代償される）のは，小脳障害などでみられます」

「ちなみに意識がないときには，どのようにしたらいいか知っていますか？」

「そうですね．指示に従えないのですから，人形の眼徴候があるかないかなどをみることになるのでしょうか？」

「そうです．でも意識がない状態であったとしても，思いっきり頭を動かすようなことはしてはいけません」

4．三叉神経

「三叉神経の調べ方の1つは，顔面の感覚障害について調べることです．具体的には，触覚と温痛覚を調べることになります．触覚と温痛覚については後でまとめて話をしましょう．

　次に角膜反射を調べます．この反射は，角膜の辺縁をティッシュなどの先端で軽く触れると両側性に眼輪筋が収縮する現象です．反射というのは反射弓のどこが障害されても，低下します．顔面神経に麻痺があっても，この反射は低下します．角膜反射が威力を発揮するのは意識障害のある患者さんです．角膜反射が消失していたら，角膜に丸めたティッシュの先で触れたときにその触れた感じが左右で違いがないかを聞くとよいのです．顔面神経に問題があるのか，三叉神経に問題があるのかを知ることができます」

5．顔面神経

「顔面神経ですが，これは診察するというより，一見してすぐわかることが多いのです．末梢性（核下性）の顔面神経麻痺は，前頭筋・眼輪筋や口輪筋の筋力低下があり，明らかな左右差を認めることが多いのです．患者さんに閉眼してもらうと，眼球が上転するのが認められます．これは完全に閉眼が

できないために，白眼がみえるのです．これをベル現象といいます．麻痺があるかないか微妙な場合にはどのように調べますか．田中さん」

「額にしわをよせてもらう，眼をぎゅっとかたく閉じる，口唇を丸めて突き出すようにするなどではないでしょうか」

「そうですね．それらを行わせて，左右で差がないかどうかをみるとよいと思います．まつげ徴候といって，麻痺側では眼輪筋の筋力低下があるためにまつげが残っていることもあります．また，麻痺のある側の鼻唇溝が浅くなっているのも確認されます．1つ知っておいていただきたいのは，自然に笑った場合に麻痺がはっきりすることがあるということです」

6. 聴力検査（蝸牛神経）

「聴力の低下がある場合というのは，多くの場合は両側に聴力の低下があることが多いのです．片方の難聴をみい出すにはどうしたらよいか知っていますか．山本さん」

「えーと」

「問診にて，電話はどちらの耳でも聞くことができますかと聞くのがよいといわれています．ごく簡単には，耳のところで髪の毛を擦り合わせて，左右ともよく聞こえるかを問うことなどもいい方法と思います．もし問題がありそうなら，聴力検査を耳鼻科に依頼するなどが必要です」

7. 平衡機能検査（前庭神経）

「前庭神経については，足踏み試験といって，両上肢を挙上したまま閉眼して足踏みを行わせることが行われます．もし前庭機能障害があると，片方に回旋していきます」

8. 舌咽神経，迷走神経

「ここでは構音障害について学びましょう．口蓋などの運動が麻痺することによって，音が変化したり不明瞭になるのを麻痺性の構音障害といいます．構音障害の診察のしかたは，パ行タ行ガ行をいわせるのがよいです．もしパ行で息が片方からもれてしまえば何が考えられますか．山本さん」

「口唇の麻痺が考えられます」

「もしタ行がいいづらければ，どうですか」

「舌筋の麻痺が考えられます」
「さらに『が』が『んが』に変化してしまうようなら」
「軟口蓋の麻痺が考えられます」
「そうですね．ここでひとこと注意があります．改まって検査すると，患者さんは意識してよい発音をしようとするので，かえって障害がわかりにくくなることがありますよ．その場合は，自然な会話を観察して判定する方がよいのです」
「もしあるところでは強く，あるところでは弱く発音をすることがみられれば，どこの障害が考えられますか？　これは話しましたね」
「小脳障害が疑われます」
「強弱が強調されると発音はとぎれて，いわゆる断綴性発語（scanning speech）という状態になることもあります．またしばしば発音が緩徐となり，発語緩慢（bradylaria）という状態になり，抑揚のない単調なしゃべり方となった，さらに話をしているとだんだん速くなるしゃべり方としたらどうですか？　どこの障害あるいはどのような病気が考えられますか」
「パーキンソン（Parkinson）病が疑われます」
「次に嚥下機能にいきましょう．嚥下の機能の調べ方は，たとえば唾液を2～3度続けて飲みこめるかどうかを行わせてみることなどでわかります」
「次に軟口蓋の動きを診察します．口を大きく開けさせ『あー』といわせるわけです．軟口蓋の麻痺がある側ではほとんど持ち上がらず，口蓋垂が健側にとよることがみられます．また，咽頭後壁が健側に引きずられていくのも観察されることがあります」

9. 副神経，舌下神経

「副神経はどの筋を支配していますか，山本さん」
「胸鎖乳突筋です」
「そうするとどういう調べかたをしたらよいでしょうか」
「頸を回すことで調べます」
「そうですね．この神経が麻痺すると顎を麻痺側と反対側にと回すことができなくなります」

「舌下神経に行きます．どのように診察しますか？」
「患者さんに舌を出させ，舌の先がどちらか一方に曲がっていれば舌下神経麻痺が疑われます」
「そうですね．健側の舌の筋が優勢になり，麻痺側に曲がるわけですね．舌の萎縮や舌の fasciculation の有無についてもみる必要があります」

▶▶ M：motor 運動系

「運動系の診察で重要な点をあらかじめ述べておきましょう．筋力低下がどのような分布をしているかを知ること．片麻痺なのか，下肢だけに筋力低下があるのか，四肢にまでおよんでいるのかといったことを知ることが大事です．さらに四肢に筋力低下がある場合には，近位筋に強いのか，遠位筋に強いのかを知る．また，片方の上肢だけに筋力が低下している場合は，それが広範囲なのかあるいは個々の神経の支配領域に一致しているのか，ある脊髄の髄筋に一致しているのかを知ることです」

「では具体的な診察に入ります．上肢については，バレー（Barré）徴候といって，手のひらを上に向けて両手を伸ばしてその位置を保つことを行わせます．どちらかの上肢に麻痺があると，片方の手が落下してきますし，少し回内することもみられます．ばんざいをする，握力を測る，1234 という具合に指を折る動作をさせるなどをよく行わせます」

「下肢については，腹這いになって両足のすねから下をベッドから離すことが行われます．片方に麻痺があるとどちらかの脚が下がってきます．また，座った位置から手で何かをつかまないで，自然に立ち上がることができるかをみます．歩くときに，自然に歩くだけでなく，つま先で歩く（かかとをあげて歩く），かかとで歩くことを加えるのも，下腿の筋力が保たれているかがわかりよい方法です（**図 29**）．

さらに『右手の力が入りにくい』などと具体的に述べられた場合には，筋力低下を訴える部位の筋力を比較的詳細に調べる必要があります．定性的に筋力を評価する必要があるため，6 段階評価で判定します（**表 3**）．

脳血管障害などで個々の筋力を分離して調べられない場合には，寝て身体

図29 歩行

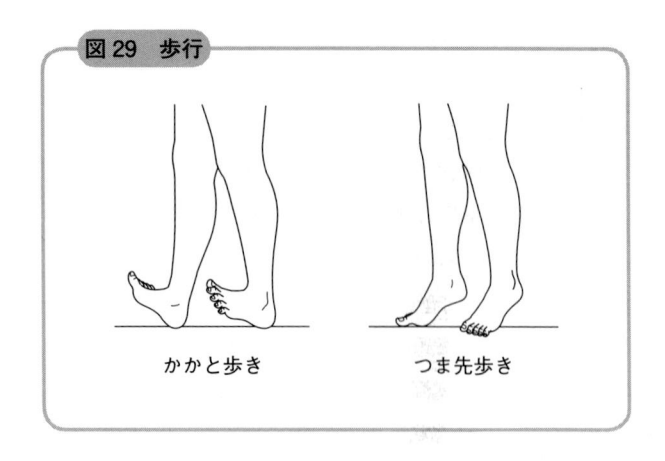

かかと歩き　つま先歩き

表3 筋力評価

5：十分に強い抵抗を与えてそれに打ち勝つ筋力がある
4：若干の抵抗に打ち勝って運動ができる
3：重力に抗して運動できる
2：重力の影響をとりされば動かすことができる
1：筋の収縮はあるものの関節は動かない
0：筋の収縮がみられない

の横に片手を置いた状態から，胸の上までその片手を上げることができるかどうか，膝立てを保持できるかなどを具体的に記載しておく方が後で役立ちます」

▶ A：atrophy 筋萎縮

「筋の萎縮の有無は，座位あるいは立位で観察します．全身が均等にやせていても筋力が保たれていれば，筋萎縮はないと考えられます．身体の一部分がやせていて，その部位に一致して筋力低下がある場合には，その部分の筋萎縮が疑われます．視診だけでも筋萎縮があるのがわかる場合も多いのですが，筋肉によく触れてみると筋萎縮がはっきりします．筋萎縮のある場合には，普通の固さがなく柔らかく触れます」

「少し質問しましょう．筋萎縮をみた場合，大事なことは何ですか．先に述

べた筋力低下のみかたのところを思い出して，田中さんどうですか」
「筋萎縮が，脊髄の前角細胞や末梢神経の異常により生じているのか，筋自体の病気により筋のやせをきたしているのかを考えながら診察することだと思います」
「そうですね．復習になりますが末梢神経に障害がある場合は，山本さん」
「四肢の末端部（遠位部）に萎縮がはっきりしています．筋肉それ自体に問題があって筋萎縮がある場合は，近位筋（肩腰体幹など）に萎縮が目立ちます」
「ここで大事なことは，筋原性の病気では筋萎縮があまりはっきりせず，筋力低下の目立つ場合があることです．これに対し，前角細胞や末梢神経の障害では，筋力低下がある部位には必ずといっていいほど筋萎縮が認められます．脳血管障害の患者さんの麻痺側の手足や，骨折を起こした骨の筋にやせをみることがありますが，これは廃用性の萎縮と呼ばれます」

▶ S：sensory system 感覚障害の検査法

「感覚障害を調べる目的は，感覚障害がまず存在するかどうか，あるとすると，感覚障害の分布はどうなのかを知ることにあります．特に手袋靴下型といって，手足の先の方にいくほど感覚低下がはっきりしているのか，胸部の中頃から両下肢先まで感覚低下があるのか，を知ることが部位診断をしていく上で重要です．これも復習ですね．手袋靴下型は，山本さん」
「多発ニューロパチーが疑われます．お風呂に入ったとき，お湯はある水平の面を作って身体をぬらしますね．そのような水平なレベルで障害があると脊髄障害が疑われます」
「また感覚障害があるとすると，触覚・痛覚や温冷覚，振動覚，位置覚など，それぞれについて障害の有無を調べることが必要です．解離性の感覚障害といって，これらのうちの1つ（ある modality）についてだけ障害される場合もあることは勉強しましたね」
「具体的には，冷覚はハンマーの金属の部分を押しつけることにより，痛覚についてはピンの針先で軽くつつくことにより，触覚については筆で触れる

ことにより調べることになります．このとき，左右の手や足で感じ方に差がないかを聞きます．感覚障害がある場合には，たとえば上肢なら，手掌，前腕，上腕を触ったりつついたりして，それらの感じ方に差がないかを聞き，手足などの遠位部に感覚低下が強いかあるいは1つの神経の支配域だけにそれがとどまっているのかなどを知ることになります．また前腕の尺側と橈側とで感覚に差がないかを知ることも，髄節徴候かどうかを知る上では必要になります」

「次は深部感覚の検査法についてです．振動覚は，音叉を振動させてその柄の方を患者さんの橈骨，内踝などに押しつけ，その振動を感じている時間を測るものです．検査者の手に感じている時間とあまり変わらなければ問題ないとします．患者さんにみえないようにして，患者さんの手の指や足の親指を検査者が屈曲ないし伸展させ，その指が上を向いているか下を向いているかを答えさせるのが位置覚の検査です．もし左右で差があったり，まったく偶然の確率でしか答えられなければ，位置覚の障害ありとします」

「こういった感覚障害の検査は，患者さんが疲れてしまうと再現性があやしくなり，不正確となります．そのためできるだけ短時間に行うことが必要となります．感覚の検査は患者さんが検査で疲労する前，できるだけ最初に行うのがよいといわれています」

▶ T：tonus トーヌス（緊張）

「筋のトーヌスとは，たとえば被検者の上肢をゆっくりと動かしたとします．完全に力をぬいた状態なら，ふつうは抵抗がなく動かせます．しかしある重さというか，そういう感覚は伝わってくるのがわかるでしょう．しかし，神経疾患の患者さんの中にはどんなに脱力させてもある抵抗を感じる場合があります．それをトーヌスが高い状態と呼びます．また正常者にも認められるごく軽い重さというものすら感じない場合があります．それをトーヌスが低いと呼びます．

　さてこのトーヌスが高い場合にも2通りあります．1つはあるところまでは抵抗が高いが，ある点までくると急にかくんと抵抗がぬける場合です．こ

れは錐体路に障害があるときにみられます．また，最初から最後までこの抵抗が高く感じられる場合もあります．この場合を筋固縮と呼びます．これは実感していただかないことには理解しにくいと思われます．このトーヌスの異常の有無を調べることは，パーキンソン病の患者さんの診断などには必須です」

▶ I: involuntary movemet 不随意運動
「不随意運動は意志と関係なく，不随意に身体の各部に生じてくる運動現象です」

1. ジストニー
「ジストニーは，ジストニー姿勢とジストニー運動とがあります．ジストニー姿勢とは，不随意的な持続性の筋緊張による，頭部や体幹四肢の回旋，屈曲，伸展を伴う奇妙な姿勢を指します．ジストニー運動は，ジストニー姿勢を有する患者にみられる緩徐な持続性の捻転運動や上下肢の回旋がみられます．不随意運動をみるにはベッドに静かに寝かせて観察します．このときに，どのような部位に，どういった速さの不随意運動があるのかを注目します．その後，精神的な負荷を与える（計算させる），さらに歩かせるなどの運動をさせて，その不随意運動がどう変化するのかをみることが行われます．ジストニーなどは歩かせてみてはじめてそれとわかる例もあります」

2. 舞踏運動
「舞踏運動とは，四肢の末端あるいは顔面にみられるすばやい無目的な不随意運動です．急にまゆをひそめたり，手指を急に伸展させたりといったことが，すばやく出現します．激しくなると，近位筋や体幹にも生じます．精神的な負荷をかけると，この舞踏運動は増加します」

3. アテトーゼ
「アテトーゼは，舞踏運動よりより緩徐な動きで，ゆっくりとくねるような運動です．舞踏運動との鑑別は必ずしも明確ではないので，しばしば舞踏アテトーゼと表現されます」

4. ミオクローヌス

「寝入りばなに急に身体がびくっとした経験はありませんか？」

2人は「あります」と同時に答えた．

「それがミオクローヌスです．ミオクローヌスは，一部の筋や多数の筋が同期して速やかに収縮して起きる現象です．ミオクローヌスは，口蓋などに律動的にみられることもあります」

5. バリズム

「急激に起きる不規則で速度の速い運動です．上肢では，肩から前腕にかけて物を投げるような運動で，下肢では，けるような動きであることが多いのです．身体の片側に現れることがあり，ヘミバリズムと呼ばれます．この不随運度はどこの病変で生じるか知っていますか，田中さん」

「はい．病変は視床下核にあり，脳出血や脳梗塞によることが多いと思います」

「そうですね」

6. ジスキネジー

「口舌ジスキネジーは，高齢の方には比較的よくみられるものです．舌を回したり挺出したり（挺舌），あるいは口をすぼめるような運動であったりさまざまです．原因は向精神薬などの薬が原因のこともありますが，よくわからない場合もあります」

7. 振戦

「次は振戦ですが，この振戦とはふるえのことです．振戦は主に手に現れますが，ほかの部位にも生じます．たとえば，どうですか山本さん」

「はい，下肢でしょうか」

「ええ．下肢や頭部また声がふるえる場合もありますので注意してください」

「振戦は，安静時の振戦と動作時の振戦とに分けられています．たとえばパーキンソン病では，安静時の振戦が特徴とされます．また本態性振戦と呼ばれる病気では，ある姿勢をとると，また書字をする際やコップで水を飲もうとする際に手のふるえが目立つことがみられます．さらに小脳疾患やウィ

ルソン (Wilson) 病でも，特徴的な振戦を示すことがあります．
振戦は，書字をさせたり，『ぐるぐるまき』を描かせたりすると，振戦の様子がはっきりわかることがあります」

8. 顔面のけいれん

「一側の顔面筋のみけいれんを起こすことがあります．速い動きで顔面筋，たとえば眼輪筋に限局していること，精神的な緊張でこのけいれんの頻度が増すことなどが特徴です．顔面のけいれんは頻度が多いと顔面が非対称にみえることもあります」

▶ R：reflex 反射

「まず深部反射について述べてみます．
　深部反射については，1．上腕二頭筋反射，2．上腕三頭筋反射，3．腕橈骨筋反射，4．膝蓋腱反射，5．アキレス腱反射などを調べます」

1. 上腕二頭筋反射

「患者さんに座位をとらせて，肘を軽く屈曲させます．この上腕二頭筋の腱の上に，検査者は自分の母指をのせます．また検査者は自分の母指の上を反対側の手に持ったハンマーで叩きます」

2. 上腕三頭筋反射

「患者さんに肩関節を外転させ肘を屈曲させます．そして今度は肘頭を直接ハンマーで叩きます．このとき，できるだけ前腕の力をぬかせるようにさせます」

3. 腕橈骨筋反射

「腕橈骨筋反射は，腕橈骨筋橈骨の茎状突起を上からハンマーで直接叩きます」

4. 膝蓋腱反射

「膝蓋腱反射は，座位をとらせてあるいは仰臥位でなら少し膝関節を屈曲させた姿勢をとらせて，膝蓋骨のすぐ下を直接ハンマーで叩きます」

5. アキレス腱反射

「アキレス腱反射は，仰臥位では下肢を少し外転させ，足関節を軽く屈曲さ

せてアキレス腱を直接叩きます」
「個々の反射の亢進や低下を記載するわけですが，反射の強さには個人差があり，正常の範囲は広いと考えてください．上腕の二頭筋で反射が低下していて上腕三頭筋で反射が亢進していれば，上腕二頭筋の反射のレベルであるC5に病変があることが示唆されることは，前に勉強しましたね」

病的反射

「病的反射とは，正常では存在しない反射が出現することを指します．ここでは，バビンスキー（Babinski）徴候だけ述べます．神経学的診察でもっとも大事な診断手技を1つあげよと問われれば，それはバビンスキー徴候の有無を調べることといえます．田中さん，どうしてそう考えられているのでしょうか」
「この徴候があるかないかで，神経系のどこに障害があるかはまったく異なることになるからではないでしょうか」
「そうですね．その後の診療の進め方は一変するといってもよいでしょう．バビンスキー徴候は，足底の外側を安全ピンなどで擦りあげることによって調べます．通常は母指の底屈が起きます．しかし，母指の背屈が起きるようなら，その側の錐体路徴候を示していると考えられます．

　この検査は，ヒステリー性の障害と器質的な障害との鑑別にも用いられています．あるヒステリーを疑う患者さんに何回もバビンスキー徴候を調べていたら，『先生はよく足の裏をこすりますが，あれはいったいどうなったら正常なんですか』といわれて面喰らったことがあります」

▶ C：cerebellum 小脳症状

「眼球運動のところですでに小脳のみかたの一部はお話しましたね．復習ですが，小脳が障害されると指標をスムーズに目で追跡することができず，動きが断続的でぎこちなくなります．また側方の注視時などに眼振が生じます．また小脳性の構音障害についても，脳神経のところで述べました．ここでは上下肢の小脳症状のみかたを主に述べてみましょう．

上肢の協調運動は，指鼻試験を行わせて調べます．これは検査者の指に患者さんが人差指で触れ，その指を自分の鼻へと持っていくわけです．この間に検査者は自分の人差指を適当な位置へと動かします．被検者は検査者の人差指に再び指を合わせる．こういったことを繰り返します．下肢では踵膝試験が行われます．患者さんに片方の踵を自分の反対側の膝頭に持っていき，その後そのまま反対側のすねをすべらせます．そしてまた，最初に踵があったところにもどすことが行われます．こういうことをさせて何がわかりますか，山本さん」

「こういった試験で，運動時に測定障害があるかどうか，また動作の分解があるかがはっきりすると思います」

「ええ．踵が反対側の膝を飛び越して大腿の中間部にまず着地したり，スムーズにすねをすべらずに，そのすねから外れそうになるなどからわかりますね．また指鼻試験などで目標に近づくにつれて指のふるえが増強することなども観察されることがあります．

　また小脳が障害されますと，筋トーヌスが減弱することもあります．さらに前腕をすばやく回内回外運動するように患者さんにさせますと，円滑な運動とはならず不規則となり，肘がぐらぐらするような運動を示すことがあります．これを adiadochokinesis（diadochokinesis の障害）と呼びます」

▶ A：autonomic nervous system 自律神経系

「自律神経の障害については，問診だけですませる場合もあります．排尿障害，直腸障害，陰萎，発汗障害の有無などについて聞くわけです．排尿障害についても，中枢性の障害か，末梢性の障害かをある程度問診だけで鑑別できます．中枢性の障害は，1回の排尿の量が少なくなり頻尿となります．またがまんできずに失禁します．末梢性の場合は，頻尿はないものの排尿後に残尿が認められます．また，少しずつ膀胱からあふれるために失禁します．従って排尿障害については，頻尿の有無，残尿感，などについて聞くのがよいわけです．頻尿については，『夜中に何回トイレに起きますか？』といった質問をするのがよいでしょう．また，もし失禁があると訴える場合

は『歩くのが不自由なために，トイレが間に合わないのか』あるいは『あれっというまに出てしまうのか』(真の失禁)といったことをよく聞き出すことが必要です．
　起立性低血圧をみる検査は，簡単に施行できます．仰臥位で血圧や脈拍を測っておき，起立させてから血圧が下がるかどうかをみます」

▶ G: gait 歩行

「歩行には，骨格筋，骨，関節などに加えて神経系が大きな役割を果たしています．錐体路，脊髄での反射，固有感覚や視覚からの入力系，錐体外路系，小脳などさまざまな系が関与しており，これらの系のいずれかに障害があっても歩行障害が起きます．ここでは比較的よくみる歩行障害のパターンとそのみかたについてお話しましょう．
　筋原性疾患では体幹と下肢帯の筋力低下が目立つために，椅子から立ち上がるのに困難を示し，手で体を支えて立ち上がるようになります．この徴候については話しましたね，山本さん」
「ええ，ガワーズ(Gowers)徴候です」
「また筋原性疾患では骨盤の筋などが弱いために，歩くときに体が動揺します．これを動揺歩行(waddling gait)といいます」
　一方，末梢神経障害のときには膝から下の筋力が低下するために，両側の垂れ足を生じることが多いのです．また，脊髄病変や末梢神経障害で特に深部感覚障害が強い場合には，患者さんは前かがみとなり，足元をみつめながら，両足のスタンスを広げて踵を打ちつけるようにして歩くことがあります．後で述べる小脳性の歩行障害とは異なり，視覚からの代償がある程度きます．視覚からの代償がなくなると，とたんに動揺が増して倒れてしまうことがあります．これをロンベルク徴候陽性(Romberg sign)といいます」
「上位運動ニューロンの障害による歩行障害の特徴は，麻痺している方の下肢にてトーヌスが高く，足を前に出すときには足の背屈がうまくできない(内反尖足位)ためつまずきやすいことがあげられます．そちらの足を引きずって歩くことになります．内包の障害ではこれら下肢の障害に加えて，

上肢を胸の前にくっつけて肘は屈曲し，前腕は回内している位置をとることがみられます．この姿勢をウェルニッケ-マン（Wernicke-Mann）肢位といいます．歩くときには，麻痺した下肢をぶんまわすように歩くようになります」

「パーキンソン病では，前傾姿勢となり，上下肢の関節の屈曲位がみられます．歩行は遅く小幅で，足の上げが少ないのです．歩行時にしばしば手を振らないことがみられます．そして前方への突進がみられる場合もあります．パーキンソン病では最初のステップが歩き出せず，狭いところを通り抜けることが困難です．このようなときには，患者の眼前に障害物を置くか線を引き，それらをまたぐようにして歩かせると比較的容易に足を踏み出せます．これを kinesia paradoxale といいます」

「両側の小脳半球の障害では，足のスタンスを広くとり，身体の前後左右への揺れをみることがよくあります．閉眼してもその揺れは多少の増強をみることはあっても，深部感覚障害のときほどではありません．歩行の特徴は酔っぱらっているときの歩行にたとえられます．患者は一直線上を歩くことができません．たとえば線の上を踵と爪先を交互にくっつけて歩かせると，小脳に病変がある際には大きく体を泳がせて倒れてしまうこともあります．一側の小脳半球に障害があると，患者は患側に倒れやすいのです」

▶ I: ishiki（意識）あるいは intelligence（知能）

「意識障害の鑑別診断をしていくには，意識障害の程度と意識障害を引き起こしている部位を推定する診察が望まれます．

　意識障害の程度についてはいくつかのスケールが提唱されているので，それを利用します．日本では Japan Coma Scale が用いられています．このスケールは，呼びかけないでも開眼している，呼びかけてはじめて開眼する，呼びかけても開眼しないをそれぞれ数字で1桁，2桁，3桁と表現するようになっています．それぞれをさらに3つに分けるわけです．1桁の場合は『名前は？』などの質問に答えられるかで分類します．2桁の状態は，呼びかけてすぐに開眼する，痛みを与えれば容易に開眼する，体を揺すったりし

て痛みを加えてかろうじて開眼する，この3つに分けています．3桁の状態は痛みに対する反応で3つに分類しています（**表4**参照）．

　軽症の意識障害では（2桁以下），このような数字で表すだけでは実際には不十分なことが多いのです．たとえば発語がみられた場合，どのような発語であったか，あるいは，たとえば「今日は何日ですか」との問いに対する答の内容などを具体的に書き記すようにする方が，後の経過を追うのに役に立ちます」

「脳幹が直接障害され意識障害が生じているか，大脳皮質が障害されているのか，一側の大脳半球に損傷がありその二次的な障害で脳幹が障害されているのかを診察で調べることになります」

表4　Ⅲ-3方式による意識障害レベルの分類

Ⅲ．刺激をしても覚醒しない状態（3桁表現）	
（deep coma, cama, semicoma）	
3．痛み刺激に反応しない	(300)
2．痛み刺激で少し手足を動かしたり，顔をしかめる	(200)
1．痛み刺激に対し，払いのけるような動作をする	(100)
Ⅱ．刺激すると覚醒する状態（刺激をやめると眠り込む．2桁で表現）	
（stupor, lethargy, hypersomnia, somnolence, drowsiness）	
3．呼びかけを繰り返すとかろうじて開眼する	(30)
2．簡単な命令に応ずる（たとえば握手）	(20)
1．合目的的な運動（たとえば，右手をにぎれ，離せ）をするし，言葉も出るが間違いが多い	(10)
Ⅰ．刺激しないでも覚醒している状態（1桁で表現）	
（delirium, confusion, senselessness）	
3．自分の名前，生年月日がいえない	(3)
2．見当識障害がある	(2)
1．意識清明とはいえない	(1)

Column　意識障害を示す患者の診かた

意識状態の悪い患者さんをみたら，具体的にどうしたらよいかをまとめてみる．

1. **Japan Coma Scale などを利用して，意識障害の程度を把握する**

   Japan Coma Scale についてはすでに述べた．もう1つよく用いられているグラスゴーのスケールを表5に示す．

2. **意識障害を引き起こしている部位を鑑別する**

   障害部位が脳幹にあるのか，両側の大脳皮質の障害か，一側の大脳半球の障害で二次的な脳幹障害を起こしているのかを，主に脳幹障害のサイン（瞳孔反応や人形の眼徴候あるいは角膜反射など）を見落とさないようにして鑑別する．

3. **呼吸循環などの vital sign をチェックする**

   本来これが最初にこないといけない．呼吸循環の状態の把握，必要であれば気

表5　グラスゴースケール（Glasgow Coma Scale：GCS）

		スコア
1. 開眼　eye opening	自発的に開眼する	4
	呼びかけで開眼する	3
	痛み刺激を与えると開眼する	2
	開眼しない	1
2. 言語反応　verbal response	見当識の保たれた会話	5
	会話に混乱がある	4
	混乱した単語のみ	3
	理解不能の音声のみ	2
	なし	1
3. 運動反応　best motor respponse	命令に従う	6
	合目的な運動をする	5
	逃避反応としての運動	4
	異常な屈曲反応	3
	伸展反応	2
	全く動かない	1

GCSは1＋2＋3の合計で表され，最低3（深昏睡）〜15（正常）で表される．

道の確保，体循環（特に脳血流と腎血流）を保つことが重要である．さらに呼吸パターンの観察は意識障害の部位を診断するのにも役立つ．たとえばチェーン-ストークス（Cheyne-Stokes）呼吸というのがあるが，こういった呼吸は大脳深部の両側性の障害などによる．一側の大脳半球の損傷があって呼吸がチェーン-ストークス呼吸になってきたら，脳ヘルニアの危険も考えなくてはならない．

4．治療を平行して行う

どんな意識障害の患者さんでも，診断をつけることと治療は並行して行う必要がある．また検査結果が出る前に，原因と考えられることに対処することが緊急に求められる（たとえば低血糖が疑われるのなら，ブドウ糖を注射するなど）．

■ MASTIRCAGI 番外編　髄膜徴候の有無

「ここで『MASTIRCAGI』に含まれていないのですが，クモ膜下出血や髄膜炎を疑う患者さんでは必ず調べる髄膜刺激徴候について述べてみます．項部硬直の調べ方です（図30）．枕を外して頸を楽にしてもらいます．検査者は両手で患者さんの後頭部を支え，最初は左右に頸を動かして頸の緊張をとくようにします．その後，ある程度すばやく頸をまっすぐ上に上げます．こ

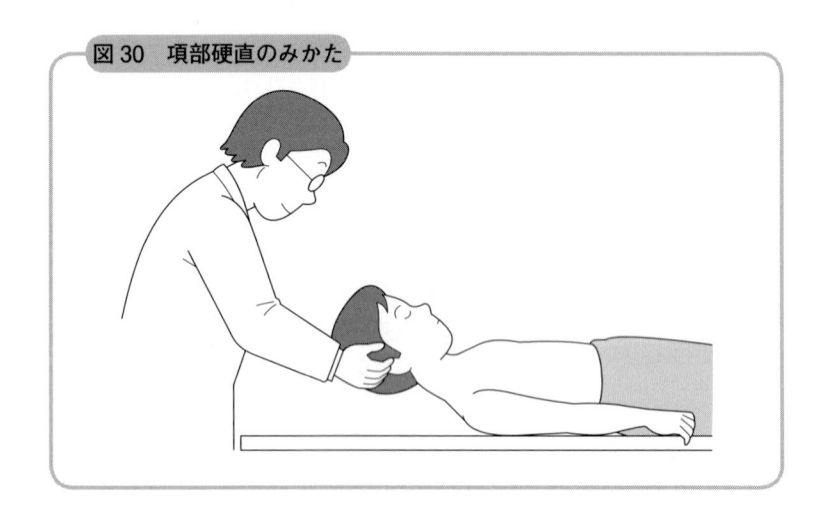

図30　項部硬直のみかた

のときにぐっと手に抵抗感を感じたら，硬直ありと考えます．ふつう頸をもち上げるときに肩が一緒に上がってくることはないのですが，項部硬直があると，肩も一緒にくっついてくることもあります．ここで少し休憩しましょう」

5日目午後　続き

　さてこの香と晃の実習ももう最後である．2人はカンファランスの部屋に入って窓の外をみた．東京タワーがみえる．この東京タワーの風景ももう明日からはみられないのかと思うと少し寂しい感じがする．
　陣内が入ってきた．
「今までのことをふりかえってみましょう．筋肉からはじまって，末梢神経，脊髄，脳幹，さらに大脳皮質とそれぞれの部位が障害されるとどうなるかについて検討してきました．その部位を確かめる検査についても勉強してきましたね．ここでは，部位診断の話はひとまず置いて，というのはまだ大脳皮質の障害された症状については検討が終わっていないので完結したわけではないのですが，その部位に障害を生じている疾患の原因についてどのように考えていくのがよいのかを考えてみたいと思います．
　まず原因診断となると，神経疾患にはどのような疾患があるのかを知らなければ診断できないわけです[注]．それらを知っていただいて，今目の前にいる患者さんがそのどれに当てはまるかを考えていただければよいことになります．
　これから話そうとすることは，神経疾患の原因に至るのに大事なポイントは何かということです」
「原因診断に至る過程は決して1つではありません．検査を行い，その検査で診断の確定するものがあります．たとえば髄液の検査で細菌を証明すれば，細菌性髄膜炎の診断がつく．また筋電図で刺入電位の異常を認めれば，筋緊張性ジストロフィー以外にこのような所見を示すことはないので，診断

注）次章以下で，実際の病気を解説する．

は確定するということがあります．この病気しかその所見を示すことがないということを pathognomonic といいますが，そのことが，臨床症状や検査から得られれば診断は確定するといえます．
　ほかにどのようにして確定診断にいたりますか，山本さん」
「病理学的に調べる検査があると思います」
「そうですね．皆さんが見学した筋生検，それから神経生検の検査，また脳腫瘍の一部をとって調べる検査などがあります．たとえば胃の不快感を訴えてきた患者さんがいたとして，胃透視を行って胃の中に潰瘍らしい影があるとわかったとしましょう．消化器疾患の専門医であれば，次に胃の内視鏡検査を行い潰瘍の様子を写真に撮り，その潰瘍の一部を生検し，悪性の有無を調べることになるでしょう．これと同じように，診察や検査から筋肉に問題があるとわかった神経内科医は，その患者さんに対し筋肉の一部を採取して病理学的に調べることとなります」
「筋生検については，話を聞きましたね」
「ええ」と2人が答えた．
「末梢神経についても話を聞きましたか？」
「早野先生がいろいろと話してくださいました」と香．
「そうですか．それはよかったですね．末梢神経の生検と臨床所見を組み合わせて，遺伝性，代謝性，中毒性，炎症性，血管性などの末梢神経疾患の診断が可能となります．
　では中枢神経系の疾患の場合は，腫瘍を除いて病理学的診断をつけるということは普通できません．その場合どのようなことが必要ですか？山本さん」
「診断の原因を特定する重要な手がかりは，患者さんの病気の経過にあるのではありませんか」
「このことは強調しなくてはなりません．どんな症状であれ，その症状が急に発現したのか，次第に症状が出現してきたのか，といった経過を知ることが診断には不可欠です．
　『そんな経過を知らなくても MRI をとれば原因までわかるのではないです

か』と聞かれたらどう答えますか，山本さん」
「そうではないと思います」と晃が答える．
「例をあげましょう．多発性硬化症という病気があります．この病気は中枢神経に脱髄を生じる病気ですが，確かに MRI をとれば，この脱髄病変がいくつか認められます．しかしもし患者さんの経過を知らずにそのフィルムをみたとしたら，血管障害やあるいは腫瘍と誤診することもあり得るのです．多発性硬化症は病気の経過に特徴があり，その経過を知らずに1つの画像だけでは診断が難しいといえます」
「では神経疾患を分類してみてください，山本さん」
「神経疾患の病気は，血管障害，炎症，腫瘍，代謝障害，脱髄，変性，その他というように大まかに分けられると思います」
「そうですね．今いってもらったそれぞれの範疇に属する病気で，発症のしかたとその後の進行具合がだいたい決まっているといえます．そうすると，病気の経過を知れば，目の前にいる患者さんはこれらの病気の群のうちどれにあてはまるかということを，ある程度推定できることになります」

そこで陣内は黒板に向かった．そこで絵を描きながら説明に入った．
「神経疾患の経過は，次の5つのパターンに大きく分けられます（図31）．最初に，急性にピークに達した後，回復に向かい完全に回復する，あるいは不完全な回復にとどまる．まれにはこのピークの状態で死亡する．このようなパターンは何を考えますか，田中さん」
「この A のパターンをとる病気としては，脳血管障害（心原性脳塞栓症など）があると思います」
「そうですね．このパターンは必ずしも脳の中だけにあてはまるものではありません．心臓に生じる心筋梗塞などにもあてはまるものです．その他血管障害の一般的なパターンといえます」
「次はこのように段階的に進行するものです．この B のパターンに属するものは何を考えますか，山本さん」
「このパターンをとる病気には，髄膜炎などがあると思います」
「そうですね，それ以外にはどうですか」晃がだまっていると香が答えた．

図31 神経疾患の経過

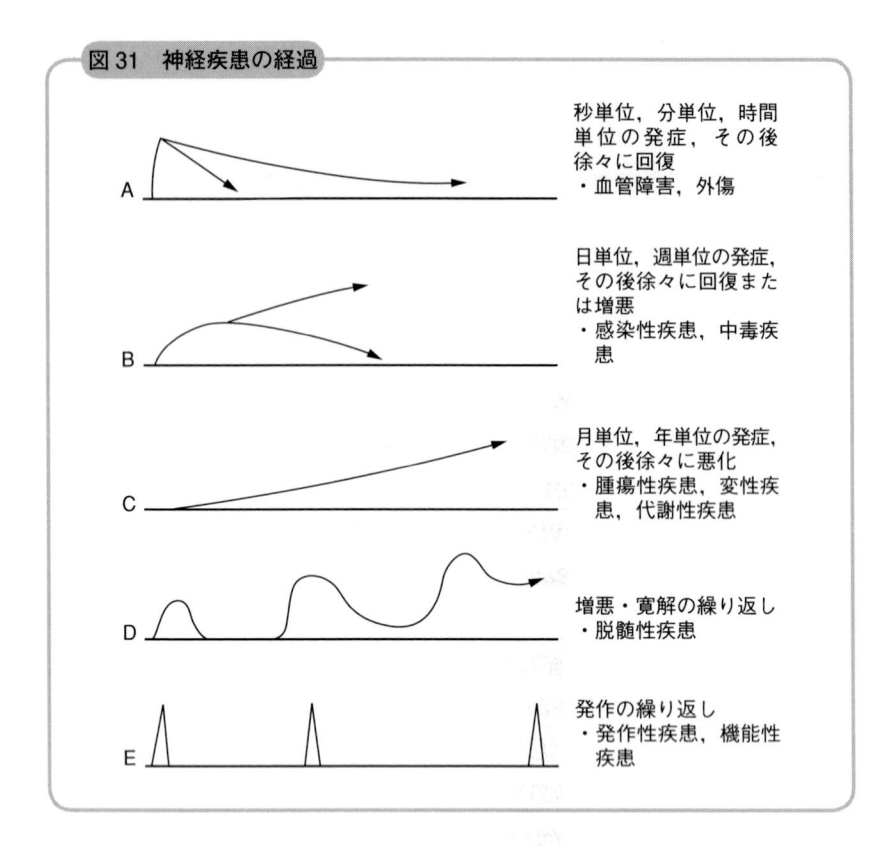

A　秒単位，分単位，時間単位の発症，その後徐々に回復
・血管障害，外傷

B　日単位，週単位の発症，その後徐々に回復または増悪
・感染性疾患，中毒疾患

C　月単位，年単位の発症，その後徐々に悪化
・腫瘍性疾患，変性疾患，代謝性疾患

D　増悪・寛解の繰り返し
・脱髄性疾患

E　発作の繰り返し
・発作性疾患，機能性疾患

「はい．アテローム血栓性やラクナ梗塞などです」
「そのとおり．脳血管障害のあるものは，段階的に進行します」
「次はいつとはなしに徐々に進行するタイプです．これについては山本さん．」
「変性疾患や腫瘍性疾患などが考えられると思います」
「代謝性疾患も忘れてはいけません．さらに，寛解や増悪を繰り返したりする経過をたどる疾患があります．知っていますね，田中さん」
「多発性硬化症などです」
「そのとおりです．重症筋無力症などもあげられます．最後に同一の発作と思われる症状が繰り返されるものがあります．知っていますか」

「このEのパターンを示すのは，てんかんなどだと思います」晃が答えた．
「そうですね．その他片頭痛，さらにここでの説明は省きますが周期性の四肢麻痺などがあります」
「さて，患者さんの病気の経過とはいったいどのように知ればよいのでしょうか．これは山本さんがいいですかね」
「答えは病歴です」と晃が答える．
「そうです．『どうしましたか』からはじまる病歴の中にこそ，実は診断のもっとも重要な点があるわけです．これで実習の最初に話が戻りましたね．病歴とは，主訴がどのような経過で推移してきたかを書くものである，といったかと思います．いったい，いつごろから，どのようにしてはじまって，その後どのような経過で今に至っているかという点が書かれてあって，はじめて病歴といえます．しかし前に議論したように，病歴はそれだけではありません．原因診断を絞る内容も書かれている必要があるわけです．
原因診断は，病気の経過，障害部位，障害部位を目でみる検査の結果などを総合し，さらに医師の頭の中にあるさまざまな知識を総合することによってなされるといえます．診察所見から末梢神経障害が疑われ，神経伝導速度などからもその部位診断が支持されたとします．その原因をいろいろあげた上で鑑別することになります．まず患者さんの年齢が重要です．その年齢だけでいくつかの病気はすぐに捨て去られることになります．
もし医師の頭の中に，アルコールが原因ではないかと浮かんだとしましょう．すると，毎日のアルコールの摂取量がどのくらいだったかをよく聞かなければならないことになります．また遺伝性の疾患が疑われれば，家族に同様の症状をきたした人がいないかをよく聞く必要があります．従って，診察が終わってからでも，またその最中にも病歴をよく聞くことが必要となるわけです」
香は3年前の光景を思い出した．そのときの先生はやはり最後に病歴を聞き直していた．
「では．今日は夜に私の講演がありますので，そうですね6時に病院の前に集まってください．それで本当にこの実習は終わりということになりま

す．

　ただせっかく私たちの病院にこられて実習を行ったのですから，何かまとめをした方がよいと思います．この実習の前には，受け持ってもらう患者さんについてレポートしてもらおうと思っていたのですが，まあそれは，今回はできなかったので．どうでしょうか，筋肉，末梢神経，脊髄，脳幹，大脳と分けて，それぞれ患者さんの訴えでは，診察所見などについてまとめてみてそれを私にメールで知らせてください．私のメールはこれです」といって陣内は名刺を 2 人に渡した．「2 人でどのように分担してもそれはかまいませんが，早いうちがいいでしょう．忘れないうちに」

Part1　はじめての神経内科

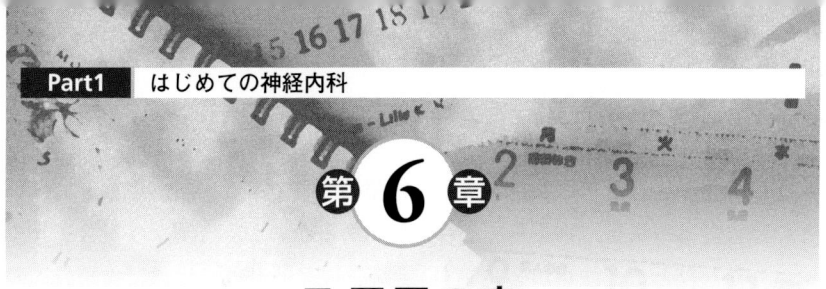

第6章

5日目の夜

高次脳機能障害について

　その日の夜のことである．いよいよ陣内の講演がはじまった．暗い部屋で，パワーポイントを用いて，陣内は最初に高次脳機能障害とは何かについて触れた．
「脳の病気は，さまざまな症状を引き起こします．たとえば運動麻痺などです．このような運動の障害以外にもたとえば言語の障害，記憶の障害，あるいは道に迷うといった障害などが起きます．
　こういった障害は，人間を人間らしくしている機能が障害されていると考えられるため高次脳機能障害と呼ばれます．運動が高次の機能ではないといっているのではありません．運動の障害にもいろいろあります．たとえばちゃんと手足は動かすことができるのに，物品を扱ったりすることがうまくできないことがあります．失行という高次の機能障害です．脳の高次機能の障害は主に大脳皮質（前頭葉，側頭葉，頭頂葉，後頭葉）のどこかに障害が起きて生じます」
「高次機能は，以前は脳の全体の働きによると考えられてきました．すなわち脳は全体として何らかの働きをしているのであって，脳のいろいろな部位それぞれが何か重要な働きをしているのではないと考えられてきたわけです．しかし，そうではないということがわかってきました．今では脳の大脳皮質のある特定の部分が，たとえば「話すなら話す」といったある特定の機能を担っていると考えられるようになってきました．
　高次脳機能障害の定義を繰り返しますと，脳梗塞などの病気によって脳の局所に損傷が起きたために，言語・思考・記憶・行為・学習・注意などの

機能に障害が起きた状態を指します．言語の障害である失語，道具を扱うなどの障害である失行，物をみてそれが何であるかわかる失認などが含まれます．しかしひとこと注意が必要です．近年，主に行政的な用語ですが，このような障害の中で記憶障害，意欲障害，注意障害，遂行機能障害だけを高次脳機能障害と呼んでいる場合があります」

次に陣内は失語を例にとって比較的詳しく説明をした．

1. 失語

「最初に失語について説明します．失語とは大脳の病変により，聴く，話す，読む，書くという言語機能が障害されている状態を指します．もう少し具体的には，発話における誤り・話し言葉の理解障害・物品の名前をいう（呼称）ことの障害が失語の主な症状です．

失語は大きく分けて2つのタイプに分けられます．非流暢な失語と流暢な失語です．非流暢な失語とは，自発話の量が少なく，しゃべりかたが遅く，リズムや抑揚といった韻律（プロソディ）の障害があり，句の長さが短く努力してしゃべる失語です．流暢な失語とは，自発話の量はほぼ正常，話す速度も正常，韻律の障害もなく，句の長さは正常であり努力性は認められない

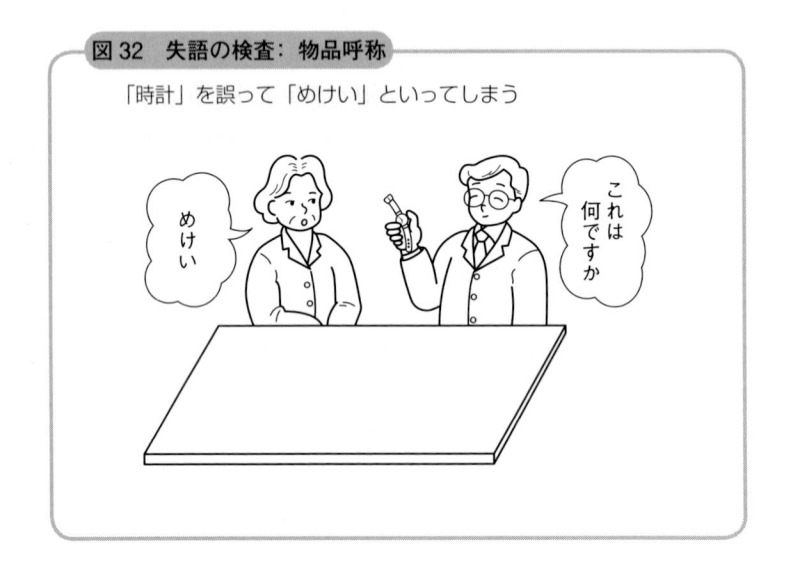

図32 失語の検査：物品呼称

「時計」を誤って「めけい」といってしまう

ものの，「とけい」を「めけい」という，あるいは「とけい」を「めがね」という誤り（錯語）が多いという特徴があります（図32）」

「次に失語を生じる病巣について説明します．失語は，左半球の障害によって起きることが多いのです．右利きの場合そのほとんどが左半球の障害後に，左利きの場合であってもその約2/3が左半球の損傷後に失語になるといわれています」

「ここから失語のタイプ分けについて話します．ブローカ（Broca）失語の患者は自分からことばを発すること（自発語）が少なく，ゆっくりしゃべりにくそうに話しをします（非流暢的な話し方）．話すということの困難さにくらべれば，聞いたことばの理解は保たれています．しかし，複雑な命令の理解は難しいのです．オウム返し（復唱）はたいていできなくて，読むことも障害されています．多くの患者さんは書かれた文字を読むこと，これを音読するといいますが，音読ができなくても，書かれたことばの内容を理解できることがあります．しかし，長い文章を読んで正しく理解するのは通常困難です．また，文字を書く，ことばを聞きとって書くことも障害されています．ブローカ失語を起こす部位は，左半球の前頭葉の後半部分などを含んでいます．ブローカ失語の患者では右側の麻痺をともなうことが多いのです．

一方，側頭葉を中心とした領域によって流暢性の保たれた失語が生じます．ウェルニッケ（Wernicke）失語（感覚失語とも呼ばれる）と呼ばれています．話すことは流暢に話すのですが，錯語といっていい誤りが多いのです．話された言葉の理解は障害されています．またオウム返しにいうこと，音読でも自発的に話すときと同じような誤りが混じります．読んだことの理解の障害，書字の障害もみられます．

失語を引き起こす病気について述べてみましょう．片側の半球をおかすということから，脳出血，脳梗塞，クモ膜下出血などの脳血管障害がまずあげられます．ヘルペスウイルスが原因の脳炎でも失語症になる場合もあります．その他，頭部外傷でも失語が生じます．

また，発作性に失語を繰り返すものとしては，一過性の脳虚血発作や，てんかん発作があります．さらに，脳腫瘍でも失語が起こることがあります」

「失語を具体的にどう診察するのでしょうか？ 聴いて理解することの障害について調べます．『目をつぶって』『口を開けて』『左手を右耳に持っていってください』などの，口頭命令に従うことができるかどうかを調べてみるのがよいでしょう．また聴いて理解する障害が重度の場合は，『はい』や『いいえ』で答える質問をすることも必要です．たとえば『あなたはお医者さんですか』など『いいえ』で答えるような質問も混ぜることによって，話し言葉の理解が重いかどうかははっきりします．なぜいいえで答える質問を入れるかですが，いわれたことがわからなくても『はい』と答えることだけはできる患者さんがいます．そうすると，『はい』で答える質問だけをしていると，話された言葉の理解がよいと誤って判断されることになってしまいます」

「次に話すという側面について説明しましょう．『お名前は』『どうしましたか』などの簡単な質問に答えることができるかどうかをみるのがよいとされています．この際，流暢にしゃべれるのか非流暢なのかをみます」

「次にオウム返しいうことはどうかということを調べます．簡単な単語から文章までを繰り返させるのがよいでしょう．たとえば『りんご』『すべりだい』『今日は雨が降っています』などです」

「文字の音読や読解はどうかが次に調べられます．『時計』，『しんぶん』などと書かれた単語を音読させる．『目を閉じてください』と書かれた文章を音読させ，その後にその命令を実行できるのかどうかをみるなどの方法は，音読と読解の両方が検査でき，よい方法です」

「さらに，文字単語や文章を書くことができるかどうかを調べます．具体的には，『住所を書いてください』あるいは『とけいと書いてください』などで調べることになります」

「実際に失語の診断に際しては，以上の症状に加えて，脳の画像診断で主に左大脳半球に障害があることを重視してください．

　以下に鑑別診断として重要なものを示します．構音器官の麻痺などが原因で起きる構音障害と失語とは異なります．構音障害では理解障害や物品呼称の障害，読みの障害，書字の障害はありません．構音障害と失語を鑑別する

には，書字などを調べてみるのがもっとも手っ取り早い方法です．また失語例の発話の特徴の１つは錯語の存在です．失語の場合その誤りには一貫性がなく，ある場面ではいえなかったのに場面が変わるといえたりすることがあります．

　意識の障害と認知症と失語の違いについて述べてみましょう．意識がはっきりしているとは，『自分がだれであって，いまいるところはどこで，いまはいつなのか』ということ（見当識といいます）が保たれている状態を指します．ところが，脳血管障害の初期ではこの見当識が障害されていることがしばしばあります．ほとんどいつも目を閉じて，周囲の人が強く呼び起こすとかろうじて目を開けるといった状態であれば，これは意識障害です．これほど重くなくても軽い意識障害のある患者は，ぼんやりしていて集中が悪く，診察中よくあくびをします．また，たとえばテレビをみたいなどといった要求をしないものです．失語を示す患者はたとえ話せなくても見当識は保たれています．失語のため，『今日は何年何日ですか』という質問に答えられない場合でも，診察が終われば医師に向かって礼をしたりします．意識障害があるあるいは認知症の場合も，失語の場合も物の名前がいえないことがあります．ただ失語だけの場合は品物の使い方を示すことが可能です．意識障害がある場合や認知症（痴呆）でもそうですが，物の名前がいえないことに加え，実際にそれをどう使ったらよいか示せないことが多いのです」

2．半側空間無視

「次に半側空間無視に移ります．半側空間無視とは皆さんにとって聞きなれないことばだと思います．しかしこの症状は脳の病気の後に残る症状の中ではきわめて大事な症状の１つです．その理由は，頻度の高い症状であるということ，リハビリテーションの妨げになる症状であることの２点です．

　この症候を有する患者さんは自身の脳の病巣部位と対側の空間に呈示された刺激を報告することや，反応することができないと考えられています．患者さんは，たとえば片側に置かれた食事を食べ残す，片側からくる人にぶつかるなどの症状を示します．

　左側に置かれた物体を無視する場合を左半側空間無視，右側の物体を無視

する場合を右半側空間無視と呼びますが，右側の大脳の病気の後に出現する左側の半側空間無視のほうが圧倒的に多いのです．右側の大脳半球皮質に病気をもつおよそ1/3〜1/2の患者にこの症状が認められるといいます．またこの症状を持っている患者は，持っていない患者にくらべて社会復帰の率が低いことが問題になっています．

　半側空間無視の検査法には，線分消去法，線分の2等分法，花や家の模写などがあります．線分消去法とは，患者さんの眼前に用紙を呈示し，その用紙の上にばらまかれた線分に印を付けさせるのです．左半側空間無視があると左側に位置する線分を消去し忘れます（図33）．また眼前に呈示された線分の真ん中と思うところに印を付けるように求められますと，患者さんは線分の左側を大きく余して，右側に寄って2等分を付けます．また，左半側空間無視を有する患者さんは，花や家などを模写するように求められるとそのモデルの左側を省略して描きます」

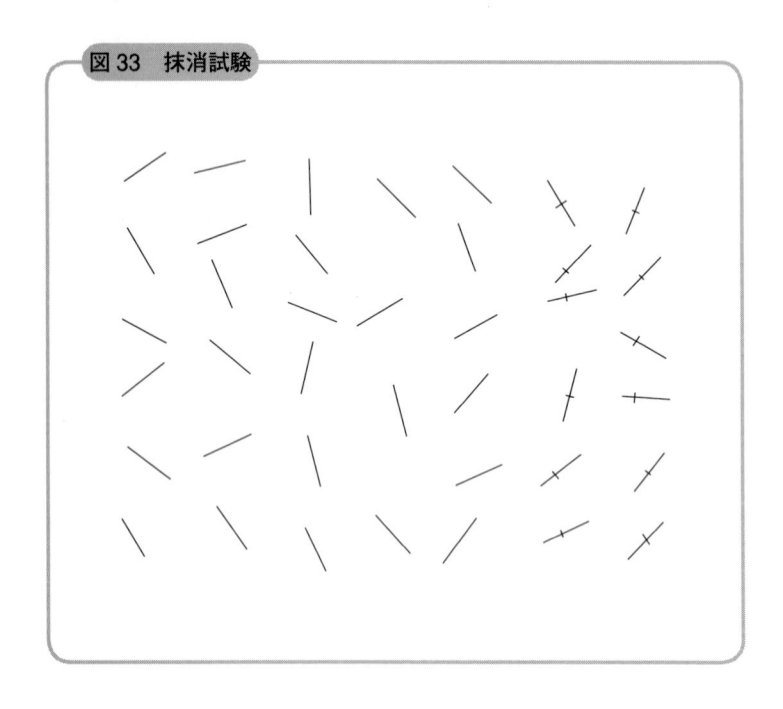

図33　抹消試験

「この半側空間無視は，右の半球，右頭頂葉，あるいは右頭頂葉・側頭葉・後頭葉の移行部に損傷があると生じます．
　半側空間無視とは，片側が見えないということでしょうか．このことを説明するのには，視野ということを説明する必要があります．視野とは見える範囲といった意味です．右側の視野と左側の視野とがあります．この右側の視野と右側の目の見える範囲とは同じ意味ではありません．この場合，右目で見ても，左目で見ても，右側の方が見えますが，それが右側の視野です．大事なことは，左右どちらの目で見ても，右側の視野から入ってくる情報は左側の大脳半球に行くということです（68頁図19参照）．
　右の脳に障害が起きると左側の視野に障害が起きることがあります．でもこの半側空間無視というのは，左側が見えないという左側の視野障害と同じではありません．なぜなら，左側が見えないだけだったら，頭を左側に向けて左側を見るようにするだけで，見えない範囲はなくなってしまいます．左側の視野障害だけがあったとしても，頭を自由に動かしてよいという条件では片側の花を省略して描くといったことは起きないはずです．また視野障害は左右の半球損傷によって同数生じます．一方，半側空間無視は明らかに右病変の方が多いのです．
　半側空間無視は，左側が見えないというだけではなく，左側にあるものが認識できないという高次の機能の障害です．事実，視野に問題がないのに半側空間無視のテストでは左側を省略したという報告もあります．半側空間無視は，視覚のみに生じるのではなく，触覚性にあるいは聴覚性にも生じることがあるといわれています．
　この半側空間無視はなぜ起こるのでしょうか．2つの考え方が有力です．1つは注意の障害のために，一方の空間に注意を向けることができないから起こるという考え方です．左側に注意を向けさせようとして手がかりを与えると無視の症状が改善するようにみえることが，この説の根拠になっています．
　もう1つの説は心的表象のマップの障害という説です．たとえば花の絵を見たときに，人間の心の中にはそれに応じた花を思い浮かべられる（これ

を表象といいます）システムが存在するといわれています．このいってみれば『絵のようなもの』が心に思い描かれた状態（表象の段階といいます）でちょうど半分になってしまいます．その結果，花を半分しか描けないのだという説です」

3. 記憶障害

「では次に記憶障害に移ります．健忘とも呼ばれます．日常生活のできごとの記憶，これをエピソード記憶と呼びますが，このエピソード記憶が障害されている状態です．ほかの機能が保たれている点で認知症とは異なります．記憶の障害により新しいことを覚えられなくなった症状を前向性健忘と呼びます．前向性健忘がひどい場合には，病院の医師や看護婦の名前が覚えられず，日付けがわからなくなったり，何度も同じことを尋ねたりします．記憶検査には主に言葉を使って調べる検査（言語性記憶の検査といいます）とことばを使わず絵などの目からの情報を使う検査（視覚性記憶の検査といいます）とがあります．まず言語性記憶の検査からみてみましょう．互いに関連のない3つの言葉を繰り返して復唱させ覚えさせてから，これらの3つの言葉を5分後にはいわせるなどの方法があります．

　言語性の記憶検査の中には，2つの関連する単語，たとえば空－星をあらかじめいくつか読み上げます．そうして，いい終わった後で，では『空』に対応する単語は何でしたっけと聞くのです．無論あらかじめこのような検査をしますといって説明してから行うのですが，記憶に障害がある場合は，こういった単語の組み合せを何度いわれてもなかなか覚えられません．偶然できることがあっても，また忘れてしまいます．

　視覚性記憶の検査は，たとえば簡単な図形を見せて覚えさせます．そしてそのあとで思い出して描いてもらう方法などがあります．

　また，健忘を示す患者は新しいことを学習できないだけでなく，発症以前に起こったことも思い出せないことがあります．これは逆向性健忘と呼ばれます．多くの場合，遠い過去よりも比較的最近のできごとの方が思い出せないという特徴があります．

　この障害は，側頭葉の内側面，海馬などを含む領域の損傷で生じるといわ

れています．心臓の停止によって脳に行く血流が遮断されて，両側の海馬に脳梗塞を起こした患者がいまして，この患者は健忘症が長く続いたことから，記憶には海馬が重要であることがわかりました．
　さらに視床下部，視床，前脳基底部などの損傷でも生じます」

認知症（痴呆）

「脳の高次機能障害の中に認知症（痴呆）を含めるかどうかは意見が分かれるところです．しかし先に述べた記憶障害とこの認知症（痴呆）は密接に関係しています．これから高齢化がさらに進む日本では，この認知症（痴呆）の問題は避けて通れません．認知症（痴呆）を示す疾患の中には治療可能なものもあり，それらをきちんと把握しておくことや，近年ではアルツハイ

表6　DSM-IV による診断基準

A. 多彩な認知欠損の発現で，それは以下の両方により明らかにされる． 　（1）記憶障害（新しい情報を学習したり，以前に学習した情報を想起する能力の障害）． 　（2）以下の認知障害の1つ（またはそれ以上）． 　　（a）失語（言語の障害） 　　（b）失行（運動機能が損なわれていないにもかかわらず動作を遂行する能力の障害）． 　　（c）失認（感覚機能が損なわれていないにもかかわらず対象を認識または同定できないこと）． 　　（d）実行機能（すなわち，計画を立てる，組織化する，順序立てる，抽象化する）の障害．
B. 基準A(1) およびA(2) の認知欠損は，その各々が，社会的または職業的機能の著しい障害を引き起こし，病前の機能水準からの著しい低下を示す．
C. 経過は，ゆるやかな発症と持続的な認知の低下により特徴づけられる．
D. その欠損はせん妄の経過中にのみ現れるものではない．
E. その障害は他の第1軸の疾患（例：大うつ病性障害，精神分裂病）ではうまく説明されない．

マー（Alzheimer）病の治療が試みられているため正しい早期診断をつけることなどが非常に大切となっています．そこで認知症（痴呆）について，ここで述べたいと思います．

認知症（痴呆）とは一度獲得された知的な能力が器質的な脳の障害により阻害されてそれによって日常生活が支障をきたすようになった状態です．ただこのような概念的な定義では，実際の臨床場面ではなかなか診断できません．そこでいくつかの具体的な定義が提唱されています．ここではDSM-IVによる診断基準に触れてみましょう（**表6**）．他の基準もおよそ同じです．これらの基準では，記憶障害が重視されています．

では実際の臨床場面において，認知症（痴呆）をどう診断していったらよいでしょうか．認知症（痴呆）の患者さんを診察するにあたって，この患者さんは①認知症（痴呆）であるか，②認知症（痴呆）がある場合には治療が可能なものかどうか，③認知症（痴呆）の程度はどのくらいか，などを調べることが必要となります．

認知症（痴呆）があるか，認知症（痴呆）の程度はどうかのスクリーニングとしては，長谷川式認知症（痴呆）スケール改訂版（HDS-R）またはMini-Mental-State（MMS）が行われています．HDS-Rでは20点以下は認知症（痴呆）の疑いありと判定できます．MMSは世界的に汎用されている簡易認知症（痴呆）スケールで，30点満点中23点以下が認知症（痴呆）と判定されています．レーブン色彩マトリシスなどの言語を介さない知能検査も評価に用いられています．さらにWechslerの知能検査（WAIS-R）などを行うことが望ましいとされています．特にその検査を例えば6カ月後にもう一度調べて，成績が低下していることがわかれば認知症（痴呆）の診断にとって有用です．

認知症（痴呆）と鑑別を要するものとして，①生理的加齢による記憶障害，②うつ病，③意識障害などがあげられます．

①生理的加齢による記憶障害とは，およそ年齢相応の記憶の減退といえます．記憶障害への自覚があるものの，記憶障害以外の知能低下は見られず，日常生活への支障が見られないものです．

②うつ病では，気分や感情の障害がありますので，そのことを問診でよく聞くことが重要です．患者さんの特徴として，不安・焦燥感が目立ち記憶障害の訴えも多いことがみられます．また質問に対して「できません」「わかりません」などと否定的に答えることが多く，検査を拒否することもあります．診察ではじっくり返事を待つ，具体的な質問を重ねて返答の機会を待つなどの工夫をする必要がありますが，返答内容には特に問題がないことが確認されます．

　③軽度の意識障害は脱水・電解質異常・代謝障害・薬物などが要因であることが多いわけですが，発症が比較的急性であり，症状の動揺性や短時日に他の状態に推移することなどがみられます．

　さて次にアルツハイマー病と脳血管性痴呆に話をすすめたいと思います．アルツハイマー病は徐々に発症し，脳卒中の既往がなく，進行性に症状は悪化します．障害が軽度の患者さんでは物忘れの自覚が残っているためか，質問に対して付き添っている家族などをすぐ頼るなどの様子が観察されることもあります．質問に答えられないと『そんなことを急にいわれても』あるいは『もう年だから』などのいいわけや取り繕いも多くみられます．神経学的な診察では，いわゆる麻痺などの局所症状を認めません．症状が進行すると徘徊といった症状が認められるようになります．画像ではやや進行した患者さんでは脳萎縮，脳室の拡大を認めるようになります．この萎縮が認められない前から，SPECTやPETで後帯状回や側頭葉などで異常が認められることがいわれています．

　脳血管性痴呆では発症の様式は比較的急性に発症することが多く，多くは脳卒中の既往があり階段状に悪化していきます．神経学的診察では，麻痺などの症状を伴うことや早期から歩行障害が出現することが多く，感情失禁といってささいなことで泣いたり，あるいは笑ったりを伴いやすいといわれています．」

4. 失行

「失行とは，指示された運動や渡された物品を誤って行う場合です．運動マヒや，感覚障害，振戦ジストニー（dystonia）などの不随意運動による運動

の障害は失行に含めないわけです．失認や注意の障害，記憶障害，意欲の障害などがあっても運動の障害をきたし得るが，それらも失行とは呼ばないのです．失行は左側の頭頂葉を中心とした病変で起きます．そうすると，その病巣から予測されるように失語がある場合があります．失語があると失行の有無は判定できないでしょうか．そうではありません」

「失行は以下のように調べます．たとえば兵隊さんの敬礼をしてみてくださいと，口頭でそうするようにうながしてみます．このときに患者さんが左手を大きくあげたとしたら，それは失行のある可能性があります．なぜならその命令が全然理解できていなければ，患者さんは何もしないのが普通です．左手をあげたということは，患者さんはその命令が了解できていたにもかかわらず行為を誤った可能性があります．そのような場合，兵隊さんの敬礼を今度は動作の模倣で行わせてみるのがよいとされています．具体的にはこちらが，兵隊の敬礼を検査する側がやってみせて，同じようにするよう患者さんに促すのです．そのときも同様に手を上にあげるだけだったり，手をぐるぐる回すようだったりしたら，これは失行があるといってよいのです．何らかの動作ができることは使用した側の上肢にマヒはないことを示しています．また，もし失語があるだけであったら，失語症者は言語外の情報を理解できます．そうすると，そのような動作の命令をまねさせようとしているんだなぐらいのことは，たとえ話し言葉の理解が悪くても了解できると考えられます．こういった動作をすることは失語の存在だけでは説明できないと考えられます」

5. 失認

次に失認とはについて陣内は話をもっていった．

「まず失認とはどのような病態を指すのかについて述べてみましょう．失認とはある1つの感覚を介して対象物を認知することができないという障害です．ほかの感覚様式を介すればその対象物を認識できます．この場合，たとえば視力，聴力などの一次感覚の低下，知能の低下や意識障害では説明できないものです．視覚，聴覚，触覚について失認が存在すると考えられています」

「ここでは視覚失認についてだけ述べることにします．単に視覚失認という場合は視覚性物体失認を指すことが多いのです．

視覚失認は要素的な一次感覚が保たれているのに，1) その対象物をひとまとまりの表象として把握されないという障害により，2) 表象としては把握されているのに，それが過去において蓄えられている経験と結びつかない障害により，視覚的に呈示された物品が何であるかわからない状態と考えられています．前者はLissauerのいう統覚型の視覚失認であり，後者は連合型の視覚失認にあたります．

患者さんは視力が保たれていると思われるのに，すなわち見えているあるいは対象をみていると思われるのに，みせられた対象（物品など）の名前を答えられないのです．たとえば「缶切り」をみせられると「鍵」と答える．また「聴診器」をみせると「長いコードの先に丸いものが付いている」といった表現をするなどがみられます．これらは視覚的に似た物に誤っていると解釈できます．またみえたものが何かを答えるとき「光っていてよく見えない」などとしばしばいう．さらに物品をみせると，「触らせてもらえれば，わかるんですけどね」といった答え方をすることもあります．実際に触わらせると，それが何であるかいえます．

視覚失認の診断には，一次的な能力，いいかえれば要素的な視覚機能は保たれていることを示す必要があります．ここでいう要素的な視覚機能とは視力，視野と考えていただいていいです．中でも重要なのは，視力が保たれていることを示すことです．検査にはランドルト環の視標などを用いるのがよいとされています．これらの刺激を用いて，ほかの絵や文字を用いないのは，視覚失認の患者さんの多くが絵や文字をみてわかることには障害があるためです．また視野が極めて制限されていれば，こういった物品や絵をみせられて答えることができなくなると考えられます．そのため視野検査を行う必要があります．

意識障害や知能障害があるために，今述べてきた検査ができないのではないということを示す必要があります．

呈示された形を把握できているかどうかについては，呈示された物品を模

写できるかどうかなどが検査される．簡単な図の模写を行わせることなどが行われています．この模写が正確にできるのに物が何であるかわからないとなると，これは連合型の視覚失認と考えられます．模写に失敗して，しかしながら要素的な感覚が保たれているのなら，統覚型の視覚失認ということになるわけです．

　病巣についてですが，統覚型失認の病巣は事故により一酸化炭素（CO）中毒にかかった患者などのように，一般にび漫性の病変であるといわれています．連合型視覚失認では，両側の後頭葉と脳梁に損傷のある患者が報告されています」

6. 注意障害・遂行機能障害

「注意障害とは，いくつかある刺激の中から特定の対象にうまく注意を向けられない，注意を集中し続けることができない，注意がほかへそれやすく，関係のない刺激へと引きこまれやすいなどの症状を指します」

「遂行機能（executive function）とは，日常生活場面で何らかの問題に遭遇した際，それを解決していくために動員される一連の認知・行動機能の総称です．実行機能ともいいます．遂行機能障害とは，プランを立てる，系統的に目標を達成することなどが障害された状態です．前頭葉が障害されると生じやすいと考えられています．

以上簡単ですが，私の講演を終わりにいたします」

その日の夜，お酒を飲みながら

　講演も終わって陣内はほっとしていた．いくつか質問もあって，たいへんよかったと陣内は思う．さてまだ8時だと思っていると，香と晃の2人がやってくる．

「先生．最初から最後までアレンジいただきありがとうございました．最初はちょっとどうなるかと思っていましたが，最後は講演まで聞くことができてよかったと思いました」と香．

　晃は「最初はずいぶん生意気なことをいいまして失礼しました．おかげさまでずいぶん勉強になりました．これをいつか生かしていきたいと思ってい

ます」
　陣内は，「そうだね．最初の予定では患者さんについてのレポートを出してもらう予定だったんだけど，それはやめになってしまって，患者さんには謝っておきましたよ．でもどうだろう．こういう実習もあっていいんではないかな．まだ時間が早いから，どうこれからちょっと飲みに行かないか」
「えー．先生ってお酒を飲むんですか」
「むろん飲みますよ．2人はどうなの」
「ええ」「もちろんです」
「では行きましょう」
　陣内は2人を，ときどき行ったことのあるやや高級な居酒屋に連れて行った．
「皆ビールでいいかな」
　ビールが来るまで，この5日間であったことをいろいろと話した．ビールがはいると声はやや大きくなり，話はつきることがない．
　香が質問する．「先生，神経内科の臨床というのは，何年くらいすると自信というものが持てるのでしょうか」
「神経内科は専門医の制度をとっています．ですから専門医というのは1つの基準になりましょう．今は内科の認定医をとってそれから神経内科の専門医をとることになっています．ですからやはり数年は修行しないとね．ただ数年やれば自信がつくというわけでもないと思いますよ．一時期自信があっても，やはりまだまだわからないことがありますからね．本当に大事なのは，卒後の教育ですよね．自分からできるだけたくさん患者さんをみるようにするということですかね」
　晃がいう「先生，部位診断のこつというのはありますか」
「こつこつやることです．ははは，冗談だよ．もう少し具体的に話した方がよいでしょうね．最初のうちは診察のしかたもその所見が正しいのかどうかも，また所見のまとめ方もよくわからないものです．
　コツといえるかわかりませんが，今目の前にいる患者さんの神経系の病変部位は1つだとあくまで仮定するということです」

香がいう．「それは筋肉，末梢神経，脊髄，脳幹，大脳，これらのうちの1つだけが障害されていると考えなさいという意味ですか？」

「そうです．もっといえば脊髄の障害と推定した場合にも，できるだけある1つの部位（たとえば頸髄C5）で症状を説明できないかと考えよ，という意味です．もしどうしても1つの病変では説明できないとわかったとき，はじめて2つあるいはそれ以上の病変部位を考えるとよいということになります」

「そう考える理由は何ですか．効率的だからですか」と香．

「いくつかの病変部位を推定すれば，患者さんの症状はたいていきれいに説明できます．これは，いくつも仮定を置けばどんな難しい自然現象であっても説明できるのと同じことです．そのような考え方になれていると，本当は病変部位が1つなのに見落とすこともあり得ることになってしまいます」

「例をあげてください」香もやや声が大きくなった．

「たとえば，小脳の症状とそれから錐体路の障害があったとしましょう．そして本当は脳幹の障害だけがあるとしましょう．しかし往々にして，それら2つ，たとえば大脳と小脳というように2つの病変を考えてしまいがちです．

しかし病変部位が1つの病気の方が実際には圧倒的に多いのです．1つの病変しかない病気は，たとえば原発腫瘍のように，外科治療の適応となる，あるいはそうでなくても治療を急ぐ場合も多いことになります．これに対して，2つ以上の病変部位を侵す病気は数が限られ，それらの病気はたいてい治療も難しいのです．これらを勘案すると，1つしかない病変部位を2つと誤ってしまう方が，逆の場合より罪が重いといえるのではないでしょうか」

「うーん．わかったような，わからないような」

「患者さんにはいくつかの所見がみられたとします．多くの所見は，末梢神経の障害と考えて矛盾がない．ただし，ある所見は脊髄に障害があると考えても，末梢神経に障害があると考えても説明がつくとしよう．この場合，できるだけ1つの部位で説明するという原則を適応する．そのどちらの障害にも帰することができる所見は，末梢神経の障害とひとまず考えてみるという

ことです」

「そうですか」

「この際，もう1つのコツもお話しましょう．前にも話したかと思いますが，末梢から中枢へとさかのぼるという考え方を忘れずに，ということです．筋力低下をみたら，最初は筋肉それ自体が障害されているのではないかと考え，次に末梢神経が障害されているのではと考えていくということです．このことは，前の順天堂大学の神経内科水野美邦教授が本に書かれておられます」

「さて，だいぶ夜も更けましたね．今日はこれでおしまいということにしましょう」

二人はお礼を言って，一緒に駅の方に向かった．陣内は少しそのあたりを歩くことにし，二人と別れ違う方向にと歩き出した．

以下は数日後に山本晃から陣内に送られてきたメールである．

From：山本晃
Subjects: 研修のお礼とまとめ
Date:200X 年 8 月 21 日
To k‐Jinnai

陣内先生

　この間は本当にありがとうございました．最後にはおいしいビールまでごちそうになってしまいました．これからどういう医者になるのかはまだ本当にこれからですが，またよろしくお願いいたします．

さて，レポートをお送りします．

どういうときに筋肉の障害を疑うのか

1. 患者さんの訴えから

　筋原性疾患を有する患者さんは，重い物が持てなくなった，トイレで立てなくなった，というのが主訴となることが多い．手先は利く，平地も歩ける．しかし重い物が持てない，トイレで立てない．身体に近い筋肉が障害されや

すいのである．

2．診察所見から

　筋力の検査では，近位筋の筋力低下や，筋萎縮を認めることが重要である．感覚障害など運動の障害以外の所見がない．こういったときには筋肉の障害を疑う．

どういうときに末梢神経の障害を疑うのか

1．患者さんの訴えから

　患者さんに感覚障害があるときは，手足の先にしびれがあると訴えることが多い．しかし，このしびれと訴える内容を医師がしっかり把握することが大事である．ある人にとって，しびれは筋肉に力が入らないことであり，ある人にとっては正座の後のびりびりした感じであったりする．後者の場合は感覚障害の存在を示唆するが，前者はそうではない．正座の後に起きるようなしびれ感を訴えているのなら，これは筋疾患では説明できない．できるだけ末梢からの原則に従い末梢神経の障害を疑ってよい．

　そのほかの訴えとしては，上下肢の先の方の筋力低下，筋萎縮を訴えることが多い．たとえば箸をうまく使えなくなった，あるいは足が垂れてしまって歩きにくい，こういった訴えを聞くことが多い．

2．診察所見から

1）単ニューロパチー

　個々の末梢神経が損傷された場合である．いくつかの神経についてだけ述べる．

　橈骨神経麻痺：腋窩や上腕外側で圧迫されて麻痺をきたすことがある．前者の場合は上腕三頭筋を含み，後者の場合は上腕三頭筋を含まずに，前腕の伸側の筋肉に麻痺が起き，垂れ手（drop hand）になる．感覚障害はないことが多い．

　尺骨神経麻痺：多くは肘頭のところで尺骨神経が圧迫されて起きる．第四指の正中より尺側側と第五指に感覚低下を認める．第一背側骨格筋の萎縮筋

力低下をみることが多い（42頁図9参照）．

　正中神経麻痺：正中神経が単独で障害を受けるのは，手根管で圧迫されるためであることが多い．手掌や第一指から第三指にかけての自覚的なしびれと他覚的な感覚障害，母指対立筋などの筋力低下や筋萎縮がみられる．

　下肢の単独神経の麻痺：腓骨神経障害がある．腓骨神経は，腓骨頸部で圧迫されたりして障害を起こす．足の背屈に障害をきたす．

2）多発ニューロパチー

　診察では筋力低下の分布，感覚障害の存在，反射の低下をとらえることが重要となる．感覚障害については，手足の先に行くほどその感覚低下がはっきりするという分布を示せば末梢神経障害が疑われる．筋力低下は手足の先の方の筋に目立つ．さらに腱反射が四肢で低下する．

どういうときに脊髄の障害を疑うのか

1. 患者さんの訴えから

　多くの場合は歩行障害がその主訴となる．歩行障害の特徴は，足が突っ張って歩きにくい，スリッパが脱げやすいといった訴えが多い．多発ニューロパチーでは，左右ほぼ同時に症状が出現することが多いのに比べて，脊髄障害では片側から症状がはじまることが多い．むろん突然両下肢の麻痺が現れることや，四肢麻痺にて発症することもある．

2. 診察所見から

　片側の錐体路徴候（頸髄や胸髄の障害ではバビンスキー徴候が陽性になり，膝蓋腱反射が亢進する）に加えて，反対側の温痛覚障害を呈する場合はブラウン-セカール症候群であり，脊髄の半切障害が疑われる．診察の終わった後で患者さんが「筋力は右足が弱いんですけれども，感覚の鈍いのは左の方なんです．不思議ですね」と訴えることもある．両側性の錐体路徴候，あるレベル以下の感覚障害（温痛覚障害だけでなく触覚や深部感覚も障害される）に加えて，排尿障害（失禁など）を伴えば脊髄の横断性（全周性）の障害が疑われる．

脊髄の高位診断には，髄節徴候が重要である．脊髄のあるレベルに一致した痛み，感覚障害（あらゆる感覚についての），そのレベルに一致した反射の低下，筋萎縮や fasciculation の存在などは髄節徴候を示唆し，その髄節に一致した脊髄に障害がある．特に感覚障害のレベルが重要なため，各髄節が身体のどこにあたる範囲を支配しているのかの図を参考のために示す（50頁図14参照）．どういった症状があれば，どの髄筋の障害を考えるのかを次に述べる．

筋力低下や筋萎縮は三角筋と二頭筋にあり，二頭筋反射の低下を認める．そして，上腕の外側部（三角筋の近く）に感覚障害を認めたら障害は C5 にある（47頁図13参照）．二頭筋の筋力低下と筋萎縮，上腕の橈骨側の感覚低下に加えて，腕橈骨反射の低下がみられれば病変は C6 にある．

三頭筋や手指を伸展させる筋肉に筋力低下が起きる．これらに加えて，三頭筋反射の低下がみられれば，病変は C7 にある．

背側骨間筋の筋力低下や筋萎縮，さらには尺骨側の感覚障害などが認められれば C8 に障害がある．

脊髄障害ではこれらの髄節徴候（segmental sign）に加えて，長経路の障害（long tract sign）が認められる．腰髄の場合には，末梢神経障害との鑑別は必ずしも簡単ではない．それは long tract sign が明瞭でないからである．そこで腰髄の segmental sign についてはよく知っておく必要がある．

前脛骨筋の筋力低下と膝蓋腱反射の低下があれば，L4 に障害がある（図34）．

長母指伸筋の筋力低下，足背の部分の感覚障害が認められれば，L5 に障害がある．

足首の外側の感覚低下とアキレス反射の低下があれば，S1 の障害が考えられる．

次は田中香からのメールである．

図 34　L4 の髄節症状について

筋力
前脛骨筋の筋力低下

反射
膝蓋腱反射の低下

感覚障害

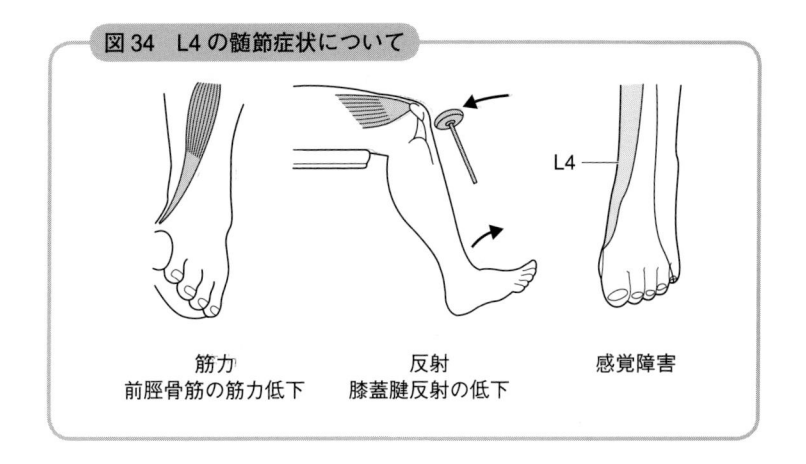

From：田中　香
Subjects：研修のお礼とまとめ
Date：200X 年 8 月 21 日
To k - Jinnai

　陣内先生
　この間までお世話になった田中香です．先生に紹介していただいた○○大学の△△教授にこの間お目にかかりました．本当によくしていただいたということを申し上げました．先生も陣内先生によろしくとおっしゃっていました．私は将来神経内科を勉強したいと今のところ思っています．それでいつまでも質問で申し訳ないのですが，これからどういう本を読んだらいいかなど教えていただけるとたいへんうれしいのですが．ぜひ今後ともよろしくお願いいたします．それではレポートをお送りします．山本さんが，脊髄までで私が，脳神経以降になりました．ただ患者さんの訴えと診察所見に分けて書こうと思いましたが，こちらについては，訴えがさまざまになってしまう，また診察所見に 1 つひとつ書いていくときりがないので，そういう書き方はせずに，脳神経の障害や脳幹障害についての大事な点だけを書いてみました．これでよろしかったでしょうか．

どんなときに脳神経の障害や脳幹の障害を疑うのか

　脳神経麻痺は，ひと目みてかなりはっきりした異常がみてとれる．脳神経の単麻痺であれば，すぐ脳幹の中を考えることはない．脳幹をでて頭蓋内にでるまで，あるいは頭蓋から外に出た後に障害がある場合が多い．

　2つ以上の脳神経が障害されているとき，その組み合わせを知ることが重要である．たとえば，三叉神経の第一枝の領域の痛みとその部位の感覚障害，眼瞼下垂，外眼筋麻痺などが認められたとしよう．脳神経としては動眼神経，外転神経，三叉神経（第一枝）に障害がある．そこで，これらの神経がもっとも近接して走るところを考えてみる．そうすると，海面静脈洞や上眼窩裂のあたりという可能性が浮かんでくる．いくつかの脳神経が障害されていたら，その脳神経がもっとも近接しているところを最初に病変として考える．

　こういった脳神経の麻痺に加えて（この場合正しくは核性の障害であるが），たとえば錐体路徴候をみたとき，また交代性麻痺や解離性の感覚障害の合併をみたとき，さらに意識障害などをみた場合には，脳幹障害と考える．

　脳幹に問題があると考えた場合，脳神経麻痺の所見から障害部位が推定される．III, IV の麻痺は中脳の障害を，VI, VII, VIII の障害は橋を，IX, X, XII の障害は延髄に病変があることを示唆している．XI は延髄ないし上部の頸髄に障害がある．V の障害は橋から上部の頸髄のどこかに障害があることになる．

　ここで外転神経麻痺についてはひと言述べておく．この神経は脳底を走る距離が長い．そこで脳圧がゆっくり高くなってきた場合，麻痺しやすい．従って，外転神経だけの麻痺をみた場合の局在診断の意味は少ないといえる．

どういうときに小脳の障害を疑うのか

1. 患者さんの訴えから

　ふらふらして歩きづらいといった歩行に関する訴えが多い．また，しゃべりにくいといった構音障害が主訴となることもある．また，他人から酔っぱ

らったような歩き方をすると指摘されて来院することもある．

2. 診察所見から

　随意運動をさせたときに測定障害やdiadochokinesisの障害が認められたり，歩行時に平衡障害が認められれば，小脳障害が疑われる．また失調性の構音障害がみられることもある．

　ただ注意が必要である．こういった障害は小脳それ自体に病気がある場合だけでなく，脳幹の中の小脳への入力出力系に障害が生じても認められる．たとえば，ワレンベルク症候群でも小脳失調が認められるが，これは下小脳脚と呼ばれる小脳と脳幹を結ぶ経路に障害があるためである．この場合には，小脳失調以外のほかの脳神経障害の合併のあることから，脳幹障害と推定できる．

どういうときに大脳の障害を疑うのか

　知能障害がある場合，失語や失行がある場合，運動麻痺などに加えて視野障害がある場合，てんかん発作がある場合などである．

陣内先生への質問

　大脳皮質は前頭葉，側頭葉，頭頂葉，後頭葉に分けられます．先生のお話を聞いて思ったんですが，たとえば前頭葉が障害されたらどうなるのかといったこともおそらくわかりつつあると思います．ただそれをここでまとめるのはかなり難しいです．できましたらよい本を教えていただけないですか．

以下は陣内から田中香への返事である．

From: k‐Jinnnai
Subjects: レポートについて
Date:200X年8月23日
To k‐Jinnai
　田中香様

陣内です．最初に最後の質問に答えましょう．実は私自身は神経心理学（最近は高次脳機能障害学と呼ばれることも多いのですが）にいちばん関心があります．これについては，実体のない学問であるとかいろいろといわれたりしました．しかしベッドサイドから脳科学にとつながる一分野と思います．
　武田克彦著　ベッドサイドの神経心理学　中外医学社　1998
が手頃な一冊であると思います．
　さて神経内科についてのいくつかの本を紹介したいと思います．
　まず国試対策の本から紹介します．2004年に出版された　園生雅弘著　国試対策神経内科　中外医学社　がおすすめです．
　岩田誠，岩田淳訳　簡要　神経学第4版　メディカルサイエンスインターナショナル　2004　はことにあたっての正しい考え方を学ぶことのできる一冊です．
　日本語で読める包括的な神経学書となると
　豊倉康夫総編集，萬年徹，金澤一郎編集　神経内科学書　第2版　朝倉書店　2004年を勧めます．
　田中さん．山本さんからもメールが来ています．山本さんに会ったらレポートだいへんよくできていたと話していただけますか．また今日のメールに書いた神経内科関連の本のことも教えてあげてください．

Part 2
神経内科領域の主要疾患

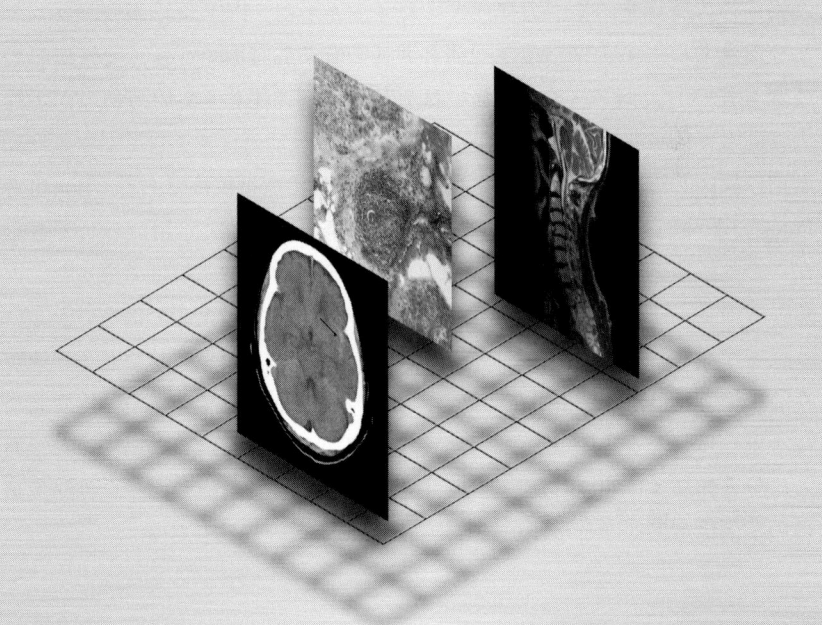

Part2 神経内科領域の主要疾患

第1章

筋肉の病気

神経内科領域の主な筋疾患の分類を**表7**に示す.

A. 皮膚筋炎, 多発性筋炎, 封入体筋炎

筋疾患のうち炎症が主体あるいは目立つものとして皮膚筋炎, 多発性筋炎, 封入体筋炎があげられる. 皮膚筋炎と多発性筋炎はともに自己免疫の側面が強い疾患だが, 皮膚筋炎は主に液性免疫を介し血管周囲の炎症が強いのに対し, 多発性筋炎は主に細胞性免疫を介しT細胞による筋線維の攻撃が主体であり, 両者はまったく別の病気である. 封入体筋炎は筋生検で明らかな炎症性の所見を示す一方で, アミロイドβ蛋白, PHFタウ蛋白, プレセニリン沈着などアルツハイマー病と共通の分子的特徴をもち, 変性疾患の要素も強い. アルツハイマー病ではそれらは脳に沈着するのであるが, 封入体筋炎では筋肉に沈着する. 皮膚筋炎と多発性筋炎はステロイドや免疫抑制剤に反応し治療可能であるが, 封入体筋炎は治療抵抗性である. Bohan & Peterの多発性筋炎の診断基準は1975年以来臨床的によく用いられてきたが, それに準拠して診断された多くの多発性筋炎が治療抵抗性であった. 近年, その多くは多発性筋炎と誤診された封入体筋炎だったのではないかという反省がなされている. 正しい診断には慎重な病歴の聴取, 診察および適切な筋生検所見の検討が不可欠である. また発症年齢も重要である. 皮膚筋炎は小児から成人で発症するが, 多発性筋炎の小児期発症はきわめてまれである. 封入体筋炎は50歳以上で発症する. 50歳以上で発症した多発性筋炎類似の症例は, 実はほとんどが封入体筋炎であるとの意見もある.

表7 筋肉：神経内科で遭遇する主な筋疾患

筋炎
  皮膚筋炎
  多発性筋炎
  封入体筋炎

進行性筋ジストロフィー
  デュシェンヌ型
  ベッカー型
  肢帯型
  エメリ・ドレフュス型
  顔面肩甲上腕型

筋緊張性ジストロフィー

周期性四肢麻痺
  原発性（家族性）
  1. 原発性高ナトリウム血症性
  2. 原発性低ナトリウム血症性
  3. アンダーセン-ターウィル症候群

  続発性
  1. 甲状腺機能亢進症に伴うもの
  2. 薬剤性

甲状腺機能低下症に伴う筋障害

アルコール性筋障害

神経筋接合部障害
  重症筋無力症
  ランバート-イートン症候群

1. 皮膚筋炎

1 患者さんの訴え

多くの場合皮膚症状が先行する．皮膚症状のみでしばらく経過する例もあるが，筋生検をしてみると特徴的な所見がみつかることが多い．さまざまな程度の四肢近位筋優位の脱力を訴える．まれに皮膚症状が気付かれず筋症状のみがあり，筋生検にて皮膚筋炎に特徴的な所見がみつかることもあるが，これも皮膚筋炎である．

2 診察所見の要点

上眼瞼の深紫色の皮疹（ヘリオトロープ疹），顔面，前胸部などの紅斑を認める．全身性ループスエリテマトーデスでも外見上類似し組織学的にも区別しがたい皮疹を認めることがある．手背の関節部に生じるゴットロン疹はこの病気に特異的である．膠原病では，混合性結合組織病と強皮症との合併のみが真のオーバーラップ症候群を形成する．特に高齢者では悪性腫瘍の合併率が高い．合併症として間質性肺炎が一部の症例にみられる．

3 検査所見

通常血清 CK 値の上昇がみられるが，一部の症例では筋炎の活動性があるのにクレアチンキナーゼ（CK）は正常のことがある．一方，活動期の多発性筋炎では常に CK は高値である．炎症反応を示す血沈の促進や CRP の陽性もみられる．Jo-1 などの自己抗体は 20% 程度の症例で陽性であり，特異性も高くないが，合併することがある間質性肺炎のマーカーになりうる．筋電図にて筋原性の変化および fibrillation などの安静時の異常が認められる．

筋生検では炎症は筋束内より血管周囲や筋束間隔膜に強い．筋線維の壊死や萎縮は筋束内の一部に集まっていたり，筋束周囲にみられる．特にこの筋束周囲の萎縮（perifascicular atrophy）は皮膚筋炎の筋生検所見の特徴の1つであり，炎症所見があってもなくても診断的価値がある．また，悪性腫瘍について内科的検索が必要である．

4 治療

プレドニゾロンの経口投与が基本である．通常 60 mg より投与をはじめる．血清の CK 値の低下が，筋力の回復よりはやく認められる．しばらく

60 mg 量を維持し，その後 CK 値などを参考にゆっくりと減量する．プレドニゾロンの効果が不十分あるいは増量不可の場合，免疫抑制剤の使用を考慮する．

2. 多発性筋炎

1 患者さんの訴え

発症は亜急性であることが多い．四肢近位筋，頸部筋，腹筋の筋力低下を訴える．まれに嚥下，呼吸筋障害を認める．外眼筋の障害はない．

2 診察所見の要点

皮膚筋炎のような特異的診察所見はないので一瞥で診断するようなことはできない．成人で亜急性の近位筋優位の筋力低下があればこの病気を疑う．筋痛もしばしばみられる症状であるが，筋力低下を伴っていない場合，ほかの疾患を考慮する．同様な筋力低下の家族歴がある場合筋ジストロフィーなど遺伝性疾患を考慮する．ほかの自己免疫疾患が合併することもしばしばある．一部のウイルス，寄生虫および細菌感染がこの病気の発症に関与するといわれている．特に HIV や HTLV-1 感染はしばしばこの病気を引き起こす．悪性腫瘍の合併は皮膚筋炎ほど高率ではない．

3 検査所見

血液検査で炎症所見，CK 高値をみる．Jo-1 などの自己抗体の意義は皮膚筋炎の場合と同様である．Jo-1 陽性群の中に筋炎，関節炎，レイノー（Raynaud）徴候を 3 徴とする特異な患者群がある．筋電図で筋原性所見，安静時自発活動をみるのも皮膚筋炎と同様である．

筋生検所見では壊死していない筋線維周囲および内部にリンパ球が浸潤している像がある（図 35）．特に筋線維の MHC クラス I 発現が亢進し CD8 陽性リンパ球が浸潤している所見は診断的価値が高い．筋線維内に空胞がある場合は封入体筋炎を考える．

4 治療

皮膚筋炎と同様プレドニゾロン内服が基本である．免疫抑制剤も使用される．多発性筋炎で免疫グロブリン大量投与が有効であったという報告がある．

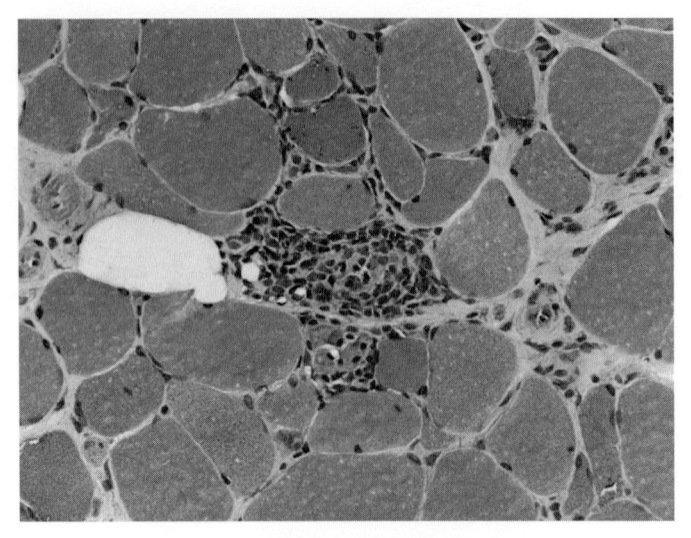

図35 多発性筋炎の筋生検所見（HE）
筋線維の大小不同，細胞浸潤がみられる．

3. 封入体筋炎

1 患者さんの訴え

ひざ伸展，股関節屈曲，手指の屈曲筋力低下をよく訴える．嚥下障害も半数程度にみられる．進行は緩徐で，発症から数年経ってもほとんどの患者が自力歩行可能である．顔面筋力低下はしばしばみられるが，外眼筋障害，眼瞼下垂はない．筋痛を訴えることは少ない．

2 診察所見の要点

50歳以上の発症で緩徐な経過の筋力低下，筋萎縮をみたらこの病気を念頭に入れる．大腿四頭筋力低下が高頻度にみられるのに歩行能力が長期間保たれるのは，股関節内転および外転筋が比較的保たれるためである．動揺性歩行も少ない．手指屈筋が侵されやすく虫様筋が保たれるため，指がまっすぐ伸びて中手指節関節が屈曲した特有の手の形をとる．

3 検査所見

血清CK値は多くの例で上昇するが正常の場合もある．著明高値はまれで

あるが，必ずしもこの病気を否定するものではない．

　筋生検所見が診断にきわめて重要である．非壊死筋線維へのリンパ球の侵入，筋線維のMHCクラスI発現亢進などは多発性筋炎に類似する所見であるが，筋線維内の空胞形成，コンゴレッド染色によるアミロイド沈着および免疫染色によるリン酸化タウ蛋白の証明は，封入体筋炎診断の決め手になる．

4　治療

　ステロイド，免疫抑制剤，免疫グロブリン療法，インターフェロンベータ1aはいずれも無効である．対症療法として関節可動域の維持，筋力トレーニングが行われる．

B. 進行性筋ジストロフィー

　筋線維の壊死と再生を主な病理像とし，進行性の筋力低下を伴う遺伝性の病気と定義されている．孤発例も報告されている．病変部位，発症時期，予後，遺伝形式などにより，いくつかの病型に分類されている．ここでは神経内科領域で遭遇する頻度の高いものについて述べる．

　デュシェンヌ（Duchenne）型筋ジストロフィーは2〜5歳にて発症し，腰帯筋を主として侵し，20〜25歳にて死亡する進行の速い疾患である．伴性劣性遺伝である．

　ベッカー（Becker）型筋ジストロフィーは，デュシェンヌ型と同様近位筋を侵し，伴性劣性遺伝形式を示すが，発病は遅く（5〜25歳），予後は比較的良好な疾患である．デュシェンヌ型とベッカー型はあとで述べるジストロフィン遺伝子の異常による疾患である．

　肢帯型筋ジストロフィーは近位筋を侵すがデュシェンヌ型ともベッカー型とも異なる臨床症状や経過を呈しジストロフィン遺伝子に異常のない疾患群の総称である．異なる遺伝子異常に起因し独立の疾患単位と考えられるものが，常染色体優性遺伝形式で7型（LGMD1A-G），常染色体劣性遺伝形式で11型（LGMD2A-J）報告されており，その数は将来さらに増える可能性がある．

エメリ・ドレフュス（Emery‒Dreifuss）型筋ジストロフィーは筋力低下が軽度な早期のうちから手，肘，足，後頸部関節に拘縮をきたすのが特徴である．伴性劣性遺伝のものと常染色体優性遺伝のものとがあり，前者はエメリン遺伝子，後者はラミンA/C遺伝子の異常による．

顔面肩甲上腕型筋ジストロフィーは顔面筋力低下，上肢挙上困難を初発症状とし，筋萎縮・筋力低下に左右差があるのを特徴とする生命予後はよい疾患である．常染色体優性遺伝形式をとる．

1　患者さんの訴え

デュシェンヌ型は歩行開始後に転びやすい，走ることができないなどの症状で発症する．ベッカー型は発症が通常デュシェンヌ型より遅くデュシェンヌ型と同様な症状で発症するが，重症化はまれである．肢帯型も近位筋主体の症状を呈するが，症例により症状の差が大きくデュシェンヌ型に劣らない重症例から非常に軽症なものまである．

エメリードレフュス型は幼小児期に上肢は近位筋，下肢は遠位筋の筋力低下で発症する．筋症状が非常に軽い時期あるいはその出現以前から手，肘，足，後頸部関節に拘縮をきたす．心伝導障害も初期から多い症状である．

顔面肩甲上腕型の多くは10歳代に顔面筋力低下で発症し，肩甲骨周囲および上肢筋力低下が次第に現れてくる．上肢の挙上障害や垂れ足が最初の訴えであることも多い．

2　診察所見の要点

デュシェンヌ型，ベッカー型，肢帯型では筋力の低下や筋萎縮が近位筋主体である．特に，床に腰を下ろした状態から立ち上がるのに，すっと垂直に立てない，両膝に手をついて立ち上がろうとするなどがみられる（ガワーズGowers徴候陽性）．さらにデュシェンヌ型やベッカー型では，高率に仮性肥大といって下腿後面の腓腹筋の肥大がみられる．ベッカー型で症状が仮性肥大と下腿の筋痛のみという例もある．肢帯型では仮性肥大はないか，あっても軽度である．腰椎の前弯や脊柱の側弯といった骨の変形や拘縮を認める．早期より動揺性の歩行をみることがある．

エメリ・ドレフュス型では早期の関節拘縮に注意する．進行すると脊柱が

全長にわたって屈曲困難となる．近位筋も次第に侵されるが重い筋力低下はまれである．

　顔面肩甲上腕型は初期には軽微な筋力低下が自覚されておらず，診察によってはじめて顔面肩甲上腕に分布する筋力低下がみつかることがある．腹筋が侵されてビーバー（Beevor）徴候や腰椎前彎がみられることもある．ビーバー徴候とは，上下腹筋に筋力差があるとき腹筋に力を入れさせると臍が筋力の強い方に偏位するものである．筋疾患の中ではこの疾患にかなり特異的である．進行すると肩甲帯よりむしろ腰帯の方の症状が強くなることがある．

3　鑑別診断

　デュシェンヌ型およびベッカー型は，筋生検標本のジストロフィン染色で診断できる．

　緩徐な経過で近位筋中心の症状があり筋電図やCK高値から筋原性が疑われる症例で，筋生検で筋ジストロフィーに特有な所見がありながらジストロフィン欠損がない場合，肢帯型とせざるを得ない．肢帯型は非常に多くの疾患を含み，それらのうちで現在遺伝子診断できるものは一部なので，いまのところ遺伝子診断はあまり実用的ではない．

　上腕・下腿に分布する筋萎縮，早期の拘縮はエメリ・ドレフュス型を強く示唆する．伴性劣性遺伝形式のものはエメリンの免疫組織染色で確定診断可能である．また遺伝子診断も可能である．

　顔面肩甲上腕型も特有な病変分布からほぼ診断できる．この疾患も遺伝子診断が可能である．

4　予後

　デュシェンヌ型は20歳ころまでに呼吸不全のため人工呼吸器が必要になる．心不全も合併するため生命予後は悪いが，最近では技術の進歩と医療スタッフの懸命の努力により40歳まで生存する例が現れた．

　ベッカー型の予後は通常よい．なかにはデュシェンヌ型のように重症化する例がある．

　肢帯型は雑多な疾患を包含しているので機能予後はさまざまであるが，心

不全は少ないので全体として生命予後はよい．

　エメリ・ドレフュス型では筋力低下は重症にならないが，心伝導障害のため死亡する場合があるため，ペースメーカーなどが必要になる．適切な処置をすれば生命予後はよい．

　顔面肩甲上腕型は症例により機能予後に差がある．重症例で人工呼吸器が必要になることがある．

5 治療

　根治的な治療法はないので，通常は対症療法になる．筋力トレーニングはある程度筋力の維持に効果がある．また関節可動域の維持に努める．

　経口ステロイド剤はデュシェンヌ型の進行抑制効果があるとされるが，副作用によって中止せざるを得ない場合が多い．デュシェンヌ型の心不全に対し，β遮断薬が投与される．

　エメリ・ドレフュス型は，不整脈に注意し必要に応じてペースメーカーを設置する．

　顔面肩甲上腕型では痛みの訴えが頻繁にある．ほとんどが筋痛か亜脱臼によるものなので適切に処置する．幼児発症で難聴が高度であることがある．補聴器などを用い学習障害をさける．

6 補足

　デュシェンヌ型およびベッカー型の筋ジストロフィーでは，X染色体の短腕に存在するジストロフィン遺伝子の変異または欠失が認められる．ジストロフィンは筋線維膜の内側にあって一連の膜蛋白と結合しジストロフィン関連複合体を形成し筋線維膜の安定に関与している．ジストロフィンが欠損すると筋線維の破壊が起こる．分子レベルでのデュシェンヌ型の特徴はジストロフィン蛋白が産生されないことである．多くの場合遺伝子にフレームシフトが起こっている．これに対しベッカー型ではまがりなりにも機能のある異常ジストロフィンが産生され，大半の症例でフレームシフトはない．筋生検をするとデュシェンヌ型ではジストロフィンは骨格筋および心筋ともに完全に欠損しているが，ベッカー型では部分欠損を示す．

　エメリ・ドレフュス型で異常となるエメリンおよびラミンA/Cはともに

核膜に位置する蛋白で，筋では物理的な侵襲に対する核の安定性に寄与する．

第4染色体長腕テロメア端にあるD4Z4という繰り返し配列において，正常人では3.3 kbの繰り返し単位が11から100回繰り返すところ，顔面肩甲上腕型の95％以上で1回から10回と繰り返し数が少ない．第4染色体長腕モノソミーではこの病気は起きないので，この病気の発症には繰り返し単位が1個以上あってしかも繰り返し数が少ないことが必要である．D4Z4の中にある唯一の遺伝子は*DUX4*であるが，この遺伝子の産物はいかなる細胞においても確認されておらず，*DUX4*のこの病気の発症における役割は不明である．ほかに近接遺伝子に対するD4Z4短縮の影響もこの病気の機序として提唱されているが，いまだ解明には至っていない．

C. 筋緊張性ジストロフィー

筋緊張性ジストロフィーは，進行性の筋病変とミオトニアを主徴とする遺伝性の疾患である．その障害は多臓器にわたる．現在までDM1とDM2という2型が知られており，いずれも常染色体優性遺伝の遺伝形式をもつ．DM1は，第19染色体の長腕にあるDMPK（筋緊張性ジストロフィー蛋白リン酸化酵素）という酵素の遺伝子の3′端の非翻訳領域にあるCTG反復の繰り返し回数が異常に長いことが原因である．またDM2は，第3染色体長腕の*ZNF9*（zinc finger 9）という遺伝子のイントロン1中にあるCCTG反復が異常に長いことが原因である．日本人のDM2発症はきわめてまれなので，以後DM1のみ述べる．正常人ではCTG反復は5から37回である．50回以上で症状が出始める．重症例では数千回の反復がある．母親からの遺伝は父親からのそれに比して重症となる傾向があり，特に先天性の症例はほぼすべて母親からの遺伝である．また世代を重ねるとより重症となり，かつ発症が早まる．

異常に長いCTG反復がこの病気を起こす機序としては，1. *DMPK*の翻訳効率低下による翻訳産物（DMPK）の量的不足，2. *DMPK*付近にあるほかの遺伝子の転写効率の低下，3. *DMPK*の転写産物（pre-mRNA）上の異

常に長いCUG反復にいくつかのRNAスプライシング関連蛋白が結合し機能しなくなるため，塩素イオンチャネル1，インスリン受容体，心筋トロポニンT，タウ蛋白などのRNAスプライシングが異常になり，その結果異常蛋白が産生される，といった3つの説がある．*DMPK*の機能はよくわかっておらず，その欠損のみで筋緊張性ジストロフィーの症状が出るとは考えられていない．おそらく上記3機序いずれもが，この病気の多彩な症状に寄与していると考えられている．

1 患者さんの訴え

先天性の症例は，筋トーヌスが低下したfloppy infantである．この病気ではどの年齢でもミオトニアを伴うのが普通であるが，例外的に新生児期にはミオトニアはない．幼児，学童期の発症もある．筋力低下，言語不明瞭，精神運動発達遅滞，心筋伝導障害で気づかれることが多い．成人発症の場合，筋力低下，ミオトニアを訴える例も多いが，不整脈，過敏性大腸，呼吸障害，日中の眠気が初発症状であることも少なくない．女性ではfloppy infantの出産ではじめてこの病気が指摘されることがある．高齢発症者はだいたい軽症例がたまたま，あるいは子孫の発症を契機としてみつかったものである．

2 診察所見の要点

軽い眼瞼下垂と顔面筋力低下（斧状顔貌とよばれる）は初期からみられるが，患者は自覚していないことが多い．頸部屈曲筋力低下も初期からあって頭を起こせないことを訴える．しかし胸鎖乳突筋の萎縮は後になってから現れる．咽頭筋の筋力低下があると鼻声となる．通常の筋疾患とは異なり，筋の萎縮は遠位部に強い．握った手を開くのに時間がかかる（grip myotonia）ことは多いが必発ではない．母指球や舌を叩くと，持続性の筋収縮（percussion myotonia）がみられ，こちらの方がほぼ必発である．咬合不全がしばし認められる．白内障は軽症のものも含めれば，ほとんどの症例に認められる．心筋障害，過敏性大腸が問題になることがある．軽度の認知機能障害は多い．男性の場合は，前頭部の脱毛や睾丸の萎縮がある．耐糖能異常も多い．

3 検査所見

筋電図では針を刺入したり，動かしたりすると誘発され，スピーカーを通して聞くと急降下爆撃音（dive bomber sound）と形容される持続性の高頻度放電が特徴的であるが，必ずしも全症例に陽性ではない．今日では遺伝子診断がもっとも信頼が置ける．

4 治療

特異的な治療法はない．握った手がすぐ離れないことがたいへん困るという場合は，たとえば塩酸プロカインアミドなどナトリウムチャネルブロッカーを投与する．しかし，実際に問題なのは遠位筋の筋力低下であることが多いので，上記薬剤は筋力低下をきたしむしろ有害なこともある．白内障，眼瞼下垂に対し手術が必要になることがある．不整脈のため心臓ペースメーカーの設置もされる．

D. 周期性四肢麻痺

周期性四肢麻痺とは，四肢に弛緩性の麻痺が発作性反復性に出現する疾患をいう．原発性ないし家族性周期性四肢麻痺の多くがチャネル遺伝子の異常によることがわかっている．続発性周期性四肢麻痺のうち甲状腺機能亢進症に伴うものは日本人男性に多く，病態も特殊であるので後述する．原発性アルドステロン症，腎尿細管疾患，薬剤などによる低カリウム血症によっても周期性四肢麻痺といえなくもない脱力発作が出現するが，薬剤の中止や低カリウム血症の補正により血清カリウム値が正常化するにつれ，消失あるいは改善する．正常筋が細胞外カリウム低値により弛緩性麻痺に陥る理由は理解しやすい．カリウムの平衡電位が過分極側にずれるため膜電位が過分極し，終板電位による脱分極では活動電位の閾値に達し得なくなるためである．原発性周期性四肢麻痺における弛緩性麻痺の発生機序はそれほど単純ではなく，後述するように今なお不明な点が多い．

1. 原発性（家族性）周期性四肢麻痺

1 低カリウム血性

家族性の中では最も多い．思春期初発が多いが重症例では幼児期に初発す

ることがある．常染色体優性遺伝形式をとるが女性の浸透率は低い．脱力発作はときに重症化し，持続時間が数時間から数日と長いのが特徴である．発作時血清カリウム値が3.0 mEq/l 以下になり経口カリウム摂取で脱力改善がみられることが特異的な所見である．しかしそれらがないからといってこの病気を否定はできない．発作の誘発因子は激しい運動後の休息，炭水化物大量摂取，アルコール摂取などである．30～40歳代から近位筋の恒常的障害（ミオパチー）である筋力低下が自覚されるようになってくるが，進行は緩徐である．ミオトニアはない．

大半がL型カルシウムチャネルα1Sサブユニットをコードする *CACNLA3* 上の変異による．10%程度が電位依存性ナトリウムチャネルをコードする *SCN4A* 上の変異による．15%位の症例で原因遺伝子が不明である．いずれの場合も変異筋は細胞外低カリウム環境にさらされると正常筋のように過分極せず逆に若干脱分極する．この理由は十分説明されていない．またなぜこの病気で低カリウム血症を起こす傾向があるのかもわかっていない．カルシウムチャネルの異常がなぜ弛緩性麻痺を起こすのかも十分には説明されていない．ただこの病気を起こす変異ナトリウムチャネルは通常より少ない脱分極で不活性化を起こしてしまうことがわかっており，低カリウム血症によりいくらか脱分極した変異筋線維は非常に活動電位を発生しにくい状態にある．少なくともナトリウムチャネル異常の場合，このことで弛緩性麻痺を説明できる．

2 高カリウム血性

10歳以下初発が多い．常染色体優性遺伝で浸透率は高い．脱力発作は通常1～4時間で終わるが，時に重症化する．発作時血清カリウム値が5.0 mEq/l 以上に上昇していることが多いが正常のこともある．発作の誘発因子にはいくつかあるが，カリウム負荷によることが多い．そのほか発作の誘発因子としては運動後の休息，ストレス，空腹，筋の冷却などがある．少数に肉眼的なミオトニアがあり，多くに電気生理学的検査上のミオトニアを認める．年齢とともに発作の頻度は減少するが恒常的なミオパチーが出現するようになってくる．

電位依存性ナトリウムチャネル遺伝子 *SCN4A* 上の変異がこの病気の原因になっていることが多い．低カリウム血性のものを起こすチャネル異常と異なり，この病気を起こす異常ナトリウムチャネルは速い不活性化が不完全である．これが活動電位の発生時に余計な内向きナトリウム電流をもたらし，安静時においても筋線維は慢性的に正常静止膜電位より数十 mV 脱分極したレベルになる傾向がある．自発的にあるいは外的要因でいったんこうした状態になると，正常チャネルを含めほとんどのナトリウムチャネルが不活性化してしまい，膜の興奮性が消失して弛緩性麻痺となる．

3 アンダーセン-タウィル（Andersen-Tawil）症候群

周期性四肢麻痺，心室期外収縮，異形症を 3 徴とする常染色体優性遺伝形式の疾患であるが，浸透率は高くなく 3 徴がそろわない症例も多い．脱力発作は 20 歳以下で初発し，発作時低カリウム血症がみられることが多いが，カリウム値が正常あるいは高値のこともある．発作の頻度は低い．運動で誘発されることがある．軽症の恒常的ミオパチーが半数程度にみられる．耳の低位，両眼隔開離，小顎，指の変形などがみられる．QT 延長症候群は多くの症例にみられ，一部の症例では危険である．

内向き整流カリウムチャネルをコードする *KCNJ2* 上の変異および欠失が原因として報告されている．日本人の報告例もある．変異チャネルはドミナントネガティブ効果をもち，変異および正常チャネルが混在する骨格筋，心筋で内向き整流カリウム電流は著減している．この電流は骨格筋では静止膜電位の形成および筋横細管からのカリウムイオンの再吸収に役立っているので，その減少により筋は脱分極し弛緩性麻痺を起こす．また心筋ではこの電流はプラトー相を終わらせる効果をもつので，その減少により QT 延長をきたす．

4 治療

低カリウム血性ではカリウム補充や少量の食事を頻回にとる，炭水化物の大量摂取を避ける，などして低カリウム血症を避ける．高カリウム血性ではカリウム摂取を減らし，高カリウム血症をきたす薬剤や飢餓を避ける．アンダーセン-タウィル症候群ではサイアザイドなどカリウム排泄性の薬剤は

QT延長を悪化させるので避けるべきであるが，かといってカリウム補充が発作予防に有効である証拠はない．炭酸脱水素酵素阻害剤は，機序不明ながら上記3型の発作予防に有効なことが多い．ただしナトリウムチャネルの異常による低カリウム血性のものを増悪させたという報告もある．

2. 甲状腺機能亢進による周期性四肢麻痺

アジア人，北米・南米のインディアン（インディオ）の男性の甲状腺機能亢進症患者の5～10%にみられる．女性や白人ではこの比率は0.1%程度とされる．遺伝子異常は知られていない．麻痺の発作は，原発性低カリウム血性に似ている．発作中の血清カリウム値は低下しており，低下の度合いと重症度は相関がある．甲状腺機能亢進症の症状が先行することが多い．しかし，甲状腺機能亢進症状が前景に立たないことがあるので，周期性四肢麻痺の症状をみたら甲状腺ホルモンの測定をする必要がある．甲状腺機能亢進症に対する治療で周期性四肢麻痺も改善する．過剰甲状腺ホルモンにより筋線維のナトリウム／カリウムポンプの活動が異常に高まり，カリウムイオンの筋線維内への移動が起こるため弛緩性麻痺が起こるという説がある．

E. 甲状腺機能低下症に伴う筋障害

筋障害は甲状腺機能低下症の30～80%にみられるとされる．通常，症状は軽いがまれに近位筋優位の筋萎縮を起こし多発性筋炎様と形容されることがある．きわめてまれには誘因なくあるいはHMG-CoA還元酵素阻害剤（スタチン類）服用を契機として横紋筋融解を起こす．筋肥大が目立つ場合ホフマン（Hoffmann）症候群とよばれる．

1 患者さんの訴え

軽い筋力低下，筋のこわばり，筋痛，つりを訴える．多くの場合筋萎縮は目立たず，筋肥大，筋硬結がある．重症例で著明な筋力低下，筋萎縮を訴える．

2 診察所見の要点

筋収縮の弛緩に遅延があり，特にアキレス腱反射を調べるとその収縮や弛緩が遅延しているのがわかる．逆に，この所見をみたらすぐ甲状腺ホルモン

の測定をするとよい．myoedema といって，筋をハンマーで叩くとその局所の隆起がみられる現象も認められることがある．これ以外に声が太い，寒さに弱く冬がつらいなどの甲状腺機能低下症の症状を有する．

3 検査所見

血液検査では甲状腺ホルモン低値，TSH 高値，コレステロール高値などをみる．CK は軽症例では正常から高値までさまざまであるが，重症例では著明に高値となる．基礎に橋本甲状腺炎がある場合が多いので抗サイログロブリン抗体（TgAb），抗甲状腺ペルオキシダーゼ抗体（TPOAb）が陽性になることが多い．筋電図で筋原性の変化がみられる．

4 治療

甲状腺ホルモンを少量から投与する．老人で心疾患を有する場合などは，ゆっくり増量する必要がある．重症例では急速な補給が必要な場合がある．

F．アルコールミオパチー

急性のアルコールミオパチーは大酒をしばらく続けたり，禁酒後急に大酒した場合発症する．肩甲帯および腰帯に筋痛が急に出現し，さまざまな程度の脱力が起きる．血清 CK は半数程度で上昇する．通常は禁酒，安静，補液にて改善するが，ミオグロビン尿症，尿細管壊死から急性腎不全に陥る症例では透析などが必要になる．

慢性のアルコールミオパチーは大酒家にみられる．発症するための生涯飲酒量の目安は純エタノールにして体重 1 kg 当たり 10 kg 以上である．これは体重 70 kg の人でウィスキーにして約 2500 本，ビールでは約 22000 本，日本酒では約 26000 合となる．近位筋の進行性の筋力低下，筋萎縮を呈する．禁酒，栄養補給で改善する．

Part2 神経内科領域の主要疾患

第2章 神経筋接合部の病気

A. 重症筋無力症

　重症筋無力症は神経筋接合部の異常により神経の興奮伝達が障害されて起きる．神経筋接合部の伝達物質はアセチルコリンである．正常では，シナプス前膜上の伝達物質放出部位に対置するシナプス後膜上の部位にアセチルコリン受容体が豊富に分布している．この受容体はチャネル型で，アセチルコリン結合により開口し終板電位を発生させる．受容体部位の間にシナプス2次間隙とよばれるシナプス後膜の陥凹があり，そこにはアセチルコリンエステラーゼが発現している．放出されたアセチルコリンは最終的にはアセチルコリンエステラーゼで酢酸とコリンに分解され，シナプス前細胞に回収される．重症筋無力症の80〜90％でアセチルコリン受容体に対する抗体が陽性である．最近ではこの抗体が陰性であっても，筋特異的チロシンキナーゼ（MuSK）というアセチルコリン受容体関連蛋白に対する抗体が認められる場合があることがわかっている．おそらくこの病気の本態は，ほとんどがこうした液性免疫を介するシナプス後膜の破壊であろうと考えられている．破壊されたシナプス後膜ではアセチルコリン受容体は減少し，正常のシナプス後膜の構造が失われシナプス間隙が開大している．

1 患者さんの訴え

　眼瞼下垂，複視，構音嚥下障害，呼吸障害，四肢近位筋力低下などを訴える．易疲労性，症状の日内変動，眠った後の症状改善がないか聞きだすようにする．アミノグリコシド，フェニトインなどの薬物，月経，妊娠，感染などによる症状増悪を訴えることがある．

2 診察所見の要点

 眼瞼下垂，複視は初期で50％，全経過を通じると90％に認められる症状で，一見はっきりしない場合も眼球を何度も左右に往復させるとはっきりすることがある．10％程度が眼筋型といって症状が眼筋に限定しているが，その他の症例は眼筋以外に症状を認める．咽頭筋力低下により鼻声，嚥下障害が出現する．顔面筋も侵され，しばしば笑うと犬が牙を出してうなる（snarl）ようにみえることがあるが，これは上口唇の挙上筋力が保たれるわりに口角を外側に引く力が弱いためである．次に呼吸筋も侵されやすい．座るとすぐ改善してしまう起坐呼吸，横隔膜の奇異性運動はこの病気の呼吸筋障害の特徴である．四肢筋は侵されにくいが重症例では筋力低下をみる．

 眼筋の症状に関して脳幹障害との鑑別が問題になる．動眼・滑車・外転神経障害および核間性眼筋麻痺の組み合わせではどうしても説明できないような外眼筋障害をみた場合で，しかもほかに筋力低下以外の症状がない場合この病気を考える．動眼神経麻痺で眼瞼下垂があれば通常内眼筋麻痺もあるので，眼瞼下垂があって瞳孔反応には異常がない場合はやはりこの病気を考える．

3 検査所見

 テンシロンテスト：抗コリンエステラーゼ剤であるエドロホニウム2～10 mg静注することにより，臨床症状（特に複視や眼瞼下垂）の改善を観察する（注：テンシロンは米国での商品名である）．

 反復筋電図：末梢神経を電気的に反復刺激し，支配筋の複合筋活動電位（CMAP；M波）を測定する．この病気では，1～3 Hzの低頻度刺激に際し一発目の振幅はほぼ正常だが，後続の刺激に対する反応は10％以上低下する（waning）．正常でも1～3 Hz程度の反復刺激をすると，後続刺激に対する伝達物質放出確率は一発目のそれに比べ若干低下し終板電位もそれにつれて低下するが，もともと終板電位が筋収縮の閾値より十分高い（安全率が高い）ためその程度の低下は筋収縮には影響しない．重症筋無力症ではこの安全率が低くなっているので，終板電位が少し低下するだけで収縮しない筋が無視できないくらい出現し，waningが起きる．

抗アセチルコリン受容体抗体価の測定：この疾患に特異的なものである．しかし重症度と実測値は必ずしも平行せず，眼筋型ではその陽性率があまり高くない．

　その他：もしこの病気であるとわかった場合は必ず縦隔 CT または MRI を行う．胸腺腫が認められることがあり，その後の治療が異なる．また甲状腺機能亢進症の合併も多いので甲状腺機能も調べておく．

4 治療

　とりあえず，特に軽症例には，抗コリンエステラーゼ剤の投与が行われる．シナプス間隙に放出されたアセチルコリンの分解を抑制し終板電位を底上げする．重症筋無力症ではどのタイプにも有効であるが，根治療法ではないので早晩ほかの治療を要する．1日のうちの症状の推移をよく聴取し，その症状が軽減するように抗コリンエステラーゼ剤の量，服薬時間を調節する．作用時間が短く，副作用も少ないため臭化ピリドスティグミンがよく使われる．

　中等症以上で，抗コリンエステラーゼ剤によるコントロールが難しければ経口ステロイド剤が必要になる．大量投与では初期増悪が高率に起きるので，通常漸増法が用いられる．プレドニゾロンで 10 〜 20 mg/日からはじめて 60 mg/日まで増量できる．免疫抑制剤の併用も効果がありステロイドの内服量を軽減できるが，効果が出るのが遅いのでやるのなら早めに開始する．アザチオプリンが安全性の点からよく使われる．

　プラズマフェレーシスや免疫グロブリン静注も有効で即効性がある．ただし効き目は短い．即効性が求められる場合のオプションである．

　もし胸腺腫があれば，絶対的に摘出手術の適応である．胸腺腫がない場合でも純粋な眼筋型以外は胸腺の摘出手術を早期に行うことがすすめられる．術前に重症筋無力症をよくコントロールしておくことが肝要であり，必要に応じてプラズマフェレーシスや免疫グロブリン静注が行われる．手術により 80〜85％で長期的な改善がある．多くの場合術後もステロイド内服が必要である．通常は漸減可能で，中にはまったく服薬が不要になる場合もある．

B. ランバート-イートン（Lambert-Eaton）症候群

　循環血液中の抗体を介する液性免疫的機序により，末梢の神経末端の電位依存性カルシウムチャネルが不可逆的に障害されることがこの病気の本態である．重症筋無力症と異なり，シナプス後膜の破壊，機能障害はない．シナプス前膜からの神経伝達物質の放出は，電位依存性カルシウムチャネルからのカルシウム流入に依存する．したがって，この病気では神経筋接合部でのアセチルコリン放出が低下し，脱力が生じる．また末梢自律神経のシナプス伝達も侵され，口渇などの自律神経症状も80％程度の症例でみられる．脱力は近位筋，体幹に強い．脳神経領域の脱力も生じうるが通常軽度で一過性である．最大筋収縮後，一過性の脱力の改善をみることがこの病気の特徴である．改善の後，脱力はさらに悪化する．持久力のなさが明らかである場合が多い．

　この病気の約60％に肺の小細胞癌が合併する．この場合は癌に対する免疫反応によりこの病気の原因抗体が出現すると考えられている．ほとんどの場合，癌の発見よりLambert-Eaton症候群の症状出現が先行する．癌がない場合も，自己免疫疾患が合併する率が高い．

　電気生理学的検査の診断的価値は高い．通常CMAPの振幅は著明に低下している．反復筋電図を行うと低頻度（10 Hz以下）では振幅の漸減，高頻度（10 Hz以上）では振幅の漸増（waxing）をみる．waxingは高頻度刺激により神経終末内にカルシウムの貯留が起こり，アセチルコリン放出確率が増加することを反映している．

　プラズマフェレーシスや免疫抑制治療により，一過性の症状改善を期待できる．多くの場合，癌の発見および治療が重要である．抗コリンエステラーゼ剤はほとんど効果がない．未認可であるが3,4-ジアミノピリジンという薬剤は末梢での神経終末の活動電位到達時の脱分極を増強しカルシウム流入を増加させ，症状を改善する効果がある．

Part2 神経内科領域の主要疾患

第3章

末梢神経の病気

末梢神経疾患の分類を**表8**に示す.

表8 末梢神経：主な末梢神経障害

Ⅰ．免疫異常に伴うもの
　　ギラン・バレー症候群
　　慢性炎症性脱髄性多発神経根ニューロパチー
　　多巣性運動ニューロパチー
　　M蛋白血症に伴うニューロパチー
　　　　良性IgM-M蛋白血症に伴うニューロパチー
　　　　良性IgG-およびIgA-M蛋白血症に伴うニューロパチー
　　　　ワルデンシュトレーム・マクログロブリン血症に伴う
　　　　　ニューロパチー
　　POEMS症候群
　　その他
　血管炎に伴うもの
　　　　原発性血管炎に伴うもの
　　　　　　結節性多発動脈炎
　　　　　　チャーク-ストロース症候群
　　　　　　ウェゲナー肉芽腫症
　　　　続発性血管炎に伴うもの
　　　　　　膠原病による血管炎
　　　　　　C型肝炎に伴う血管炎
　　　　　　ウイルス感染に伴う血管炎
　　　　　　サルコイドーシスによる血管炎
Ⅱ．感染によるニューロパチー
　　HIV感染によるニューロパチー
　　帯状疱疹/水痘ウイルス感染によるニューロパチー
　　ライム病
　　その他

Ⅲ．全身疾患に伴うニューロパチー
　　糖尿病性ニューロパチー
　　尿毒症性ニューロパチー
　　その他
Ⅳ．ビタミン欠乏性ニューロパチー
　　ビタミン $B_{1,3,6,12}$ 欠乏性
　　ビタミンE欠乏性
Ⅴ．重金属によるニューロパチー
　　水銀によるもの
　　砒素によるもの
　　鉛によるもの
　　タリウムによるもの
　　その他
Ⅵ．薬剤性ニューロパチー
　　抗がん剤によるもの
　　イソニアジドによるもの
　　抗マラリア薬によるもの
　　抗原虫薬によるもの
　　その他
Ⅶ．遺伝性ニューロパチー
　　シャルコー-マリー-トゥース病
　　家族性アミロイド多発ニューロパチー
　　その他
Ⅷ．圧迫によるニューロパチー

A．ギラン-バレー（Guillain-Barré）症候群

　急性の弛緩性麻痺の原因として最も多いものである．典型的には下痢，上気道感染などが先行し，その1～2週間後に両下肢の脱力が出現する．脱力の範囲は上行し，4週間程度で進行が止まる．いくつかの亜型があるが，大多数は急性炎症性脱髄性多発ニューロパチー（AIDP）とよばれるタイプである．これは主に末梢神経の脱髄をきたす．中国と日本の小児から若年成人に多い急性運動軸索ニューロパチー（AMAN）は運動神経のみの軸索を侵す比較的予後のよいタイプである．急性運動感覚軸索ニューロパチー

(AMSAN) は運動および感覚神経の軸索を侵し，予後の悪いタイプである．外眼筋麻痺，失調，反射消失を3徴とするミラー-フィッシャー (Miller-Fisher) 症候群 (MFS) も本症候群の亜型の1つである．ほかにまれながら急性の汎自律神経障害をきたすタイプ，純粋に失調のみのタイプ，純粋に球麻痺のみのタイプ，球麻痺と頸部および上腕筋麻痺を呈するタイプなどもある．これら相互の移行型もあり得る．

1 患者さんの訴え

多くの症例で，急性ないし亜急性に下肢の脱力が生じ進行するため来院する．MFSでは通常四肢の麻痺はなく，物が二重にみえる，目が動かない，まぶしいなどの訴えではじまるが，四肢麻痺を伴う例もある．こうなる1～2週間前に上気道炎や下痢などがあったことが多い．

2 診察所見の要点

運動麻痺は対称性であり下肢優位に認められることが多い．呼吸筋や脳神経領域は麻痺が下肢から上行していってはじめて侵されることが多いが，最初から脳神経領域や上肢の麻痺が主であるタイプもある．四肢の深部反射は低下ないし消失することが多い．AMANや純粋なMFSなど一部を除いて，感覚障害は軽度ながらあるのが普通である．自律神経障害（起立性低血圧や排尿障害）は通常あっても軽度である．

3 検査所見

髄液検査では，細胞数は正常で蛋白が増加する（蛋白細胞解離）．ただ発症当初は蛋白細胞解離が認められず，数日してから蛋白が上昇しはじめることが多い．末梢神経伝導速度検査では，脱髄が主体の場合伝導速度の低下や伝導ブロックが認められる．軸索障害のある場合M波，S波の振幅の低下を認める．神経根障害を反映してF波の潜時の延長や出現率の低下をみることが多い．

ミエリンや軸索の表面にある糖脂質であるさまざまなガングリオシドに対する抗体が血中で増加している例が多い．そうした抗体が認識する抗原のパターンと病型との対応は必ずしも明確ではないが，特にMFSでは抗GQ1b抗体および抗GT1a抗体陽性率が90％以上である．またAMANではGM1,

GD1a，GM1b，GalNAc-GD1a に対する抗体陽性率が高い．

先行感染は *Campylobacter jejuni*, *Haemophilus influenzae*, サイトメガロウイルス，EB ウイルス，マイコプラズマのいずれかであることが多く，これらの病原体に対する抗体価が上昇していることが多い．

4 治療

重症で呼吸筋にまで麻痺がおよんでいるものについては，呼吸管理などの全身状態の管理が重要である．

進行の阻止と速やかな回復のためには，1 日につき体重 1 kg あたり 0.4 g の免疫グロブリンを 5 日間点滴静注する治療が第一選択である．プラズマフェレーシスはそれに次ぐ効果があるとされるが，軽症から中等症で 2 回，重症例で 4 回程度繰り返す必要があり，費用と人手がかかる．ステロイドは内服，静注ともにまったく効果がない．

早期のリハビリが望ましい．多くは社会復帰までに 3 カ月以上かかる．予後不良を推測する因子としては高齢，極期での重症度（特に人工呼吸器の必要性）などがあげられる．AIDP の場合には，罹患神経刺激による複合筋活動電位（CMAP）の振幅が低いほど予後が悪い傾向がある．病型によっても予後は異なり，同じ軸索障害型でも AMAN は予後がよく，AMSAN は悪い．純粋な MFS は完全に回復することが多い．

5 補足

抗ガングリオシド抗体が高率に陽性で免疫グロブリン静注やプラズマフェレーシスが有効であることから，抗ガングリオシド抗体に代表される自己抗体の出現が本症候群の発症に関与していることは確実である．もともと正常人血中にもこれら抗ガングリオシド抗体は低力価ながら認められるものである．そのこと自体はヒトの抗体レパートリー中にそういうものもあるというだけで，自己に対する攻撃性は意味しない．つまり正常では自己に対する寛容が成立している．本症候群でその寛容が破綻するのは，*Campylobacter jejuni* などの先行感染病原体上のリポオリゴ糖による感作が起きるからという説が有力である．本来別物であるリポオリゴ糖とガングリオシド類とは抗原性がよく似ている（分子模倣）ため，こういった現象が起きると考えられ

ている．ただし同じ病原体に感染しても本症候群を起こすのはごく少数例であり，なぜそうした少数例で感作が起こってしまうのかはよくわかっていない．

B. 慢性炎症性脱髄性多発神経根ニューロパチー
（chronic inflammatory demyelinating polyneuropathy：CIDP）

2カ月以上にわたり，進行性あるいは再燃性の運動障害と感覚障害を示す病気である．典型的には四肢の左右対称性の運動および感覚障害を示す．脳神経の症状はないかあっても軽微で，四肢の深部反射は低下ないし消失するが，こうした典型例は半数程度である．残りの半数は純粋に運動線維のみを侵したり，症状に顕著な左右差があったり，脳神経が侵されたり，と多彩な症状を呈す．髄液は蛋白細胞解離を示すことが多い．電気生理学的検査では末梢神経伝導速度の低下，M波の遠位潜時の延長，伝導ブロック，F波の潜時延長または出現率低下などをみる．

治療としては，プレドニゾロンの経口投与，免疫グロブリン静注，プラズマフェレーシスが有効である．特に免疫グロブリンの静注はプレドニン，プラズマフェレーシスが無効な例にも有効であったことが報告されている．

C. 多巣性運動ニューロパチー（multifocal motor neuropathy）

免疫異常を基礎とする慢性または再発性の末梢神経障害でありながらCIDPとは別の疾患単位と考えられ，末梢運動神経の伝導ブロックを特徴とするまれな病気である．上肢に初発し，ほぼ純粋に運動障害だけを呈する．脳神経障害はまれである．少なくとも病初期には病変は非対称性で，たとえば正中神経なり尺骨神経なり名前のついた末梢神経のいくつかを侵す（多発単神経障害）．障害された神経の支配領域の筋力低下，筋萎縮を認める．筋肉が自発的にぴくぴくと動く線維束攣縮や筋の有痛性痙攣もよくみられる．一般に，ある部位で運動神経の伝導ブロックがあることは，その部位の遠位側と近位側でその神経を刺激して得られたM波の振幅の比較において，近位刺激によるものが遠位刺激によるものに比べ顕著に（50％程度）小さい

ことで示される．肘頭など物理的な絞扼部位では，この病気に限らず伝導ブロックが認められることが多い．ところがこの病気では特に絞扼部位以外で伝導ブロックが認められる．上記の症状があり運動神経の伝導ブロックが2本以上の末梢神経において絞扼部位以外で認められ，かつ同部位の感覚神経の伝導に異常がない場合，この病気であることは確定的である．髄液蛋白は正常ないし軽度上昇する．半数程度で血清抗GM1抗体が陽性となる．一部には抗GD1a抗体陽性例もある．

　免疫グロブリン静注が治療に有効である．経口，静注ともにステロイドは効果がない．血漿交換も無効である．免疫抑制剤が有効であったという報告がある．同じく伝導ブロックを呈する疾患にルイス-サムナー（Lewis-Sumner）症候群というものがある．これはCIDPの亜型と考えられており，下肢初発が多く，脳神経障害もまれではなく，感覚症状もあり，多くの場合ステロイドが有効，といった違いがある．

D. M蛋白血症に伴うニューロパチー

　M蛋白血症には良性のものと骨髄腫など悪性疾患に基づくものとがあるが，いずれの場合もCIDP類似の脱髄性ニューロパチーとの関連が示唆されている．

1. 良性IgM-M蛋白血症に伴うニューロパチー

　M蛋白血症に伴うニューロパチーの中ではこのタイプが最も多い．多くは慢性進行性，対称性，感覚優位で，失調，振戦を伴い，ミエリン関連糖蛋白（MAG）に対するIgM抗体が陽性であり，M蛋白血症との因果関係が強い．抗MAG抗体陽性例にはステロイドは無効であり，軽症では観察のみ，中等症以上で免疫グロブリン静注，血漿交換，免疫抑制剤を考慮する．

2. 良性IgG-およびIgA-M蛋白血症に伴うニューロパチー

　これらはIgM型と異なり，神経生検標本で免疫グロブリン沈着をみない限りM蛋白とニューロパチーの因果関係は弱い（つまり，おそらくCIDPの単なる合併）とされる．治療はCIDPの治療に準ずる．

3. ワルデンシュトレーム・マクログロブリン血症に伴うニューロパチー

ワルデンシュトレーム（Waldenström）-マクログロブリン血症は腫瘍性のIgM-M蛋白血症である．ときに抗MAG抗体陽性ニューロパチーがみられる場合があり，こちらもM蛋白とニューロパチーとの関連は深い．

4. POEMS症候群

POEMS症候群とは多発ニューロパチー，臓器肥大，内分泌異常，M蛋白，皮膚病変を症状とし通常は骨硬化性骨髄腫，まれにキャッスルマン（Castleman）病を基礎にもつ疾患である．ニューロパチーは脱髄，軸索障害の両方の成分をもつ．骨髄腫の治療が症状寛解に有効なことがある．

5. その他

クリオグロブリン血症や原発性アミロイドーシス（AL型）では，多くの場合軸索障害型ニューロパチーをきたすが，まれに脱髄性のことがある．

E. 血管炎によるニューロパチー

原発性および二次性血管炎によってニューロパチーが起きることがある．病変の分布は明らかな多発単神経炎型か，手袋靴下状であっても非対称性であることが多いが，まれに対称性の分布を取ることがある．ただしその場合も病歴をよく聴取すると病初期は多発単神経炎型で病変が重なって対称性になったことが多いので，慎重な病歴聴取が重要である．通常，急性有痛性の感覚性または感覚運動性ニューロパチーを呈する．

原発性血管炎としては結節性多発動脈炎（図36），チャーク-ストロース（Churg-Strauss）症候群，ウェゲナー（Wegener）肉芽腫症があげられる．二次性血管炎を起こす疾患としてはリウマチ性関節炎，全身性ループスエリテマトーデス，シェーグレン（Sjögren）症候群などの膠原病，C型肝炎に伴うクリオグロブリン血症，HIV，サイトメガロなどのウイルス感染，サルコイドーシスなどがある．

治療はウイルス感染によるものを除いてステロイドが第一選択である．必要に応じて免疫抑制剤を使用する．用法用量は，ニューロパチーだけでなく全身の症状を考慮に入れて決定する．ウイルス感染によるものはステロイ

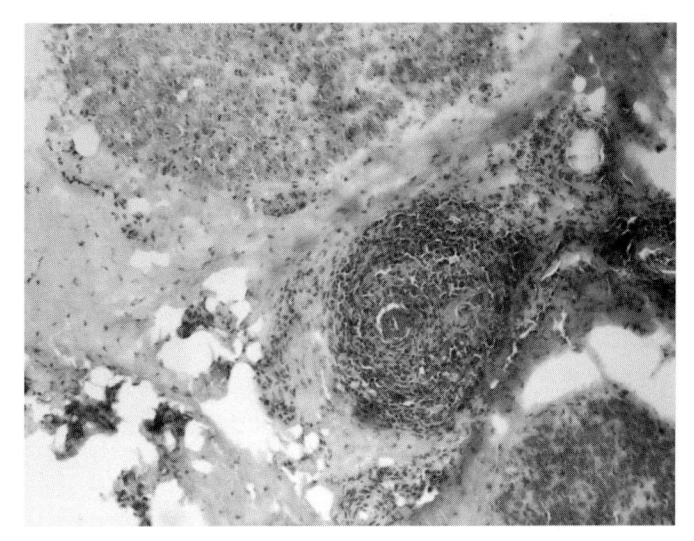

図 36 結節性多発動脈炎の神経生検所見（HE）
動脈周辺の細胞浸潤が著明である．

ドや免疫抑制剤による慢性免疫抑制を避け，病原ウイルスに対する治療を行う．ただし B 型肝炎ウイルス感染に伴う結節性多発動脈炎の場合短期間のステロイド治療が行われる．

F. 感染によるニューロパチー

1. HIV によるニューロパチー

HIV 感染は CD4 陽性リンパ球数により初期（＞ 500/μl），中期（＜ 500 かつ＞ 200/μl），晩期（＜ 200/μl）に分かれる．感染 1, 2 週間後くらいに単神経障害をきたすことがある．多くは顔面神経麻痺である．三叉神経，視神経，聴神経も侵されることがある．ほかに初期の症状としてギラン-バレー（Guillan-Barré）症候群類似のニューロパチーがときにみられる．臨床的には HIV 陰性のギラン-バレー症候群と区別がつかないが，髄液細胞数が軽度増加しているところが異なる．

中期には CIDP 類似の症状がみられることがある．これも HIV 陰性の

CIDPと臨床的に区別がつかないが，髄液細胞数は増多している．治療は免疫グロブリン静注を第一選択としステロイド，免疫抑制剤は避ける．血管炎による多発単神経炎もときにみられる．CD8陽性リンパ球のびまん性浸潤に伴うニューロパチーも中期から晩期にかけて見受けられる．髄液蛋白の著明な増加を認める．そのほか中期以降には，梅毒によるニューロパチー，クリオグロブリン血症を伴うC型肝炎ウイルスによるニューロパチー，ヒト白血病ウイルスⅠ型によるニューロパチーなどもHIV陰性人口に比べ頻度が高くなる．

晩期には30％程度の症例に下肢遠位の対称性ニューロパチーがみられる．これは痛みを伴い，小径無髄線維の障害が主体である．自律神経障害も多く合併する．晩期の2％程度の症例に，サイトメガロウイルスによるニューロパチーがみられる．

2. 帯状疱疹/水痘ウイルスによるニューロパチー

帯状疱疹（shingles, herpes zoster）と水痘（chicken pox, varicella）は同じウイルスで起きる．帯状疱疹の場合，ウイルスが後根神経節に感染して疼痛と感覚性ニューロパチーを起こす．前後して同じ神経節支配の皮膚領域に疱疹が出現する．どの神経節にも感染しうるが胸髄の後根神経節，三叉神経，顔面神経の神経節への感染が多い．特に顔面神経の膝状神経節への感染によって外耳道の疱疹，めまい，難聴，顔面神経麻痺が生じるものをラムゼー ハント（Ramsay Hunt）症候群という．治療はバラシクロビル内服またはアシクロビル静注である．

3. ライム病

ライム病はボレリアというスピロヘータの一種の感染による．マダニが媒介する．北米では虫刺されが原因の感染症の中では最も多い．日本では北海道，長野を中心に散発している．初期には刺咬部に遊走性紅斑が出現し，その後ニューロパチー，髄膜脳炎，関節炎，心筋障害など多彩な症状を呈する．マダニ刺咬の病歴と同部位の遊走性紅斑があれば診断は容易であるが，日本のボレリアは著明な遊走性紅斑を出さないことが多いので注意を要する．治療は抗生剤投与である．

G. 糖尿病性ニューロパチー

　糖尿病性ニューロパチーは先進国におけるニューロパチーとして最も多いものであり，糖尿病の合併症としても最も多い．1型および2型糖尿病はともに末梢神経障害をきたし得る．基本的にその原因は，高血糖による細胞内活性酸素増加が神経細胞障害を引き起こすことであるが，血管内皮障害を介する機序，細胞成長因子欠乏を介する機序なども働く．びまん型と局所型に大別することができる．

1. びまん型

　この型はさらに遠位対称性多発ニューロパチーと近位運動ニューロパチーとに分けられる．

　遠位対称性多発ニューロパチーは糖尿病性ニューロパチーとして最も多いタイプである．大径線維，小径線維ともに侵され，感覚・運動・自律神経症状いずれもきたし得る．感覚や運動の症状はいわゆる手袋靴下状に出現することが多い．大径線維の症状はあるとすれば運動麻痺や位置覚，振動覚の低下であるが，末期にならない限り軽微で，症状の自覚なく神経伝導速度の低下など検査所見の異常のみのことが多い．小径線維が侵されると焼けるような痛みを訴える．温冷覚低下や発汗低下，排尿障害，起立性低血圧，失神，腸管運動低下など自律神経症状も現れてくる．末期にはむしろ痛みを感じなくなる．ニューロパチーが足の潰瘍・壊疽の原因・増悪因子となる．治療は血糖のコントロールが基本である．アルドース還元酵素阻害剤がニューロパチーの改善に有効な場合がある．痛みに対しては対症的に抗うつ薬，抗てんかん薬，メキシレチンなどを投与する．発汗低下は下半身にあって，上半身はむしろ代償性に発汗亢進することが多い．特定の食物によって異常に発汗することがあるので，そういう食物は避ける．排尿障害には用手補助やドキサゾシン投与が役立つ．起立性低血圧にフルドロコーチゾンが有効であることが多い．腸管運動低下にメトクロプラミドやドンペリドンが有効である．やわらかい靴の着用や足を目視で点検することで潰瘍の防止，早期発見に努める．

近位運動ニューロパチーは，糖尿病性筋萎縮とも大腿ニューロパチーともよばれるものである．高齢者に大腿や臀部の痛みで発症し，一側の下肢近位筋筋力低下，筋萎縮が出現し反対側へも拡がるものの，遠位筋は保たれ，一相性の経過をとり，無治療で1, 2年のうちに軽快する．病変は腰仙部神経叢にあり，多くの場合血管炎と考えられる．上記のような特異な性質をもつニューロパチーは糖尿病患者において一般人口に比べ明らかに頻度が高いが，糖尿病がなくともCIDPやM蛋白血症によっても起きる．その場合それぞれの病気に適した治療により，近位運動ニューロパチーも改善する．

2. 局所型

高齢糖尿病患者に突然単神経障害がみられることがある．動眼神経，外転神経，顔面神経，正中神経，尺骨神経，腓骨神経が障害されやすい．糖尿病を基礎にした微小血管の閉塞によると考えられている．一過性の経過をとり，自然に軽快する．

糖尿病患者では手根管，肘頭，腓骨頭など絞扼部位での末梢神経障害が一般に比べ頻度が高い．治療は一般の圧迫性ニューロパチーの治療に準じて行う．上述の血管閉塞による単神経障害と区別がつきにくい場合があるので注意を要する．

H. 尿毒症性ニューロパチー

慢性腎不全患者の半数以上に多発ニューロパチーが認められる．男性に多い．糸球体濾過率が12 ml/分以下になると現れやすい．運動，感覚，自律神経いずれの症状もきたすが，初期には振動覚，温冷覚の低下がみられる．透析導入により一時的には進行が止まったり，改善すらする．尿毒症による神経細胞障害が原因と考えられるが原因物質は特定されていない．ビタミン補充やエリスロポエチン皮下注が有効なことがある．

尿毒症患者においても，手根管など絞扼部位における圧迫ニューロパチーが起きやすい．透析に伴うアミロイドーシスやシャント造設による静脈圧上昇により圧迫が助長される．日本人にはまれであるが尿毒症の合併症である腫瘍状石灰沈着症によっても圧迫ニューロパチーが起きる．

I. ビタミン欠乏性ニューロパチー

1. ビタミン B₁

　ビタミン B₁（チアミン）欠乏により末梢の症状として脚気（beriberi），中枢神経系の症状としてウェルニッケ（Wernicke）脳症（別項参照）をきたす．脚気には心不全をきたす湿性脚気（wet beriberi）と末梢神経障害をきたす乾性脚気（dry beriberi）があるが，両者が合併することもある．脚気は江戸時代までは白米を主食とする上流階級に多かった．明治に入り一般にも白米が普及したため特に軍隊で流行し，日清戦争では脚気による病死者が戦死者を上回るありさまであった．高木兼寛が栄養障害と断定し，海軍では早く麦飯を取り入れ犠牲者を減らした．陸軍では感染症説にこだわる森林太郎（鴎外）らが白米に固執したため，いたずらに犠牲者を増やした．現代でも偏食者やアルコール多飲者の中に脚気になる者がいる．末梢神経障害は手袋靴下型で灼熱感を伴い遠位筋の筋力低下，筋萎縮を呈する．軸索障害が主である．治療はビタミン B₁ 製剤の静注，経口投与である．回復は遅く不完全なことが多い．

2. ビタミン B₃（ナイアシン）

　ビタミン B₃ であるナイアシン（ニコチン酸）欠乏により皮膚の角化過剰，胃腸障害，末梢神経障害，脳症などを主徴とするペラグラという病気になる．ただしナイアシンはトリプトファンから生合成されるので，トリプトファン含量が少ないとうもろこし主体の食事を続けでもしない限り発症しにくい．日本での発症はまれである．ナイアシンの補充のみでは改善せず，同時にチアミンとピリドキシンの補充が必要である．

3. ビタミン B₆

　ビタミン B₆（ピリドキシン）はヒトでは腸内細菌が合成するので通常欠乏しない．抗結核薬であるイソニアジド投与時に排泄が亢進して欠乏する．軸索障害性の感覚優位ニューロパチーをきたす．治療はピリドキシン補充である．

4. ビタミン B$_{12}$

ビタミン B$_{12}$ (コバラミン) 欠乏性ニューロパチーは亜急性連合性変性症 (別項参照) の部分症状である．葉酸 (ビタミン M または B$_9$) 欠乏でも亜急性連合性変性症をきたすことがある．

5. ビタミン E

ビタミン E (トコフェロール) は吸収不良がない限り偏った食事でも欠乏することはめったにない．食餌中のビタミン E は脂溶性なので，無 β リポ蛋白血症，胆汁うっ滞などがあると吸収不良となり欠乏する．ビタミン E 欠乏は中枢神経では脊髄小脳変性症を起こすが詳細は別項に記す．末梢神経障害は軸索障害性で感覚，運動ともに侵される．水溶性ビタミン E 投与で末梢神経障害は改善する．

J. 重金属によるニューロパチー

1. 水銀

水銀中毒には有機水銀によるものと無機水銀によるものがある．無機水銀中毒では主に腎尿細管が障害され，末梢神経障害は通常軽微である．有機水銀中毒の方がより重篤である．わが国の集団有機水銀中毒として有名なのは水俣病である．中枢神経障害が著明であるが，感覚性ニューロパチーも起きる．

2. 砒素

砒素は急性中毒の場合，消化管および腎障害で死に至る．慢性中毒ではそれらが目立たず，皮膚炎，末梢神経障害などをきたす．砒素はさまざまな金属，化合物に微量に含まれており，それらを扱う人々に慢性中毒が起きやすい．

3. 鉛

亜急性鉛中毒によるニューロパチーでは，橈骨神経領域の純粋な運動麻痺を呈することが多い．これはほかの多くの中毒性ニューロパチーが感覚優位で手袋靴下状の症状分布をとることと対照的である．慢性鉛中毒では普通の中毒性ニューロパチーと変わらない症状・経過をとることが多い．亜急性鉛

中毒は仙痛性腹痛，運動優位のニューロパチーなどポルフィリン症と類似点が多く，鉛の直接的な毒性よりポルフィリン代謝に与える影響を介する間接的な毒性の方が主だという説があるが，未解明な点が多い．

4. タリウム

タリウムは重金属の中で最も毒性が強い．無色無臭で殺鼠剤として使われる酢酸タリウムなどの化合物は劇物扱いであるが，入手が著しく困難というわけではない．過去に誤嚥事故が散発し，最近でもタリウムを用いた殺人事件があった．多発ニューロパチーを起こす．

K. 薬剤性ニューロパチー

抗腫瘍薬の開発・実用に伴い，それらの使用による末梢神経障害が問題となることが増えてきた．さかんに分裂する腫瘍細胞の分裂過程を阻害することで抗腫瘍性を発揮する薬剤が，皮肉にもほとんどまったく分裂しない末梢神経を障害する．ビンクリスチン，パクリタクセル，ドセタクセルなどはチュブリンの重合を抑制することで細胞分裂を阻害するが，同じ作用により軸索輸送も阻害し末梢神経障害を起こす．シスプラチン，オキザリプラチンはプラチナ付加DNAを形成してDNA複製および転写を阻害するが，現時点で不明な機序によって軸索輸送を阻害する．こうした薬剤による末梢神経障害は薬剤中止後軽快するが，ときに後遺症を残す．重篤な末梢神経障害により抗腫瘍薬の量が制限され治療が不十分になるおそれがある．グルコン酸カルシウム液，塩化マグネシウム液の静注，amifostine，グルタチオン，グルタミン投与が末梢神経障害予防に効果があったという報告がある．

そのほか，抗結核薬のイソニアジド，抗マラリア薬のクロロキンやダプソン，抗原虫薬のメトロニダゾール，過剰量のビタミン B_6 によっても末梢神経障害が起こる．

L. 遺伝性ニューロパチー

遺伝子異常に基づくニューロパチーには多種多様なものがあるが，シャルコー-マリー-トゥース（Charcot-Marie-Tooth）病とその類縁疾患，家族性

アミロイド多発ニューロパチーは重要である．遺伝性脊髄小脳変性症，白質ジストロフィーなどでもニューロパチーをきたすがそれらは別項にて述べる．

1. シャルコー-マリー-トゥース病（Charcot-Marie-Tooth disease：CMT）

　幼年期発症の緩徐進行性遠位筋萎縮，くぼみ足，深部反射消失を特徴とする遺伝性疾患の総称である．遺伝性のニューロパチーでは最も多い．多くは常染色体優性遺伝形式をとるので，家系内に同病をもつものがいることが多いはずである．だが発端者以外の家系内有病者がしばしば軽症で，発端者が一見孤発例にみえることがある．また突然変異によるものもあり，家族歴が明らかでない場合がしばしばある．現在までに24種類以上の多様な遺伝子異常が報告されており，非常に雑多なものを含む疾患概念である．

　主なものとして以下の6型があげられる．

1）CMT1

　常染色体優性遺伝で末梢神経伝導速度が四肢対称性に均一に低下（38 m/s 以下）しているものがこの範疇に入る．脱髄性といえる．シャルコー-マリー-トゥース病の中でもCMT1が最も多いのであるが，その中でも最も多い（6割から9割）のがCMT1Aとよばれるものである．末梢性ミエリン蛋白-22（PMP22）の遺伝子を含む染色体領域17p11.2の重複またはPMP22遺伝子の点変異による．CMT1Bはミエリン蛋白-0（P0）遺伝子の点変異による．ミエリン蛋白以外にも軸索輸送に関連する蛋白遺伝子異常によるものもある．

2）CMT2

　常染色体優性遺伝で末梢神経伝導速度は正常か軽度低下（38 m/s 以上）する．軸索障害を主体とするものである．現在まで少なくとも7種類以上の遺伝子異常が報告されている．多くは軸索輸送に関連する蛋白の異常によるが，興味深いことにグリシルt-RNA合成酵素，熱ショック蛋白の一種（sHSP27）といった，汎用的な蛋白の遺伝子異常によるものもある．こうした一般的な蛋白の異常がどうして末梢神経に限って症状を引き起こすのかい

まだわかっていない．

3) CMTX

伴性劣性遺伝のものは，現在のところコネキシン32（gap junction beta-1 protein, connexin 32）遺伝子異常しか知られていない．男性患者の症状は比較的重い．末梢神経伝導速度はCMT1とCMT2の中間程度のことが多い．女性は通常無症状であるが，ときに女性有症状患者がいる．コネキシン32は中枢神経系の乏突起細胞にも発現しているので，誘発電位異常など中枢神経内の病変を示唆する所見もまれではなく，ときに中枢神経症状を呈する症例もある．

4) CMT4

常染色体劣性遺伝で脱髄性のものはこうよばれているが，6種類以上の遺伝子異常が報告されている．

5) デジェリン-ソッタス病（Dejerine-Sottas disease）

2歳以下で発症する重症の脱髄性ニューロパチーである．末梢神経伝導速度は著しく低下している（12 m/s 以下）．CMT1と共通の原因遺伝子をもつ症例が多く報告されているので，単にCMT1の重症型と考える向きもある．ただし原因遺伝子が特定されていない症例も多い．

6) 遺伝性圧脆弱性ニューロパチー（HNPP, tomaculous neuropathy）

これは古典的な意味でのシャルコー-マリー-トゥース病には含まれないが，原因遺伝子はCMT 1Aと同じPMP 22遺伝子であり，一部の症例は臨床的にCMT 1に似る．ちょっとした圧迫や外傷で尺骨神経，橈骨神経，腓骨神経，腕神経叢などの局所的な障害を生じる．1/3の症例にくぼみ足を認める．

1 患者さんの訴え

典型的には10歳以前に始まる垂れ足による歩行障害を訴えてくる．進行が非常に緩徐であることがほとんどであるが，まれに急性増悪をみる．デジェリン-ソッタス病ではもっと重い症状があり，しばしば末梢神経の肥厚を自覚し痛みがある．遺伝性圧脆弱性ニューロパチーでは脚を組んだり，はさみ使用時程度の圧迫で頻繁に誘発される感覚異常を訴える．

2 診察所見の要点

下肢遠位筋優位の対称性筋力低下・筋萎縮を認める．遠位部に強く近位部との差が大きい障害パターンはほとんどの症例に共通で，シャルコー-マリー-トゥース病の1つの特徴である．くぼみ足も高率に認める．四肢の深部反射は減弱・消失する．一部の病型を除き脳神経障害はまれである．

3 検査所見

末梢神経伝導速度は CMT 2 では正常ないし軽度低下程度であるが，ほかではさまざまな程度に低下する．最も大きく低下するのはデジェリン-ソッタス病である．CMT 1 の末梢神経伝導速度の低下は対称性で神経線維の長軸に沿って均一であって，伝導ブロックがないのが特徴である．

髄液検査では細胞数，蛋白ともに正常であることが多いが，ときに蛋白が 100 mg/dl 程度まで増加していることがある．

遺伝子診断が容易になってきたため，腓腹神経生検の診断的価値は低下している．家族歴があり，典型的な症状を呈し，遺伝子異常が検出された場合，腓腹神経生検の意味はほとんどまったくない．非典型例で免疫異常によるニューロパチー，特に CIDP との鑑別が困難な場合，一定の意義がある．通常，シャルコー-マリー-トゥース病の神経生検所見では著明な onion bulb 形成があり，病変はびまん性均一で，細胞浸潤はない．この点で病変が局所的で細胞浸潤のある CIDP とは対照的である．ただしシャルコー-マリー-トゥース病に自己免疫機序によるニューロパチーが合併したという報告は少なからずあり，注意を要する．これらが単なる偶然の合併なのか，あるいは遺伝子異常が免疫異常の基礎にあるのどうかは不明である．遺伝性圧脆弱性ニューロパチーの神経生検所見ではミエリンの肥厚（トマキュラ）がよくみられるが，ないこともある．

4 治療

根本的な治療法はなく，垂れ足や足の変形に対して装具を作るなどして日常生活動作の改善を図る．上述の免疫異常によるニューロパチーの合併ないし重畳が疑われる場合，ステロイドや免疫グロブリンの投与を考慮する．

2. 家族性アミロイド多発ニューロパチー

　家族性アミロイド多発ニューロパチーを起こすアミロイド原性蛋白としてトランスサイレチン，アポリポプロティン A-1，ゲルゾリンが知られている．最も多いのはトランスサイレチン遺伝子異常によるものである．同一遺伝子内の変異であっても変異位置およびアミノ酸置換の種類によって症状はかなり異なる．病名がニューロパチーといってもあくまで全身性のアミロイドーシスなので，程度の差こそあれ末梢神経以外の臓器障害を合併することが普通である．

　臨床症状によって4型に分けられる．タイプ I は小径線維障害主体で痛みと自律神経症状が強く心不全，腎不全により10年程度で死亡する．タイプ II はより良性の経過をとる．タイプ III はタイプ I に似るが早期から腎障害がある．タイプ IV は脳神経症状が特徴である．タイプ I と II はトランスサイレチン遺伝子異常，タイプ III はアポリポプロティン A-1 遺伝子異常，タイプ IV はゲルゾリン遺伝子異常による．いずれも常染色体優性遺伝形式をとる．

1 患者さんの訴え

　タイプ I では，20歳代以上で両下肢温痛覚障害および消化管症状で発症することが多い．タイプ II は通常40歳代に手根管症候群で発症して10～20年そのままで進行せず，その後タイプ I に似た症状を呈してくる．タイプ III はタイプ I と似た経過で腎障害と十二指腸潰瘍が多い．タイプ IV は20歳代から顔面神経麻痺や外眼筋麻痺などの脳神経症状を呈するが，進行は遅く自律神経症状は少ない．

2 診察所見の要点

　タイプ I およびタイプ III では，下肢からはじまる温痛覚障害が著明で触覚や振動覚などはたもたれるという，いわゆる解離性感覚障害を呈する．下痢・便秘の交代，起立性低血圧，排尿障害，インポテンツなど自律神経障害も初期からみられる．末期には運動麻痺や深部感覚障害など大径線維の症状も出現する．硝子体の不透明化・緑内障など眼症状，貧血，腎不全，心不全も多い．タイプ II も末期には上記のような症状を呈するが眼症状，腎障害

は少ないとされる．タイプIVは（両側）顔面神経麻痺，外眼筋麻痺，格子状角膜ジストロフィー，皮膚弛緩症などを呈するが，心・腎機能障害，自律神経障害は少ない．特に両側末梢性顔面神経麻痺をきたす疾患は限られているので，それをみたらこの病気のタイプIVを鑑別の1つにあげるべきである．

3 検査所見

末梢神経伝導速度は初期には正常である．神経生検でアミロイドの沈着を認める．障害臓器にアミロイド沈着の可能性は高く，もし生検できればアミロイドを証明できる可能性がある．タイプIで腎に，タイプIVで皮膚にアミロイドをしばしば証明できる．

4 治療

致死性のタイプIに対し肝移植が行われる．トランスサイレチンは肝で産生されるので，正常肝を移植すれば変異トランスサイレチンはもはや産生されず，アミロイドーシスの進行は止まる．5年生存率が77％とまずまずの値であるが，長期的な機能予後，生命予後についてはいまだ結論が出ていない．

5 補足

トランスサイレチンは127アミノ酸からなる蛋白で，サイロキシンとレチノールの輸送に関与する．血中では四量体を形成する．トランスサイレチン遺伝子において100以上の変異と欠失が報告されているが，一部は症状を起こさない．点変異V30Mは最も多く，典型的なタイプIの症状を起こす．ところがV30MとT119Mのヘテロ接合体の人は症状が非常に軽いかまったくない．こうした人での変異トランスサイレチン四量体は安定であるとの報告がある．遺伝子異常があって将来発症する可能性が高い人でも，何らかの方法で四量体を安定化することでアミロイドーシス発症を予防できるのではないかという期待がもたれている．

アポリポプロテインA-1は脂質輸送に関与する蛋白である．アミロイドーシスを起こす変異・欠失はいくつかあるが，著明なニューロパチーを起こすのは26番のアルギニンの変異がほとんどであるといわれている．

ゲルゾリンはアクチン結合蛋白でアクチンフィラメントを切断，自ら結合し，フィラメントのさらなる伸長を阻害する．変異ゲルゾリンによるアミロイドニューロパチーは最初フィンランドで発見されフィンランド固有と考えられていたが，のちに日本，オランダ，アメリカ合衆国でも同じ点変異による家族性アミロイドニューロパチーが報告されている．また別の点変異によるものがチェコ，デンマークで報告されている．

M. 遅発性の尺骨神経麻痺

尺骨神経が肘を通過する部分で圧迫を受け，単ニューロパチーをきたすことがある．また，肘関節の骨折が変形治癒した後，外反肘になり，尺骨神経がその肘部で伸展と機械的な刺激を受け，骨折後数年から数十年たってから麻痺を起こすことがある．症状は，運動麻痺が主体で，第一背側骨間筋の萎縮や手指の細かい運動の障害が起き，自覚がなくとも診察で尺骨神経の領域に感覚障害が認められることが多い．治療は圧迫の除去である．必要なら整形外科的な尺骨神経の移動術なども行われる．

N. 手根管症候群

正中神経が手根管を通る部分で圧迫を受けるために，正中神経領域にびりびりする異常感覚や，疼痛をきたす．本症は特に基礎疾患がなくても起きるが，透析，甲状腺機能低下症，アミロイドーシスなどに伴って起こることがある．

1 患者さんの訴え

一側の1〜3指のびりびり感，感覚鈍麻を訴えることが多い．

2 診察所見の要点

正中神経が手根管を通る部分をハンマーで叩くと，痛みが母指や示指に放散する．進行すると母指球筋の脱力や萎縮を示す．

3 診断

正中神経の伝導速度の測定が必要である．特に正中神経の感覚神経伝導速度を測定すると，手首より先ではその潜時が延長するが，手首から肘までの

伝導速度は正常である．
4 治療
整形外科的に手根管を開放し圧迫をとる．それにより異常感覚がとれる．運動障害があるときにもゆっくり回復する．

O. 特発性の末梢性顔面神経麻痺（Bell 麻痺）

原因不明で突発性に起きる末梢性の顔面神経麻痺を，Bell 麻痺とよぶ．顔面神経管内をとおる顔面神経が何らかの原因で腫脹し，圧迫を受けるために麻痺が起きると考えられている．ときに，冷たい風に長くあたったことが誘因と考えられる場合もある．多くの場合ウイルス感染が想定されているが，その証明は難しい．普通この病気は繰り返すことはない．

1 患者さんの訴え
片側の耳の後ろが痛くなった後に，急に顔面の麻痺に気づいたということが多い．

2 診察所見の要点
前頭筋，眼輪筋，口輪筋が一側のみ障害される．ハ行やマ行などの口唇音がいいにくくなる．鑑別すべきは，中枢神経障害による顔面の麻痺である．中枢神経障害による顔面の麻痺は，明らかに顔面の下半分に強く，額のしわ寄せなどが可能である．これに対して，末梢性の麻痺では額のしわ寄せはできない．

3 治療
一般に予後はよい．顔面神経の浮腫をとる目的で，3 週間ほどプレドニゾロンの経口投与を行う．ビタミン剤（B 群）の投与も行われる．

Part2 神経内科領域の主要疾患

第4章

脊髄疾患

A. 脊椎椎間板ヘルニア

椎間板が断裂して線維輪または髄核が後方にはみ出した場合，脊髄や神経根，脊髄神経が圧迫を受ける．遺伝的背景に加齢性変化が加わり，動きや加重をきっかけに断裂が生じると考えられている．実際，好発部位は可動性に富む下部頸椎（**図37**）と下部腰椎である．ただし上位胸椎椎間板ヘルニアはほとんどがショイエルマン（Scheuermann）病に伴うものか，若年期の骨

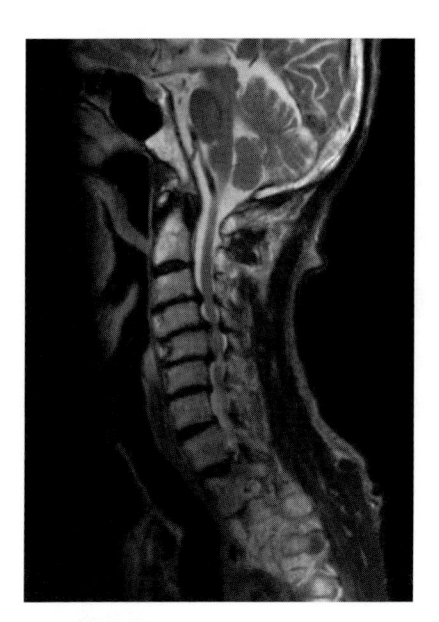

図37 頸椎椎間板ヘルニアのMRI（T2強調）
C3/4，C4/5，C5/6のヘルニアが著明である．

表9　頸椎椎間板ヘルニアによる神経根症状

椎間	C4〜5	C5〜6	C6〜7	C7〜Th1
神経根	C5	C6	C7	C8
主な罹患筋	三角筋	二頭筋	三頭筋 手関節背屈筋	手内筋
感覚障害部位	肩〜前腕		1〜3指	4, 5指

表10　腰椎椎間板ヘルニアによる神経根症状

椎間	L3〜4	L4〜5	L5〜S1
神経根	L4	L5	S1
主な罹患筋	四頭筋 前脛骨筋	前脛骨筋 長母趾伸筋	大殿筋 足底の屈筋
感覚障害部位	内側下腿	外側下腿 足背 母趾	足底 2〜5趾

軟骨炎に後に外傷が加わり生じるものである．脊髄圧迫による症状は圧迫のレベル以下の脊髄症である．脊柱管狭窄があると脊髄症が発症しやすい．主な神経根の圧迫による症状は**表9，10**に示した．ヘルニアが側方に突出した場合，表にある神経根より1つ上位の脊髄神経が侵される場合がある．治療は安静，外科手術である．

B. 変形性頸椎症，付）後縦靭帯骨化症

加齢による椎骨の変形が椎間板ヘルニアに伴って，または単独で神経根，脊髄および脊髄神経の圧迫をきたす病態である．椎体後部の上縁・下縁から生じる骨棘が突出した椎間板と一体化して脊髄を圧迫することがある．後縦靭帯は椎体後面正中部にある靭帯であるが，これが骨化すると圧迫がさらに助長される．骨棘が側方へ伸びて椎間孔を狭窄し，脊髄神経を圧迫することもある．症状は頸部痛，圧迫のある髄節レベルの運動・感覚障害および圧迫レベル以下の脊髄症である．治療は安静，外科治療である．

C. 脊髄空洞症

　脊髄実質中に空洞ができる疾患である．空洞の内部は髄液に似た組成の液に満たされている．キアリ（Chiari）Ⅰ型奇形，脊髄クモ膜炎，脊髄腫瘍，外傷など脊柱管内における髄液の流れに支障をきたす病態に続発する．脊髄と脊髄を取り巻くクモ膜下腔との間の相対的な圧のバランス障害が発症の基礎にあると考えられているが，なお詳細な機序は不明である．好発部位はキアリⅠ型奇形では下部頸髄，そのほかの疾患では実際にクモ膜下腔が狭くなっている部位の上下である．徐々に上下に拡大していく．キアリⅠ型奇形ではときに頸髄空洞とは独立に腰部脊髄に空洞ができることがある．脊髄横断面上では後角の根元から脊髄灰白質および脊髄前交連に食い込むように拡がっていく．

1 診察所見の要点

　キアリⅠ型奇形に続発するものが60％以上ある．この場合発症は20～40歳が多い．その他の基礎疾患に続発するものは基礎疾患の発症からしばらく経ってから徐々に症状が出てくる．初期には一側の上肢のみの温痛覚低下があり深部覚は保たれる．同部に痛みを訴えることもある．それがだんだん両側に拡がって肩，胸，背中にも現れ，いわゆる宙吊り様分布とかショール様分布とかいわれる分布を示す．空洞の拡大につれて後索も侵されて，深部覚も低下する．側索も侵されると痙性対麻痺となる．前角が侵されると，対応する筋の筋萎縮が起きる．

2 検査所見

　MRI所見が決め手になる．脊髄実質内にT2強調画像高信号T1強調画像低信号の領域が検出される．同時にキアリⅠ型奇形が確認されれば，おそらくそれに伴う空洞症と解釈してよい．キアリ奇形がなく外傷などの既往もない場合，脊髄腫瘍の検索を行う必要がある．

3 治療

　キアリⅠ型奇形がある場合，大後頭孔減圧術を行うことで空洞が縮小する．脊髄腫瘍がある場合それを摘出すれば自然に治ることが多い．クモ膜炎

による癒着も外科的に剝離することで治療できるようになっている．外傷によるものは，外科的にシャントをおいて空洞内液の排出を行わなければならないことが多い．

4 補足

キアリ I 型奇形で脊髄空洞が発生する機序については，従来以下のような説が唱えられてきた．

- マジャンディ（Magendie）孔や大後頭孔のブロックにより脳室内脈圧が中心管を通じて脊髄にだけ伝えられて，周りのクモ膜下腔との間に圧差を生じるため空洞が生じる．
- あるいは常時ブロックすることはなくとも，収縮期に沈下する小脳扁桃が弁として作用して脊柱管内を髄液が下降するのを妨げる．このためクモ膜下腔圧が相対的に低下し，脊髄が外向きに引っ張られて空洞が生じる．

これらの説では，キアリ I 型奇形によるものは説明できてもほかの基礎疾患によるものはうまく説明できない．また下部頸髄に好発することや腰部に独立に空洞症ができることを説明できない．ヒトの中心管は通常ほぼ閉塞していることや，空洞が必ずしも中心管と交通があるわけではないこともこれらの説の弱点である．

　最近の説として，ベルヌーイ（Bernoulli）の定理から導かれるベンチュリ（Venturi）効果によって説明しようとするものがある．ベンチュリ効果とは流れの速い流体の近傍にある物体はその流体の方向へ引き寄せられる現象である．脊髄頸膨大部，腰膨大部はクモ膜下腔が狭くなっており脈圧による髄液の流れが速い．ここでは潜在的にベンチュリ効果が作用し，脊髄が外側に引っ張られている．キアリ I 型奇形の場合小脳扁桃が収縮期に沈下することがハンマーのように働き髄液の流れを強めるのと，弁として働き脊髄クモ膜下腔のコンプライアンスを低下させることとが相乗的に作用してベンチュリ効果を強める．その結果，長い年月の末空洞ができると考えられる．ほかの基礎疾患では，後天的にクモ膜下腔が狭められたことにより狭窄部位にベン

チュリ効果が生じると説明される．狭窄部位の上にも空洞ができること，髄液の流れをよくすることで空洞が縮小すること，完全にクモ膜下腔がブロックされるとむしろ空洞症が起きにくいことなどは，この説でよく説明できる．

D. 脊髄動静脈奇形

厳密にいうと動静脈奇形はナイダスとよばれる異常血管を介して動脈と静脈が吻合している先天性のものをいい，脊髄動静脈瘻は根動脈と髄内静脈との間に後天的に生じた瘻である．だが両者をひっくるめて脊髄動静脈奇形とよんでいる．いくつかのサブタイプがある．タイプ1は硬膜動静脈瘻である．最も多いものである．タイプ2は髄内動静脈奇形でグロームス奇形ともよばれ通常1本の動脈で栄養されるものである．タイプ3は基本的に髄内動静脈奇形であるが，複数の動脈により栄養されサイズが大きく髄外にも広がっていることがある．タイプ4は硬膜内傍脊髄動静脈瘻である．これは動静脈瘻であるが先天性と考えられている．

1 診察所見の要点

タイプ1とタイプ2～4で臨床像が異なる．タイプ1は，40歳以上の男性に多く緩徐に進行する脊髄症と背部痛を特徴とする．下部胸髄以下に好発するので通常上肢の麻痺はない．動静脈シャントで静脈圧が上昇するため，脊髄灌流圧が低下し虚血にいたると考えられている．タイプ2～4の硬膜内脊髄動静脈奇形ではこのような静脈うっ滞性梗塞は起きにくく，髄内およびクモ膜下出血，盗血，奇形による脊髄の圧迫が起きる．好発年齢は30歳以下で脊髄のどのレベルにも起き得る．盗血が起きるのはタイプ1と違って奇形を栄養する動脈が脊髄を灌流する前脊髄および後脊髄動脈だからであるが，盗血が実際に起きることはまれである．クモ膜下出血が起きると脳動脈瘤破裂と同じように頭痛・髄膜刺激症状が出現する．背部痛，脊髄症がはっきりしない例もあるので，クモ膜下出血で破裂脳動脈瘤がみつからない場合，脊髄動静脈奇形も考慮に入れる必要がある．髄内に出血すると急激な脊髄症を起こす．

2 検査所見

血管造影で奇形を描出できる．MRI で拡張した血管がフローボイドとして，あるいは造影効果により描出される．

3 治療

栄養血管を外科的に結紮するか，血管内治療で閉塞させる．

E. 脊髄梗塞

脊髄梗塞は脳梗塞に比べるときわめて頻度が低い．発症は急激で多くは痛みを伴い対麻痺，両下肢の感覚障害，膀胱直腸障害など脊髄症の症状を呈する．前脊髄動脈の灌流域である脊髄の前 2/3 の梗塞であることが多いので，その場合感覚障害は深部覚が保たれ表在覚が低下する解離性感覚障害となる．動脈硬化が原因と推測される例が多いが証明は困難である．ほかに原因になるものとしては血管炎，解離性大動脈瘤，大動脈の手術などがある．動脈硬化性と思われる例に対しては予防治療としてアスピリン投与が行われる．

F. 脊髄炎　付）急性横断性脊髄炎，視神経脊髄炎

脊髄炎を起こす原因はさまざまである．結核菌感染では椎体の冷膿瘍からの脊髄への波及が起こる．高熱は出ない．これに対し通常の細菌による椎体膿瘍から脊髄炎が起きたものは高熱が出る．梅毒による脊髄ろうは慢性の髄膜および神経根の炎症で，脊髄後索の変性が著明となる．アーガイル ロバートソン（Argyll Robertson）徴候や視神経萎縮を伴う．日本でもいまだにイヌ回虫，ブタ回虫による寄生虫性脊髄炎が散発している．多発性硬化症や急性散在性脳脊髄炎による非対称性，散在性の脊髄病変も脊髄炎といえば脊髄炎である．

上記のような多様な症状を呈しうるものとは別に，比較的ステレオタイプな臨床象を呈するものとして急性横断性脊髄炎という概念がある．（急性）横断性脊髄炎は数時間から数週間かけて両側対称性の脊髄症が出現するものである．症状は対麻痺，両下肢の感覚障害，膀胱直腸障害が多く上肢の症状

のある例は少ない．原因となる病原体は種々のウイルス，マイコプラズマ，結核菌，梅毒菌，ボレリア菌などである．全身性ループスエリテマトーデス，シェーグレン（Sjögren）症候群，サルコイドーシスなどの自己免疫疾患でも起こる．悪性腫瘍に随伴することもある．多発性硬化症，急性散在性脳脊髄炎の脊髄病変がこの範疇に含まれる場合もある．

視神経脊髄炎（neuromyelitis optica: NMO）はデビック（Devic）病とも呼ばれる．急性横断性脊髄炎に視神経炎が合併するものである．脊髄炎および視神経炎は一過性のこともあるが再発，寛解することもある．多発性硬化症とは異なる疾患と考えられており，脳幹および大脳病変があればNMOとは考えない．病理学的にも多形核球や好酸球の浸潤など典型的な多発性硬化症とは異なる所見がある．多発性硬化症が多い白人にはNMOはむしろ少なく，日本で多いとされる視神経脊髄型の多発性硬化症の多くはNMOではないかと考えられている．NMOは全身性ループスエリテマトーデスやシェーグレン症候群に連なる自己免疫疾患だという意見もある．MRI所見では3椎体以上にわたる縦に長い病変が特徴的である．髄液ではオリゴクローナルバンドの陽性率は低く，増悪時の細胞増多は多発性硬化症より著明といわれる．最近検査法が開発されたNMO-Igという自己抗体はNMOで陽性率が高く，特異性も高いという．増悪時の治療はステロイドパルスであり，無効例にはプラズマフェレーシスも考慮する．インターフェロンβによる増悪抑制効果も低いといわれる．再発予防にはステロイド，アザチオプリンの投与が行われる．

G. ヒトTリンパ球向性ウイルス1型関連脊髄症
(HTLV-1 associated myelopathy: HAM)

成人Tリンパ球性白血病の原因であるヒトTリンパ球向性ウイルス1型（HTLV-1）感染者の2％以下に慢性の脊髄症が起きる．日本におけるHTLV-1の感染流行地域は九州，沖縄である．この地域における痙性対麻痺の多くがHTLV-1感染者であったことから，この病気が発見された．世界的にはアフリカ，中南米などに感染流行地域が散在している．とくにカリ

ブ海地域には抗HTLV-1抗体陽性の痙性対麻痺が多く，熱帯性痙性対麻痺(tropical spastic paraparesis: TSP) の名がある．HTLV-1の感染経路は輸血，母子感染，性交などである．症状は慢性進行性の痙性対麻痺，下半身の感覚障害，膀胱直腸障害である．ぶどう膜炎，関節炎，多発性筋炎，皮膚炎などを合併することがある．根治治療はない．ステロイドや血漿交換が予後を改善するという証拠はない．痙性に対してはバクロフェンなどが使われる．尿失禁に対しては塩酸オキシブチニンなどの抗コリン薬が用いられる．

Part2 神経内科領域の主要疾患

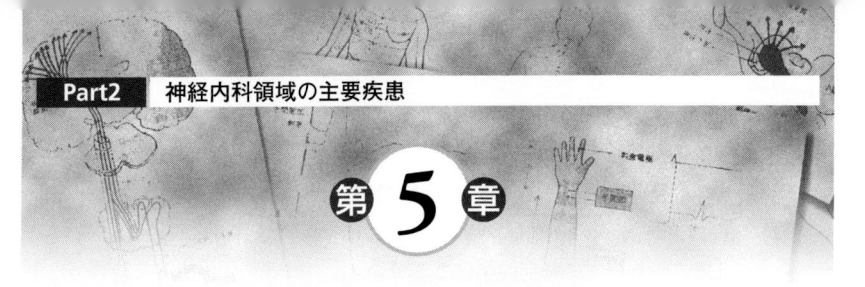

第5章

脳血管障害

表11にNINDS-III脳血管障害分類を示した.

表11 脳血管障害

脳血管障害の分類（NINDS-III）
A. 無症候性（asymptomatic）
B. 局所性脳機能障害（focal brain dysfunction）
　1. 一過性脳虚血発作（TIAs）
　2. 脳卒中（stroke）
　　　脳出血（brain hemorrhage）
　　　クモ膜下出血（SAH）
　　　脳動静脈奇形（AVM）に伴う頭蓋内出血
　　　脳梗塞（brain infarction）
C. 血管性痴呆（vascular dementia）
D. 高血圧性脳症

A. 脳梗塞

　脳梗塞とは脳血管の狭窄，閉塞により血流が局所の代謝需要を満たさなくなり脳組織が不可逆的に障害されること，あるいは血圧低下などの血行力学的な理由により局所血流が低下し，局所的に脳組織が障害されることをいう. 表11に明示されるごとく，脳梗塞は局所障害であるというのが大事な点であって，血流不足あるいはそれに類似の原因による脳障害であっても，心停止や無酸素などによる全般性，びまん性の脳障害を通常脳梗塞とはいわない.
　脳梗塞を発症機序から分類すると血栓性，塞栓性，血行力学性ということになる（表12）. 血栓性脳梗塞の主たる原因は，加齢性の変化である動脈

表 12　脳梗塞

脳梗塞の分類（NINDS-III）
1. 発生機序による分類
    (1) 血栓性
    (2) 塞栓性
    (3) 血行力学性
2. 臨床分類
    (1) アテローム血栓性脳梗塞
    (2) 心原性脳塞栓
    (3) ラクナ梗塞
    (4) その他の脳梗塞
3. 病巣部位による分類
    (1) 内頸動脈
    (2) 中大脳動脈
    (3) 前大脳動脈
    (4) 椎骨脳底動脈
        ・椎骨動脈
        ・脳底動脈
        ・後大脳動脈

のアテローム硬化である．アテローム硬化を基礎とする脳梗塞の発症機転には若干の差異があり，①アテローム硬化部位に血栓が形成され血管の狭窄・閉塞が起きる．②アテローム内出血やアテロームのメカニカルな破綻による血管内腔の狭窄・閉塞，③アテローム自体の一部あるいはアテローム上の血栓が栓子となってアテローム部位より末梢の塞栓を起こす，などが考えられている．また後述するラクナ梗塞も血栓性と考えられている．ラクナ梗塞の基盤となる病理所見は動脈壁の脂肪硝子変性とされていたが，実際にはアテローム硬化が基盤になっている例も多いという意見もある．

　左心系に塞栓子をきたすような病態はすべて塞栓性の脳梗塞の原因になり得る．心原性塞栓をきたす疾患として心房細動，洞不全症候群，心筋梗塞，心筋炎，弁膜症などがある．心臓に右-左シャントがある場合，末梢の血栓が脳塞栓の原因となり得る．

脳動脈の主要な分枝が灌流する領域の辺縁部ないし境界部は，潜在的に血流不足に陥りやすい領域（分水嶺領域）である．主幹動脈のアテローム硬化を基礎として，血圧低下などの血行力学的理由により分水嶺領域に梗塞が起きることがある．あるいは末梢動脈に狭窄部位があって，その下流の灌流域の全体または一部が血行力学的理由により梗塞に陥る可能性も考えられる．

表 12 の臨床分類にあげられているラクナ梗塞とは，径 15 mm 以下の小さい梗塞で比較的細い深部穿通枝の灌流域に起きるとされている．好発部位は大脳深部白質，大脳基底核，内包，視床，脳幹などである．また表中「2. 臨床分類」の「(4) その他の脳梗塞」には動脈解離による梗塞，静脈洞血栓症による梗塞，もやもや病による脳梗塞などが含まれる．

1　診察所見の要点（図 38, 39）

脳梗塞は発生した部位によりきわめて多種多様な症状を呈しうるが，解剖や病態からくる制約のためおのずと好発部位・好発症状というものがある．

中大脳動脈は灌流域が広く血流も多く，起始部付近でアテローム硬化が起きやすいので，同動脈における血栓・塞栓はともに頻度が高い．左中大脳動

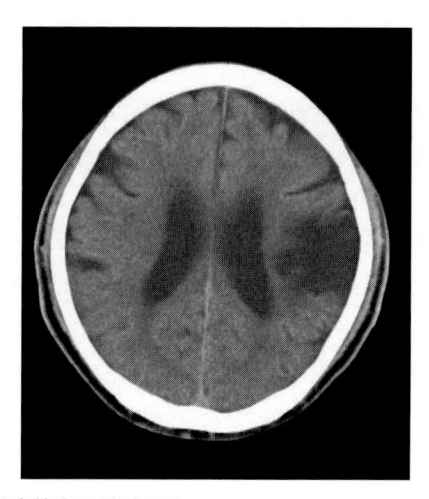

図 38　脳塞栓症の単純 CT
脳表から白質に達する楔状ないしブロック状の病変が特徴である．

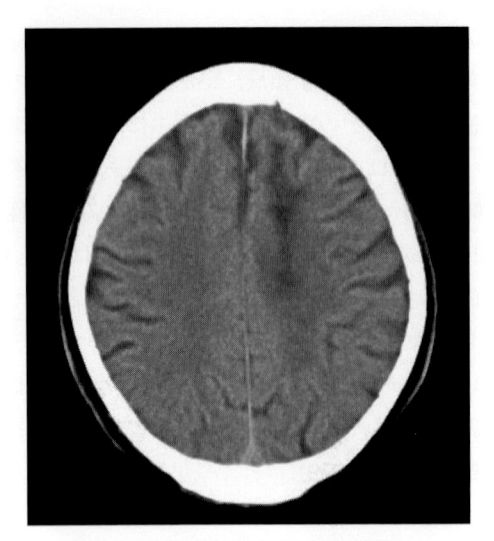

図39　前大脳動脈と中大脳動脈との間の分水嶺領域梗塞の単純CT

脈の閉塞では右片麻痺，失語，左への共同偏視がみられることが多い．特にブローカ（Broca）領域が左中大脳動脈皮質枝灌流域の中心近くに位置している関係で，左中大脳動脈虚血時にはブローカ領域障害による運動性失語の頻度は高い．右中大脳動脈閉塞では左片麻痺，左半側空間無視，右への共同偏視がよくみられる．内頸動脈病変の症状は中大脳動脈病変によるものと区別が付きにくいが，内頸動脈病変に特異的なものとして一過性の片眼の視力低下（一過性黒内障）をみることがある．これは中大脳動脈より近位で分岐する眼動脈の虚血による症状である．下肢の単麻痺は反対側の前大脳動脈領域病変を疑わせる症状である．同名半盲は反対側の後大脳動脈の障害を示唆する．椎骨・脳底動脈系の虚血では眼位の異常，外眼筋麻痺，眼振，解離性感覚障害，中枢性および末梢性顔面神経麻痺，回転性のめまい，構音・嚥下障害，小脳失調，錐体路徴候などが種々の組み合わせで出現する．椎骨・脳底動脈系の広範な虚血では昏睡，血圧低下，心肺停止がみられ救命が困難な場合がある．

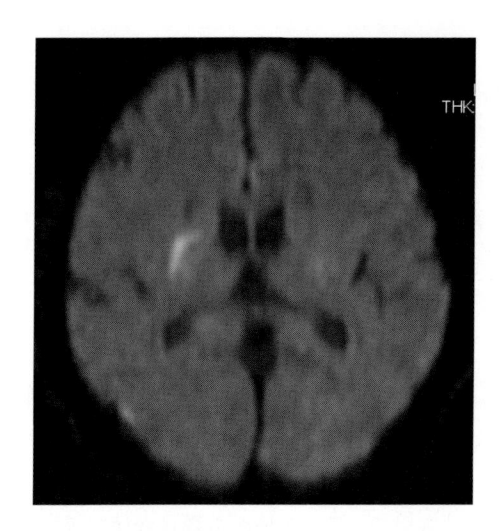

図40 脳梗塞発症初期のMRI拡散強調画像
右被殻の信号変化を認める．この時点でのT2強調画像では同部に変化はない．

　ラクナ梗塞は発生部位が深部穿通枝領域に限られサイズも小さい．それによる症状は比較的限られる．①純粋運動性不全片麻痺，②純粋感覚性卒中，③失調性不全片麻痺，④構音障害・手不器用症候群，の4型が古典的ラクナ梗塞の臨床型とされ頻度も高い．

　広範な脳幹梗塞，小脳の出血性梗塞，テント上の大梗塞などで脳幹への影響が強い場合を除いて，脳梗塞による重篤な意識障害は極めてまれである．梗塞巣をてんかん源とする二次性てんかんが早期に起きて意識障害をみることがあるが，これは梗塞そのものによる意識障害ではない．

　頭痛も脳梗塞そのものによることはまれである．梗塞に伴う浮腫が直接脳圧を亢進させたり，髄液の通過障害を介して水頭症を起こせば頭痛が出現する．また出血性梗塞からクモ膜下腔に血液が漏れても髄膜刺激により頭痛が起きる．いずれにせよ全体からみれば限られた病態である．

2　検査所見

　脳梗塞に特異的な血液検査所見はなく，梗塞巣を画像にて証明する必要が

ある．急性期にはMRI拡散強調画像（図40）が有益である．発症1時間後くらいから陽性所見が期待できる．MRI T2強調画像では，早くとも発症6時間後くらいからしか信号強度の変化を検出できない．CTでは発症後2,3日経たないと，はっきりとした低吸収域を指摘できない．ただし大きな梗塞で浮腫の強い場合，比較的早期からMRI T1およびT2強調画像やCTでもその変化を検知できる．血腫の有無の判断には，MRIよりCTの方が有用である．

3 鑑別診断

神経症状，特に上記「診察所見の要点」で述べた症状が急性に出現した場合，脳血管障害（脳卒中）を疑う．MRIにて新規の梗塞巣が確認できれば脳梗塞と考えてほぼ間違いない．梗塞巣の確認の有無に関わらずCTによる血腫の有無の判定は有用である．1日から数日かけて神経症状が進行する場合，脳卒中としてはアテローム血栓性脳梗塞が最も疑わしいが，慢性硬膜下血腫や脳腫瘍など占拠性病変による症状が顕在化してくる過程をみている可能性がある．

4 治療

救急救命措置が必要な場合は速やかに行う．ショックは是正する．急性期には血圧が正常を超えていても通常降圧する必要はないが，220/130 mmHg以上の高血圧が持続していたり，解離性大動脈瘤，急性心筋梗塞，心不全，腎不全などを合併している場合，慎重な降圧治療を行う．後述する血栓溶解療法を予定している場合，180/105 mmHg以上の高血圧は経静脈的降圧薬投与による是正が推奨されている．脳梗塞に伴う脳浮腫の軽減のため，マンニトール液やグリセロール液の点滴静注を行うことがある．さらに脳浮腫が著明で生命の危険がある場合，開頭外減圧手術が行われる．急性期に脳障害を回復，あるいは軽減する目的で血栓溶解療法が行われることがある．血栓溶解療法としては従来ウロキナーゼの投与が行われていたが効果は不十分で，最近認可された組織プラスミノーゲンアクチベータであるアルテプラーゼ（t-PA）の経静脈投与に期待が寄せられている．しかしCT（あるいはMRI）を撮像し，インフォームドコンセントを得た上でなおかつ発症3時間以内の

症例でなければ投与できないので適応は極めて限られる．そのほかに急性期から亜急性期の治療としては，低用量ヘパリン，抗トロンビン剤のアルガトロバン，トロンボキサン A2 合成酵素阻害剤のオザグレル，フリーラディカルスカベンジャーのエダラボンの経静脈投与が行われることがある．状態が許せば可能な限り早期からのリハビリテーションが望まれる．

慢性期には，機能予後改善のためのリハビリテーションと再発予防が治療の中心となる．失語症に対する言語療法，運動障害に対する理学療法，作業療法は必ずしもすべての症例に著効を示すものではないが，症例によっては少なからぬ効果を上げる．再発予防に関しては血栓症における抗血小板療法，心原性塞栓症における抗凝固療法は非常に重要である．また危険因子の除去も同様に重要である．以下に知られている危険因子とそのコントロールについて述べる．高血圧は脳梗塞・脳出血の重要な危険因子であるが，脳出血のリスクは降圧するほど下がるのに対し，脳梗塞では拡張期血圧を 80 mmHg 以下に下げるとむしろリスクが増大するので注意が必要である．高血糖は心血管系疾患のみならず脳卒中の危険因子である．血糖降下は脳梗塞のリスクを減らす．LDL コレステロール高値および HDL コレステロール低値は脳梗塞の危険因子である．HMG-CoA 還元酵素阻害剤であるスタチン類は，主として LDL コレステロール低下により脳梗塞のリスクを軽減すると考えられている．ただし非スタチン系高脂血症薬によって総コレステロールを低下させても脳梗塞のリスクは低減しないので，スタチン類による脳梗塞リスク軽減にはスタチン類のもつ抗血栓作用，抗酸化作用，神経保護作用などの寄与もあるという意見もある．

B. 一過性脳虚血発作（TIA）

単一の脳動脈領域（眼動脈を含む）の虚血によると考えられる症状が突然出現し，24 時間以内に完全に消失するものを一過性脳虚血発作（transient ischemic attack: TIA）とよぶ．通常は数分間持続するものが多く，数秒間しか持続しないものは TIA ではない可能性が高い．TIA の概念が提唱された当初は発症機序として血管攣縮が想定されていた．現在では血管攣縮によ

ると思われる一過性脳虚血発作は確かにあるもののまれであると考えられている．動脈由来の血小板血栓が下流に流れて塞栓を形成し局所症状を呈するが，短時間で塞栓子が崩壊し症状が消失するものが多いとされる．そのほかの機序としては，血行力学的理由による短時間の虚血や心原性塞栓によるものなどが考えられている．一過性脳虚血発作それ自体は症状を残さずに消失するが，非可逆的な障害を残す脳梗塞の予兆として重要である．一過性脳虚血発作後90日以内に脳梗塞を起こす危険は10％程度とされる．また一過性脳虚血発作はあくまで臨床的な概念であり，たとえCT，MRIなどで永続的な病変が証明されても症状が完全に消失すれば本症に含める．

1 診察所見の要点

内頸動脈の症状としては片麻痺，片眼の失明，感覚障害，失語などがある．椎骨・脳底動脈の症状としては片麻痺または両側性の麻痺，複視，感覚障害，同名半盲，平衡障害，回転性めまい，構音・嚥下障害などがある．精神症状，一過性健忘なども症状として報告がある．

2 鑑別診断

急激に局所神経症状ないしそれに類似する症状を呈する疾患とは，鑑別が必要である．典型的な片頭痛であれば，一過性脳虚血発作は容易に否定できる．だが，頭痛がはっきりせず神経症状がある場合は注意を要する．てんかん発作も明らかなけいれんがあれば鑑別がつきやすい．ただけいれんがなく皮質症状のみの場合もあり鑑別には脳波を参考にする．メニエール（Ménière）症候群の場合，回転性めまいに通常耳鳴り・難聴が伴い反復性である．ほかに回転性めまいを呈するものには良性発作性頭位誘発性めまいがある．これらの発作に1回きり遭遇しただけでは一過性脳虚血発作と区別が付きにくい．病歴，年齢，危険因子などから総合的に判断するしかないことが多い．

3 治療

一過性脳虚血発作自体は後遺症を残さないので，その後に起こることが予想される脳梗塞の予防が治療の基本である．脳動脈硬化の危険因子検索と，あればその除去に努める．過度な降圧療法は脳梗塞のリスクを逆に高め

るため適切な降圧にとどめる．動脈内血栓由来の塞栓による頻度が高いことから，抗血小板療法により動脈内血栓形成抑制を目指すことが多い．心原性塞栓の可能性が高ければ，ワーファリンによる抗凝固療法も考慮する．

C. 血管性痴呆（vascular dementia）

　脳血管障害が原因で起きる認知症（痴呆）のことであるが，基礎となる脳血管障害が複雑多岐にわたるため，ひと口に血管性痴呆といっても広範囲の症例を含んでいる．さらに脳血管障害の好発年齢がアルツハイマー（Alzheimer）病など認知症（痴呆）をきたす変性疾患の好発年齢と一部重なるので，臨床的に純粋に血管性痴呆といい切るには困難な症例が多い．そのような症例には混合性痴呆という言葉が使われるが，この言葉は必ずしも逃げ口上とはいえず，実際血管性痴呆とアルツハイマー病などが合併している場合も多い．血管性痴呆の責任病変を大きく分けると，以下のようなものがあげられる．

- 多発した比較的大きい病変（多くの場合多発脳梗塞）
- 視床や基底核などのある特定の核や線維を障害する梗塞（strategic infarct）
- 皮質下の多発ラクナ梗塞
- 側脳室周囲の広範な病変

1 診察所見の要点

　初老期以降で脳卒中の既往があるか，脳卒中の危険因子をもつ者に記憶障害に加え失語，失認など何らかの高次機能障害を認めた場合，血管性痴呆を考えなければならない．脳卒中の発作から短い期間で出現した高次機能障害は，血管性痴呆を示唆する．逆にその期間が長ければほかの原因を考慮しなくてはならない．麻痺，感覚障害，錐体路徴候など脳卒中を示唆する局所徴候は血管性痴呆を考える上で重要な所見であるが，必須ではない．それは上述のごとく，特別な部位での小梗塞（strategic infarct）が血管性痴呆を起こすことがあるからである．

表13 DSM-IV基準

A1	記憶障害がある.
A2	以下のうち一つ以上の認知機能障害がある.
	a 失語
	b 失行
	c 失認
	d 遂行障害
B	基準A1およびA2を満たす認知機能障害が社会的または職業的に明らかな支障をもたらしており，現状が過去の機能レベルからみて明白に低下している.
C	認知機能障害に病因論的な関連があると思われる因子がある.
	a 局在徴候
	b 脳血管障害を示唆する検査所見
D	譫妄時のみ認知機能障害が出現しているのではない.

2 鑑別診断

　いくつかの診断基準が提唱されている．DSM-IVの基準（**表13**）によると記憶障害を中核とした認知症（痴呆）があって脳卒中を証明できればほとんどみな血管性痴呆とされてしまうので，この基準の感受性は高いが特異性は低い．NINDS-AIRENの基準（**表14**）は血管性痴呆に特有の症状や経過を列挙してあるので，特異性はもう少し高い．ハチンスキ（Hachinski）の虚血スコア（**表15**）はもともと多発脳梗塞による認知症（痴呆）をアルツハイマー病から区別するために考案されたもので，8以上で多発脳梗塞による認知症（痴呆），3以下でアルツハイマー病とした．拡張された概念である血管性痴呆に用いても十分実用性のあるものである．

3 治療

　コリンエステラーゼ阻害剤のドネペジルは血管性痴呆の進行予防に効果があるだけでなく，認知機能を改善するという報告がある．そのほかの薬剤で血管性痴呆の認知機能改善に効果があったとする報告はほとんどない．抗血小板薬は脳梗塞の予防を介して血管性痴呆の進行抑制に効果がある．ただ

表 14 NINDS-AIREN 基準

1. 認知症（痴呆）
   記憶障害
   記憶障害と以下の認知機能のうち 2 つ以上の障害
   　　見当識
   　　注意
   　　言語
   　　視空間的機能
   　　遂行機能，運動制御および行為

2. 脳血管障害
   神経学的診察での局在徴候（片麻痺，顔面下部の筋力低下，バビンスキー徴候，感覚障害，半盲および構音障害）
   痴呆に関連あると思われる脳血管障害の画像所見（CT）
   　　大血管の梗塞
   　　認知機能上重要部位の単独梗塞
   　　基底核および白質の多発梗塞
   　　脳質周囲の広範な白質病変
   　　上記の組み合わせ

3. 以下のうち 1 つ以上によって上記の痴呆と脳血管障害との間に明らかな関係があると判断されるか，関係があると推測されること
   　　脳卒中が気づかれてから 3 カ月以内に痴呆がはじまった
   　　急激な認知機能の低下
   　　認知機能障害の動揺性，段階性進行

4. 血管性痴呆が確からしいことと矛盾しない臨床的特徴
   　　早期からある歩行障害
   　　不安定さまたは頻繁で特に誘引のない転倒の病歴
   　　早期からある尿失禁
   　　仮性球麻痺
   　　人格や気分の変化

5. 血管性痴呆の診断に再考を要す特徴
   局在徴候や CT, MRI での脳血管障害所見がないのに記憶障害が早期からあること，および記憶とそのほかの認知機能が進行性に低下すること

表15 ハチンスキの虚血スコア

	スコア
急激な発症	2
段階的な悪化	1
動揺性の経過	2
夜間の錯乱	1
人格が比較的保たれていること	1
うつ	1
身体的な愁訴	1
感情失禁	1
高血圧の病歴	1
脳卒中の病歴	2
関連する動脈硬化の所見	1
局在神経症状	2
局在神経徴候	2

し抗血小板薬は脳出血のリスクを高めるので，脳出血の既往がある例，MRIで微少出血が認められた例に対する投与には慎重になるべきである．一般に高血圧のコントロールは血管性痴呆にもよい結果をもたらす．

D. 脳アミロイドアンギオパチー

　ベータアミロイド（Aβ）が脳の中小動脈の中膜および外膜に沈着する病態を指す．血管の脆弱化により脳出血をきたす．この病態自体は若年期から徐々に進行していると推察されているが，実際に出血を起こして症状を出すのは55歳以降がほとんどである．この病気で沈着するAβは，アルツハイマー病の脳でみられる老人斑の主成分でもある．アミロイドアンギオパチーとアルツハイマー病の発症とは有意な相関があるが，全例で両者が合併しているわけではない．

■ 診察所見の要点

　未出血例では原則として無症状とされるが，軽度認知機能障害がみられるという報告がある．出血による初期の症状は頭痛であることが多い．最初か

ら意識障害をきたすことはまれである．皮質出血の症状として片麻痺，半身の感覚障害，失語，失認，皮質盲などがみられる．視床や基底核の出血はまれである．出血を繰り返すこともこの病気の特徴である．

2 検査所見

MRI，CT で皮質出血を認める．新規の出血に加え，グラディエントエコー法により過去の出血を検出することがこの病気の診断に役立つことがある．確定診断は病理学的診断によるので生前には困難なことが多い．

3 治療

アンギオパチー自体の治療方法はない．出血に対しては通常の脳出血と同様に対処する．

4 補足

この病気はほとんどが孤発性と考えられているが，遺伝性のものも報告されている．オランダの家系は常染色体優性遺伝形式をとり，アミロイド蛋白前駆蛋白遺伝子異常によると考えられている．沈着するアミロイド物質中の主成分は孤発型と同じく Aβ だと考えられている．アイスランドの家系も常染色体優性遺伝形式をとる．発症年齢が孤発型，オランダ型に比べ若い．アミロイド沈着の主成分はシスタチン C という蛋白であり，この蛋白の遺伝子の変異により発症すると考えられている．孤発型のものにも遺伝的背景がある．ApoE の ε2 および ε4 対立遺伝子は脳アミロイドアンギオパチーの危険因子である．

E. CADASIL (cerebral autosomal dominant arteriopathy with subcortical infarcts and leukoencephalopathy)

常染色体優性形式を取る遺伝性の血管障害である．*notch 3* という遺伝子の異常による．動脈硬化にもアミロイドアンギオパチーにもよらない脳血管障害を引き起こす．病変の多くは虚血性であるが，微小出血が多発する場合もある．大脳白質の小血管に病変が強い．慢性進行性の白質脳症に重畳して脳卒中発作を繰り返すという経過を取る．

1 診察所見の要点

　抑うつ状態，軽度の記憶障害で初発し段階的または徐々に認知症（痴呆）が進行する．経過中片麻痺，半身の感覚障害など梗塞を思わせる出来事を繰り返す．脳出血は少ないが経過中に出血を起こしたという報告はある．

2 検査所見

　MRI で脳質周囲の大脳白質中心に，ほぼ対称性の T2 強調画像高信号 T1 強調画像低信号の病変を認める．外包および側頭葉前極の病変が比較的特異的であるとして強調されている．若干の非対称性はあるのが普通である．ラクナ梗塞を思わせる円形ないし楕円形の病変が伴っていることが多い．グラディエントエコー法で微小出血が明らかになることがある．報告されている notch 3 の変異は数多くあり，すべて検索するのは手間がかかる．より簡便に皮膚生検により granular osmiophilic material（GOM）を検出することにより診断できる．ただし，皮膚生検での特異性は 100％であるものの感度は 50％以下という報告がある．脳血管の組織学的検索により，血管に GOM の蓄積と血管平滑筋細胞の脱落を証明できる．

3 治療

　特に有効な治療はみつかっていない．出血を助長する恐れがあるため抗血小板療法は推奨されていない．

F. 脳出血

　定義的には脳出血とは脳実質内の出血全般を意味するが，通常脳出血といえば高血圧性脳出血を指すので，この項でも高血圧性脳出血を主に述べる．高血圧性脳出血の好発部位は被殻，視床である．頻度は下がるが皮質下，橋，小脳，尾状核にも脳出血が起こりやすい．中脳出血もまれながらある．

1 診察所見の要点

　発症は通常突然である．特に皮質下や小脳半球出血などでは，症状が軽く発症がいつなのか正確にはわからない場合もある．脳幹および視床出血では意識障害が出やすい．ほかの部位でも血腫が大きければ意識障害が起きる．橋出血では著明な縮瞳（pinpoint pupil）がみられる．視床や小脳の出血でも

中等度に縮瞳するが，ほかの部位の出血では必ずしも縮瞳はみられない．出血部位に応じて運動麻痺，感覚障害，失語，中枢性呼吸障害などの局所症状が現れる．大脳皮質に影響をきたし得る血腫ではてんかん発作が続発することがある．頭痛は脳梗塞より高頻度でみられる．血腫が大きく脳圧が亢進すれば頭痛がする．クモ膜下に血腫がもれ出た場合，血液による髄膜刺激のため頭痛が出現する．視床出血が脳室に穿破した場合には頭痛，嘔吐，意識障害などの症状が強く現れることが多い．

2 検査所見（図41）

CTでは血腫は急性期より長期間高吸収域を示す．ヘモグロビンが吸収されるにつれて等吸収域から低吸収域へと変化する．血腫のMRI所見はより複雑である．発症直後はT1強調画像で等信号，T2強調画像で低信号となる．発症数日後からT1，T2強調画像ともに中心部が低信号域，周辺部が高信号域となる．発症2週間から1カ月後あたりはT1，T2ともに高信号域になる．

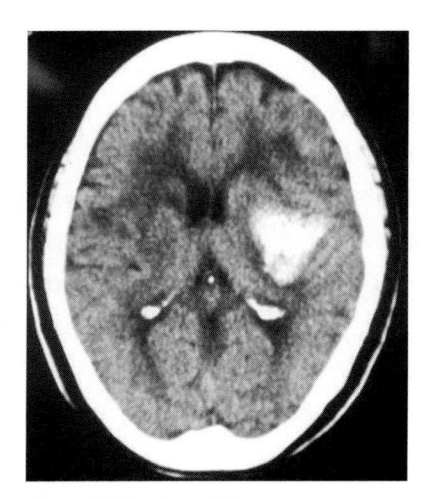

図7 被殻出血の単純CT
高血圧性脳出血の中では最も頻度が高い．

3 治療

急性期来院時高血圧が持続している場合，適切な降圧が望まれる．降圧薬の経口投与が不能の場合，経静脈投与が必要になる．脳出血は周囲に浮腫をきたすことが比較的多く，脳浮腫を改善する目的でマンニトール，10%グリセロール液の点滴静注が用いられる．血腫が除去可能な部位にあり血腫除去が予後改善に役立つと判断される場合，また血腫が大きく脳ヘルニアの危険があると考えられる場合，外科手術の適応を考慮すべきである．症状が進行する小脳出血，ある程度以上の大きさのある皮質下および被殻出血が適応となり得る．脳幹，視床出血は通常手術適応とはならない．視床出血が脳室に穿破した場合脳室ドレナージが行われることがある．慢性期には再発予防のため血圧を脳梗塞の場合より厳密にコントロールするべきである．

G. クモ膜下出血（脳動脈瘤）

クモ膜下出血は文字通りクモ膜下腔に血腫のある状態である．外傷性のものを除くと大半は脳底にある動脈瘤が破裂して起きるものであり，単にクモ膜下出血といえば通常は動脈瘤破裂によるものを指す．動脈瘤は動脈の分岐部にできることがほとんどで，血行力学的ストレスがその発生に関与していることは確実である．家族性動脈瘤あるいは家系内での多発も知られており，遺伝的因子の関与もあると考えられている．また喫煙，高血圧，飲酒，経口避妊薬などの危険因子も知られている．こうした血行力学的ストレス，遺伝的因子，生活習慣などを背景に成長してきた動脈瘤が最終的に血行力学的イベントを機に破裂すると考えられている．クモ膜下出血による脳障害の機序にはいくつかのものがある．まず，血腫自体は周囲に細胞障害性があるほか，脳圧を急激に亢進させて死に至らしめる場合もある．血腫が脳室に穿破すると水頭症をきたし二次的に脳圧が亢進する．出血後1週間前後にピークを迎える脳血管攣縮がひどい場合には，虚血により脳梗塞と同等な状態が起きることがある．

1 患者さんの訴え

よく「ハンマーでぶんなぐられたような」と表現される，それまで経験し

たことのない激しい頭痛を訴える．多くの場合痛みのため立ち居振る舞いは困難となり，重症の場合痛みを訴えて間もなく意識障害に陥る．誰にも気付かれずそのまま絶命する場合も少なからずある．逆に軽症で激しい頭痛や吐き気に悩まされながらも受け応え，自力歩行が可能なケースもあるが，その一部ではより大量の出血が続発し重症化することがあるので注意が必要である．

2 診察所見の要点

クモ膜下血腫による髄膜刺激のため頭痛や項部硬直を認める．血腫により頭蓋内圧が亢進するため嘔気，嘔吐，うっ血乳頭を認める．著明に頭蓋内圧が亢進している例は意識障害が強く死亡する頻度が高い．出血1週間後頃から血管攣縮により片麻痺，失語などの局所症状が出ることがある．

3 検査所見（図42）

クモ膜下出血を疑った場合，速やかに頭部CTを撮るべきである．脳底のクモ膜下腔に血腫が確認されれば，動脈瘤破裂によることがほぼ確実である．CTスキャンで出血がはっきりしなくてもクモ膜下出血が疑われる場

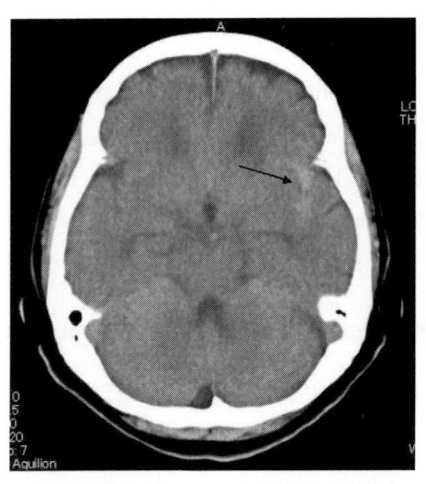

図42 左中大脳動脈M1〜M2区域動脈瘤破裂によるクモ膜下出血（単純CT）
左のシルビウス裂のクモ膜下腔に出血がみられる（矢印）．

合，腰椎穿刺を行う．破裂動脈瘤の同定には血管造影が必要となる．CT，MRIにて脳室内血腫およびそれに伴う水頭症が明らかになることがある．

4 治療

　クモ膜下出血の急性期治療は脳外科的治療が中心である．再出血防止のため，最初の出血から72時間以内に脳動脈瘤の開頭クリッピング術を行うことが多い．症例によっては血管内治療が選択される．開頭クリッピング術の際，脳血管攣縮の予防のためその原因となる血腫を早期に外科的に除去するとともに脳槽ドレナージを留置し血腫の排出を図る．オザグレルや塩酸ファスジル点滴，チクロピジン内服も血管攣縮予防に効果があるとされる．血管攣縮による症状が出てしまった場合，triple H療法とよばれる治療が行われることがある．昇圧剤により人為的高血圧（hypertension）を起こし，輸血やアルブミン投与で循環血漿量増加（hypervolemia）をさせ，3000 ml/日以上の輸液を行って血液希釈（hemodilution）を図るものである．また血管攣縮に対し血管内治療が行われることがある．

　最近MRAでたまたま発見されることが多くなった未破裂脳動脈瘤は，潜在的にクモ膜下出血を起こす可能性がある．2003年に出た未破裂動脈瘤の追跡調査の結果によると，5年間に破裂した率は内頸動脈・前大脳動脈・中大脳動脈領域では，径2 mm以下で0％，2〜7 mmで2.6％，13〜24 mmで14.5％，25 mm以上で40％であった．また後交通動脈・後大脳動脈領域では同じく2.5％，14.5％，18.4％，50％であった．この結果によると比較的小さいものでは破裂率は従来考えられていたより低く，予防的クリッピング術は年齢や危険因子を考慮して慎重に行うべきだとの考えが強くなった．

H. 脳動静脈奇形（arterio-venous malformation: AVM）

　脳動静脈奇形とは，ナイダス（nidus）とよばれる異常血管塊を介して動静脈の短絡をきたすものである．奇形の本体はナイダスである．胎生3〜8週頃の異常といわれている．動静脈奇形部は末梢血管抵抗が低いので流量が増大し流入動脈，流出静脈がともに拡張し，血管壁および周囲の脳組織に病理学的変化が出現する．動静脈奇形が症状を出す機序には次のようなものな

どがあげられる．

- 流入動脈にできる動脈瘤あるいはナイダスの破綻による出血
- 周囲の変性した脳組織をフォーカスとするてんかん
- 短絡による盗血（血流増大した血管の近傍に血流不足が起きる現象）
- 静脈圧上昇による周囲の脳灌流圧（＝動脈圧－静脈圧）低下
- 周囲組織への物理的圧迫

1 診察所見の要点

　脳出血の1～4％が脳動静脈奇形によるものとされている．またクモ膜下出血の約9％が脳動静脈奇形によるといわれている．脳動静脈奇形の半数以上の初発症状が脳出血であるといわれている．症状は脳出血の項で述べたものと異なることはないが，高血圧性脳出血の好発部位以外での脳出血をみたら動静脈奇形による可能性も考慮に入れるべきである．出血に続発するてんかん以外に出血を伴わずてんかんで発症する患者が30％前後いるといわれている．運動麻痺，感覚障害，失語など局所神経症状が生じるのは局所の血流不足のためであり，その原因は短絡による盗血または静脈圧上昇による脳灌流圧低下である．頭痛もよくみられる症状である．

2 検査所見

　MRI T2強調画像で複雑に折れ曲がり重なり合う低信号域（シグナルボイド）として描出され，存在を指摘すること自体は容易である．MRAでも形態をかなり正確に描出できる．ただしMRを用いた方法では血行動態の把握が困難である．造影剤を用いたMR-DSAという技法で血行動態を観察することが可能となりつつあるが，治療計画のためには依然通常の脳血管撮影が必要である．

3 治療

　動静脈奇形からの出血急性期には血腫除去，減圧，水頭症に対するドレナージなどを行うことは脳出血急性期の治療と同様である．根治治療として出血慢性期や未出血例において，外科的に動静脈奇形を摘出することが行われる．現在ではリスクの高い例に対して，血管内治療やガンマナイフによる

治療を外科手術に併用することが多くなっている．

I. もやもや病（Moyamoya disease：Willis 動脈輪閉塞症）

　発達期の異常により Willis 動脈輪部の慢性進行性狭窄をきたし，「もやもや血管」とよばれる側副血行が基底核部に発達してくるものである．小児期には脳虚血をきたしやすく，成人期には脳出血を起こしやすい．日本に多い病気で日本人により提唱された疾患単位であり，海外でも moyamoya disease といって通用する．

◧ 診察所見の要点

　3 歳頃に発症のピークがある．脳梗塞による片麻痺が最も多い症状である．感覚障害，てんかんなどもよくある症状である．血流需要の盛んな幼児期を過ぎると梗塞は少なくなり，一過性脳虚血発作が多くなるが，成長とともにそれも少なくなる．小児期にも出血をきたし得るが，成人期になると出血が多くなる．もやもや血管による血流不足を補うための側副血行に破綻が生じるためと考えられている．症状は通常の脳出血と同じである．

◨ 検査所見（図 43）

　梗塞・出血の既往のない例では MRI で著明な所見がないことが多い．長期

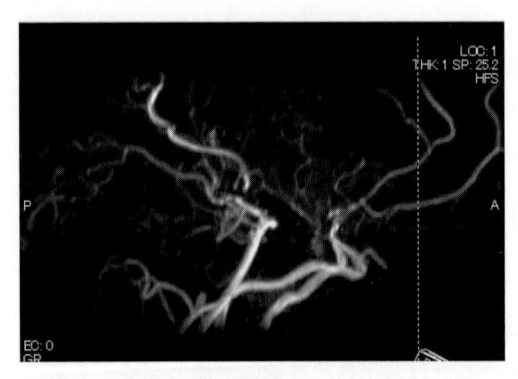

図 43　もやもや病の MRA
通常の中大脳動脈はみうけられずかわりに細いもやもやとした血管が見える．

の虚血を反映して局所的萎縮が認められる場合がある．脳血管造影により特有のもやもや血管が描出できるとともに，虚血の程度，側副血行の状態を把握できる．MRIで梗塞がなくとも，脳血流SPECTで潜在的な虚血が確認できることがある．

3 治療

小児期の血行再建術は虚血を改善するのに効果がある．成人における血行再建術が利益をもたらすかどうかについては意見が分かれている．出血に対する処置は通常の脳出血の場合と同様である．

J. 高血圧性脳症

正常では脳血管には代償機能があるため，脳灌流圧が変化しても毛細血管にかかる静水圧は一定に保たれている．高血圧性脳症とは，著しい高血圧により正常の代償機能が働いていればありえないほど高い静水圧が脳毛細血管にかかるため，血液脳関門が破綻し細胞障害が生じる病態である．高血圧が持続することにより細動脈の損傷・壊死が続発し広範な脳浮腫・脳圧亢進が起こり，意識障害，認知症（痴呆）などの神経症状が出現する．通常降圧により脳症も改善する．未治療では死亡や重大な後遺症の恐れがある．多くはコントロールの悪い高血圧症の患者に起こるが，高血圧の既往のない例では薬物による高血圧を疑い病歴を聴取する．

Part2 神経内科領域の主要疾患

第6章

変性疾患

A. アルツハイマー（Alzheimer）病

　健忘を中核とする認知症（痴呆）を呈する変性疾患である．先進国における認知症（痴呆）の原因の中で最も多い（50～60％）と推測されている．若年発症のものと老年期発症のものがあり，後者は加齢とともに有病率が著しく増加する．両者が同一の疾患であるか否かについてはいまだ議論があるが，少なくとも病理学的には両者とも老人斑とアルツハイマー神経原線維変化を特徴としている．大半は孤発性であるが，まれに家族性の症例もある（0.1％以下）．家族性のものの原因遺伝子はほとんどがプレセニリン1および2遺伝子であり，まれにアミロイド前駆蛋白遺伝子異常によるものがある．孤発性のものにも強い遺伝的背景があり，アポリポ蛋白Eのε4対立遺伝子のヘテロ接合体の人は一般に比べ3倍，ホモ接合体の人は同じく15倍の発症リスクがある．

1　患者さんの訴え

　緩徐に進行する物忘れを訴えることが多い．物忘れの内容は出来事記憶が主であり，最近の自分の行動や身の回りに起こった出来事が思い出せない．たとえば，買い物に行って買うべきものを忘れる，あるいはすでに買ったものをまた買う，通ってきた道がわからず道に迷う，あるいは自分の今いる場所がわからない，などである．これらは正常人でもときにみられることであるが，アルツハイマー病では徐々にひどくなってくる．これに対し昔の記憶や手続き記憶は比較的保たれる．

2　診察所見の要点

　初期には身体所見に異常はない．単語記憶を試すと即時再生は保たれる

が，1，2分後の遅延再生は著明に障害されている．簡単な図形の模写ができないといったかたちで構成障害が明らかになってくることが多い．計算障害（失算）もよくある症状である．進行してくると失語，失行，失認といった症状も加わってくる．アルツハイマー病でよくみられる構成障害，失算，失語，失行，失認などは主として頭頂葉の症状であり，これに対しトレイル-メイキング-テストやストループ-テストといった主として前頭葉の機能をみる検査の成績は比較的保たれる．性格変化は忌避的・消極的になることが普通で，攻撃的・積極的になることはない．時に暴力的になることがあるが，それは外から加えられた刺激に対し反応性にそうなっているのであり，自分とあまり関係のないことに口を挟んだり，手を出したりすることはほとんどなくなっていく．譫妄は初期から比較的よくみられる症状である．進行すると幻覚妄想も現れる．徐々に筋強剛など錐体外路症状が出現進行し，末期には寝たきり，失外套状態となる．

3 検査所見

確定診断は病理学的に老人斑とアルツハイマー神経原線維変化を証明する

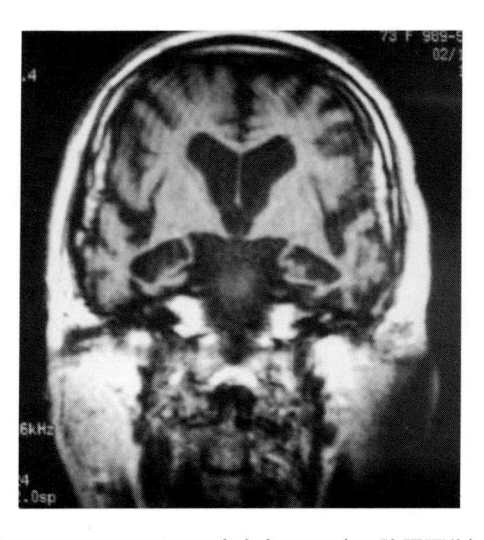

図44 アルツハイマー病患者 MRI（T1 強調画像）
側頭葉内側面萎縮が著明である．

ほかなく，臨床的には困難である．MRIでは初期には側頭葉内側面の萎縮が表われ，進行期においてそれに加え頭頂葉を中心とした新皮質の萎縮を認める（**図44**）．FDG-PETによって側頭葉，頭頂葉，帯状回後部の代謝低下が明らかになることがある．髄液のマーカーとして総タウ蛋白増加とAβ42の減少とが診断的価値があると期待されている．Aβ42は，アミロイド前駆蛋白質（APP）から酵素的に切り出されて生成するAβとよばれる蛋白質の一つのアイソフォームである．

4 治療

日本ではアセチルコリンエステラーゼ阻害剤のドネペジルが軽度から中等度のアルツハイマー病の症状改善，進行抑制に効果があるとして承認されている．精神症状に対しては適宜向精神薬を投与する．非定型向精神薬の方が錐体外路症状発生の危険が少ない．

5 補足

老人斑の主成分は重合・不溶化したAβである．老人斑の数と認知症（痴呆）重症度との相関は高く，老人斑の生成が認知症（痴呆）の大きな原因と考えられている．可溶Aβは正常でも常に産生されているが，排泄とのバランスがとれているときはほとんど不溶化せず老人斑は生成しない．長年にわたって産生過剰があるか，重合化を引き起こしやすいアイソフォームの一つであるAβ42が多いと徐々に老人斑が生成する．これがアルツハイマー病発症の一つの重要なメカニズムと考えられている．産生過剰の例としては第21番染色体トリソミーであるダウン（Down）症があげられる．APP遺伝子は第21番染色体上にあるので，ダウン症ではAPP遺伝子は3コピーある．このためダウン症ではAPPの産生過剰が起こり，アルツハイマー病になりやすい傾向がある．APP遺伝子自体の変異による家族性アルツハイマー病とプレセニリン遺伝子異常による家族性アルツハイマー病は，Aβ42産生亢進を介すと考えられている．

神経原線維変化は，過剰リン酸化したタウ蛋白が細胞内に蓄積したものである．過剰リン酸化したタウ蛋白が蓄積しだすと微小管関連蛋白の1つであるタウ蛋白が正常に機能しなくなるのみならず，ほかの微小管関連蛋白も枯

渇し，軸索輸送が滞り細胞障害が起こる．神経原線維変化がアルツハイマー病の原因なのか結果なのかはよくわかっていない．

B. 前頭側頭葉変性症
(frontotemporal lobar degeneration：FTLD)

　臨床型として前頭側頭葉型認知症 (frontotemporal dementia)，意味性認知症 (semantic dementia)，原発性進行性失語 (primary progressive aphasia) を含む概念である．基礎疾患としてタウ蛋白病理所見のある群，ユビキチン病理所見を有する群，特異的な病理所見のない群があり，かなり雑多な疾患を包含している．どの基礎疾患でも上記3臨床型のうちいずれをも呈すことがあり，またそれらの間の中間型もある．頭頂葉症状を主とするアルツハイマー病に対し前頭葉症状を主とするFTLDは全体としてよくアルツハイマー病と対照をなし，発症年齢についてもアルツハイマー病が65歳以降多くなるのに対し，FTLDは65歳以前の発症が多い．

1. 臨床型
1) 前頭側頭葉型認知症 (frontotemporal dementia)
　もっとも多い臨床型である．基本的に前頭葉の障害が前景に立つタイプである．性格変化，行動異常が初期の中心症状である．初期には失語はない．全般的に意欲や周囲への関心が低下し，わがままになる．検査上記憶障害があるようにみえる場合があるが，それはやる気がないとか非協力的態度のせいであって，さまざまな状況的証拠から実際には，少なくとも初期には，記憶障害は軽度であると考えられている．前頭葉眼窩面の萎縮が強いと脱抑制的になり，社会的に不適切な行動，攻撃性の亢進がよくみられる．また，執拗にある特定のものを捜し求めたり，ある特定の行動を繰り返したりする．前頭葉内側面の萎縮が強いと逆に無感情になることが多い．進行すると失語や記憶障害も加わり，知能・人格は全般的に荒廃する．

2) 意味性認知症 (semantic dementia) (図45)
　言語の意味に関する知識体系が徐々に崩壊していく．左側頭極，中および下側頭回の萎縮がその原因と考えられるが，右側頭葉も萎縮していくことが

多いので，それに対応して相貌失認がみられることがある．発語量は減少せず復唱・抑揚も保たれ言語は流暢といってよいが，意味性錯語や「あれ」「それ」などの指示代名詞への言い換えが多い．特に名詞の間違いが多く，物体失認と考えられる呼称障害も目立つ．動詞は比較的保たれる．初期には記憶障害は軽度である．前頭側頭葉型認知症にみられるような性格変化や行動異常は必ずしも目立たないが，合併していることが多い．末期には無動無言・失外套的になるのは前頭側頭葉型認知症と同様である．

3）原発性進行性失語（primary progressive aphasia）

進行性の運動失語を呈する臨床型である．病変は左下前頭回のブロードマン領域44，45野，いわゆるブローカ領域を中心とする部分である．発語量の減少，抑揚の障害，特に動詞に強い語想起障害，失文法などがみられる．理解は比較的保たれる．失語がひどいわりには日常生活能力が保たれるのも特徴である．性格変化・行動異常は末期にならないと出現しない．

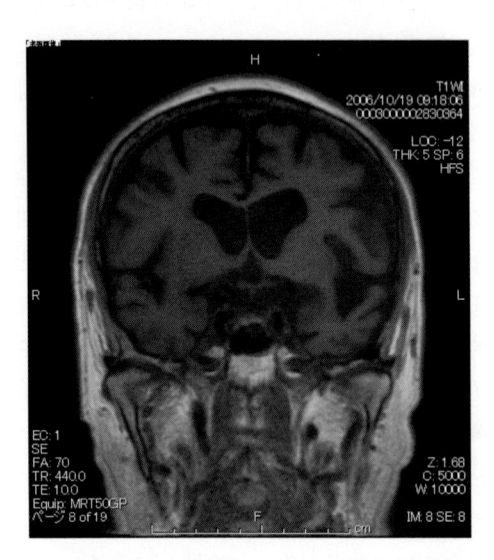

図45 意味性認知症患者のMRI前額断（T1強調画像）
左側頭葉の萎縮が著明である．左右差に注目．

2. 基礎疾患
1）タウ蛋白病理を有する群
ピック（Pick）病：進行性の前頭葉・側頭葉萎縮，皮質内ピック小体，ピック細胞を特徴とする孤発性の疾患である．萎縮部位では神経細胞が脱落しグリオーシスがある．ピック小体の主成分は過剰リン酸化したタウ蛋白である．

タウ蛋白遺伝子異常：17番染色体上のタウ蛋白遺伝子の異常で家族性にFTLDが発症することがある．すでに20種類以上の異なるタウ蛋白遺伝子異常をもつ家族性FTLD家系が報告されている．神経細胞とグリア細胞内のタウ蛋白を主成分とする線維状封入体が特徴である．変異遺伝子由来のタウ蛋白は実際に産生され，その機能異常が発症に関与していると考えられている．

前頭葉型アルツハイマー病：FTLDがアルツハイマー病とよく対照をなすといっておきながら，ここにアルツハイマー病が含まれているのは矛盾といえる．しかしアルツハイマー病のほとんどが頭頂葉主体の萎縮を呈し，前頭葉型は特殊な少数群であるので，FTLDとアルツハイマー病という二分法の意味合いは実際的には薄れることはない．病理所見は前頭葉主体であることを除き，通常のアルツハイマー病と異ならない．

皮質基底核変性症：パーキンソニズムと運動に関する皮質症状を呈する疾患として提唱されたが，FTLDの症状を呈することもまれでないことがわかってきた．萎縮部位の神経細胞消失，風船状細胞の出現，グリアおよび神経細胞内の特有なタウ蛋白沈着が特徴である．

進行性核上性麻痺：パーキンソニズムと核上性の外眼筋麻痺を特徴とする疾患であるが，これもFTLDの症状を呈することがある．典型的には基底核と脳幹に病理所見が強いが，皮質にも同様な所見がある．神経細胞の脱落消失，特有のタウ陽性房状星状細胞がみられる．

2）ユビキチン病理を有する群
ユビキチン陽性封入体を認める孤発例：海馬歯状回顆粒細胞，大脳新皮質神経細胞にユビキチン陽性，タウ陰性の特有な封入体を認める一群である．

FTLDの病理所見として最も多いものといわれる．もともとこのような病理所見はFTLDを伴う筋萎縮性側索硬化症（amyotrophic lateral sclerosis：ALS：運動ニューロン疾患の代表的なもの）において記述されていたものであるが，まったく同じ病理所見を有しながらALSの臨床症状も運動ニューロンの病理所見もない症例が認識され，運動ニューロン疾患封入体認知症（motor neuron disease inclusion dementia：MNDID）とよばれている．また同じ所見が一部の臨床的には純粋なALSでも記述されている．同一の所見が純粋なALS，純粋なFTLD，その中間型に認められることから，これらが幅広い臨床スペクトラムをもつ単一の疾患である可能性が示唆されている．

プログラニュリン遺伝子異常：17番染色体に連鎖して発症する家族性FTLDのうち，タウ蛋白遺伝子異常もタウ蛋白が蓄積している病理所見もなく，ユビキチン陽性封入体を認めるものがあることが知られていた．最近それらがプログラニュリン遺伝子異常によることがわかった．プログラニュリン遺伝子は17番染色体上にあって，タウ蛋白遺伝子より170万塩基程度セントロメア側にある．プログラニュリンはグラニュリンという成長因子の前駆蛋白である．多くの家系でナンセンス変異依存性分解機構により変異遺伝子由来のmRNAは分解され翻訳されない．これによる蛋白発現量の減少が発症に関与していると考えられている．

3）特有な病理所見をもたない群

神経細胞の非特異的消失，グリオーシスがあり，タウ陽性封入体もユビキチン陽性封入体も認められないFTLDの一群があることが知られている．最近この群に属すと思われてきた症例で微弱なユビキチン陽性所見があることが指摘され，この群の多くがユビキチン病理を有する群に入るのではないかという意見がある．

C. 皮質基底核変性症（corticobasal degeneration：CBD）

パーキンソニズムに失行，皮質性感覚障害などの運動・感覚関連の皮質症状が随伴する変性疾患である．皮質症状はしばしば非対称性である．症状の強い側からみて反対側の皮質が同側に比べ強く萎縮している．失行は上肢に

現れる観念運動失行であることが多い．口顔面失行，肢節運動失行，観念失行を認めることもある．他人の手徴候とよばれる症状は比較的特異的な症状である．これは体の後ろなどで患者に自らの両手をみせないようにして組合させると，一方の手を自分の手ではないと訴える症状である．パーキンソニズムは無動，姿勢反射障害が主で，振戦，筋強剛は少ない．前頭側頭葉変性症に合致する前頭葉症状の強い認知症（痴呆）を呈することがある．

D. 進行性核上性麻痺 (progressive supranuclear palsy: PSP)

　病初期からみられる易転倒性，筋強剛，無動，ジストニア，核上性外眼筋麻痺，認知症（痴呆）などを特徴とする変性疾患である．頸部，体幹が後屈する症状はこの病気の目立つ特徴であり，筋強剛あるいはジストニアによると考えられている．この病気の名前にもなっている核上性外眼筋麻痺は，随意的な眼球運動に制限があるのに前庭眼反射が保たれているものである．発症からやや遅れて垂直性眼球運動障害が先に出現し水平性障害は後である．slow eye movement とよばれる特有のゆっくりとした眼球運動，注視時に

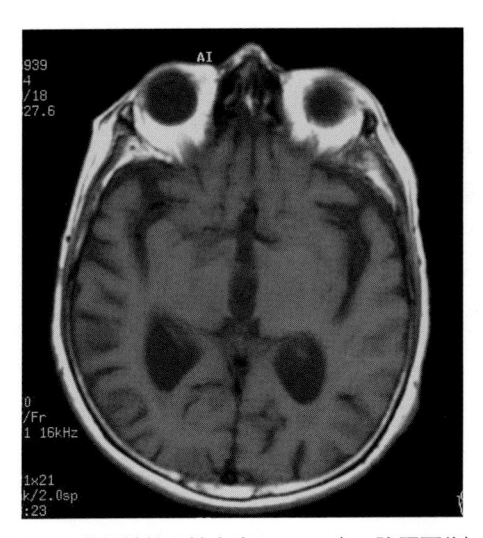

図46　進行性核上性麻痺のMRI（T1強調画像）
第三脳室の拡大が著明である．

微小な衝動性眼球運動が加わる square wave jerk などもこの病気の特徴である．前頭側頭葉変性症といってよい認知症（痴呆）がみられる．病理学的には過剰リン酸化したタウ蛋白陽性の神経原線維変化が皮質，基底核のみならず脳幹，脊髄にも認められるのが特徴である．

E. パーキンソン（Parkinson）病

必須の徴候である無動のほか安静時振戦，筋強剛，姿勢反射障害をあわせた4徴（パーキンソニズム）を主徴とする変性疾患である．大半は初老期以降の発症であるが若年発症もある．多くは孤発性であるが遺伝性のものもあり，いくつかの異なる遺伝子異常が報告されている．孤発性パーキンソン病の病理学的特徴とされるレビー小体（Lewy body）は遺伝性のものの一部では認められない．これら病因論的に異なる疾患群をパーキンソン病として1つにつなげる特徴は，中脳黒質緻密帯のドーパミン作動性神経細胞の脱落である．

1 患者さんの訴え

初期には漠然とした動きにくさを訴えることが多い．はじめの一歩の踏み出しにくさ（すくみ足），歩き出したら止まりにくいこと（突進現象）を訴えることがある．初期からバランスの悪さ・易転倒性を訴えることはほとんどない．振戦がある例では振戦が気になっていることが多い．

2 診察所見の要点

初期には片側上肢または下肢の無動とその肢の筋強剛しか認めないことが多い．進行するにつれ無動・筋強剛は両側性となるが，左右の症状がまったく同程度になることはなく長期間左右差が残存したまま推移する．この病気でよくみられる仮面様顔貌とは無動の症状の1つで，顔面の表情が乏しく硬くなることである．瞬目の減少，顔脂の増加が伴うことも多い．振戦は典型的には4～8 Hzの安静時振戦で，上肢であれば前腕の回内・回外に指をこするような動きが加わったいわゆる「丸薬まるめ」様振戦，下肢であれば膝をがくがくさせるいわゆる「貧乏ゆすり」的なものであることが多い．しかし姿勢性の振戦であってもパーキンソン病であることを否定はできない．姿

勢反射障害・バランスの悪さは必ず遅れて出現する．初期からバランスの悪い場合はパーキンソニズムを呈する別の疾患を考慮する．ジスキネジーとよばれる多関節を巻き込んだ滑らかで，踊りのような不随意運動は抗パーキンソン剤の副作用であるが，L-dopa かドーパミンアゴニストをある程度長期間使用した進行例にしか出現しないとされる．下肢の浮腫は自律神経症状と考えられ進行例でしばしば認められる症状である．便秘はパーキンソン病自体の自律神経症状であるとともに抗パーキンソン剤の副作用でもある．起立性低血圧は 10％程度にみられる．幻覚は抗パーキンソン剤の副作用であり，人間や小動物がみえる幻視がほとんどで幻聴や妄想は少ない．もし治療前から幻覚・妄想があったり，治療中であっても激しすぎる場合後述のびまん性レビー小体病を考える．パーキンソン病によって強い健忘が起きることはなく，もしあればアルツハイマー病の合併かびまん性レビー小体病を考える．パーキンソニズムに隠れて目立たないが，遂行障害など前頭葉性の高次機能障害を認める．進行は一般に緩徐であるが 10 年以上の経過で寝たきり，嚥下不能，無動・無言となる．

3 検査所見

CT，MRI では非特異的な大脳萎縮を認めることが多いが，中脳黒質の異常は検出しえない．脳血流 SPECT では前頭葉の血流低下を認めることが多い．ドーパミン作動性神経終末に取り込まれる物質を用いた核医学検査（^{18}F-dopa-PET など）で線条体での集積低下があれば，パーキンソン病といってほぼ間違いない．MIBG 心筋シンチでの心臓への取り込み低下は比較的特異的な所見である．

4 治療

根治治療はない．発症初期から数年間は薬物治療で日常生活能力が大幅に改善する．使用できる抗パーキンソン剤の種類は近年増加した．基本はドーパミン補充あるいは作用増強である．ドーパミンはそのまま投与すると血液脳関門をほとんど通過しないので，ドーパミンの前駆物質で血液脳関門を容易に通過する L-dopa として投与する．ただ L-dopa 単独では末梢で速やかにドパ脱炭酸酵素によりドーパミンに変換されてしまいやはり血液脳関門を

通過しなくなってしまう．このため通常ドパ脱炭酸酵素阻害剤との合剤を投与する．ドーパミンアゴニストはドーパミンとは構造および化学的性質が異なっていながらドーパミン受容体を刺激する薬剤で，日本でもいくつかの種類が発売されている．大きく麦角系と非麦角系に分かれそれぞれ全身性の副作用が異なる．またドーパミン受容体の各サブタイプに対する刺激作用はアゴニストによって異なり，効果，持続時間，副作用発現の面で違いがある．塩酸アマンタジンはドーパミン作動性神経終末からのドーパミン放出を増強する薬である．ドーパミン作動性神経がほとんど消失した進行例では効果が少ない．セレギリンはB型モノアミン酸化酵素阻害剤で，L-dopaの分解を阻害するためその効果を増強し有効時間を延長する．当然L-dopa製剤とともに服用しないと効果が得にくい．ドロキシドパはノルアドレナリンの前駆物質で無動・筋強剛には効果が少ないが，すくみ足には有効なことがある．

　外科的治療で通常用いられるものは淡蒼球破壊術と視床下核の電気刺激（深部脳刺激）である．侵襲があるため中等度の進行例に用いられる．

5　補足

　パーキンソン病全体でみれば孤発性が大部分であるが，40歳以前の発症に限れば50%が遺伝性といわれる．レビー小体の主成分はα-シヌクレインという蛋白質である．α-シヌクレインの遺伝子は第4染色体にあり，この遺伝子の異常で起きるパーキンソン病は常染色体優性遺伝である．点変異と遺伝子のコピー数の増加によるものがあることが知られている．この群の剖検脳からは常にレビー小体が検出される．α-シヌクレインの血中レベルが高い者ほど発症年齢が早くなる傾向がある．一部の家系では大脳皮質にレビー小体が出現し認知症（痴呆）が強く，後述するびまん性レビー小体病に似る．その他の常染色体優性遺伝性パーキンソン病としてはダーダリン（LRRK2：leucine-rich repeat kinase 2）遺伝子異常によるものがある．ダーダリンはα-シヌクレインの上流にあって，その沈着を介して黒質神経細胞の脱落をもたらすと考えられている．ただしα-シヌクレイン沈着を経由せずに発病する家系もあると考えられている．実際ダーダリン遺伝子異常によるパーキンソン病の多くにレビー小体が認められるが，一部の家系には同小

体を認めない．遺伝性パーキンソン病には常染色体劣性遺伝形式をとるものもある．現在 DJ-1, PINK-1, パーキンという3つの遺伝子の異常によるものがみつかっている．これらの常染色体劣性遺伝パーキンソン病ではレビー小体は出現しない．α-シヌクレインとは関係ない機序で，黒質神経細胞の変性が起きていると考えられている．

F．びまん性レビー小体病（diffuse Lewy body disease：DLBD）

　初老期以降に認知症（痴呆）で初発しパーキンソニズムが続発する変性疾患である．レビー小体が黒質のみならず大脳皮質にびまん性に出現することを特徴としている．パーキンソニズムが認知症（痴呆）に先行する症例もあるが，認知症（痴呆）の出現がパーキンソニズムの出現から長期間遅れることはない．老人斑などアルツハイマー病の病理を合併することが普通である．独立の疾患単位なのか，パーキンソン病とアルツハイマー病を両極端とする広いスペクトラムをもつ一大疾患単位の中間型なのかについて議論されており決着がついていない．ただし治療については特別の注意が必要であり，臨床的にこの病気に属する症例を選別することは重要である．

1 診察所見の要点

　進行性の認知症（痴呆）がある．初期には健忘は目立たない．前頭葉性と考えられる遂行能力，判断能力の低下がある．長期的には進行性であるものの数日から数カ月程度のタイムスパンで症状の変動がある．この変動は日内変動ではなく，夜間譫妄をこれと混同してはならない．この現象はほかの認知症（痴呆）を呈する疾患にはまれで，この病気に特異的である．抗パーキンソン剤投与以前からはっきりした幻覚・妄想があることが多い．それに気付かず抗パーキンソン剤を開始して，急激に増悪した幻覚・妄想に初めて気付くことがある．パーキンソニズムは基本的にパーキンソン病のそれと区別しがたいが，重症化はまれである．安静時振戦は比較的少ない．パーキンソニズムにも変動がある．失神，突然の眠気もこの病気の特徴である．

2 検査所見

　CT，MRI で非特異的な大脳皮質萎縮を認める．ときにアルツハイマー病

を思わせる側頭葉内側面萎縮がある．一部の症例に脳血流 SPECT で後頭葉の血流低下を認める．

3 治療

　幻覚・妄想に対し不用意に向精神薬を投与すると予想外の鎮静，パーキンソニズムの増悪が生じ，意識レベル低下，誤嚥性肺炎など合併症に悩まされることになる．向精神薬に対する過敏性はこの病気の特徴である．向精神薬が必要な場合は，オランザピンなどの非定型向精神薬を少量用いるべきである．抗パーキンソン剤はパーキンソニズムの改善に有効であるが，幻覚・妄想を引き起こさないと思われる控えめな用量でも激烈な幻覚・妄想をきたしてしまうことがある．抗パーキンソン剤も低用量の L-dopa にとどめ，ドーパミンアゴニストの使用は控えるべきである．認知症（痴呆）の進行抑制のためには，抗コリンエステラーゼ剤のドネペジルが有効である．

G. 多系統萎縮症 (multiple system atrophy：MSA)

　線条体黒質変性症，オリーブ橋小脳萎縮症，シャイ-ドレーガー (Shy-Drager) 症候群という 3 つの特徴的な臨床病型を，病因論的観点から統一した概念である．この 3 つの病型は共通の病理所見を有しておりおそらく共通の病因がある．典型例での臨床症状は病型間で著しく異なっているが，2 つないし 3 つの病型がオーバーラップする症例が少なからず存在する．

1 臨床病型

線条体黒質変性症：多系統萎縮症の中で最も多い臨床病型で 80％くらいといわれている．無動，筋強剛，姿勢反射障害といったパーキンソニズムを主徴とするタイプである．パーキンソン病と違い安静時振戦は少ない．多くのパーキンソン病患者の初期にみられる症状の左右差もまれである．初期から姿勢反射障害が出やすいこともパーキンソン病と異なる．それでも初期にはパーキンソン病との鑑別が困難なことが多い．進行は通常速いので経過観察中に鑑別は自ずと可能である．L-dopa 内服による症状の一時的な改善が一部の症例にみられる．口・顔面のジストニーもよくある症状である．

オリーブ橋小脳萎縮症：小脳失調を主徴とするタイプである．多系統萎縮症

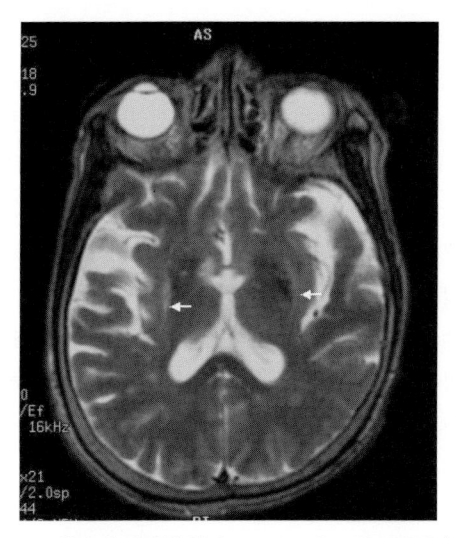

図 47　線条体黒質変性症の MRI（T2 強調画像）
両側被殻外側の高信号（矢印）が著明である．

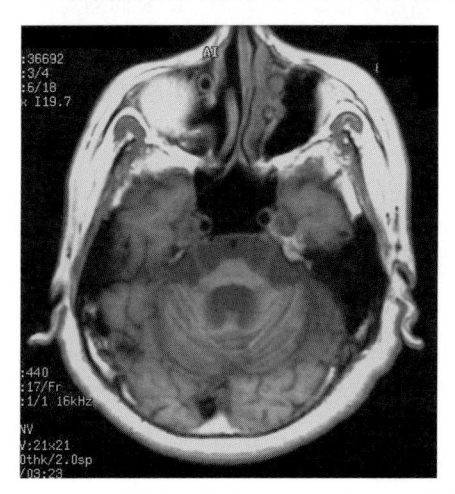

図 48　オリーブ橋小脳萎縮症の MRI（T1 強調画像）
橋，小脳および中小脳脚の萎縮が顕著である．

の 20％くらいを占めるといわれている．線条体黒質変性症に比べると進行は遅い．発症から長期間小脳失調のみで経過する例も多い．

シャイ-ドレーガー症候群：排尿障害で発症し，著明な起立性低血圧など多彩な自律神経症状を呈するタイプである．純粋な自律神経不全で経過する例は極めてまれなので，線条体黒質変性症とオリーブ橋小脳萎縮症で合わせて100％といってもあながち間違いではない．自律神経障害の目立つものをシャイ-ドレーガー症候群として独立させて考えると比率は変わってくる．ほとんどの多系統萎縮症は早晩自律神経症状を呈してくる．

2 検査所見（図47, 48）

線条体黒質変性症ではMRI T2強調画像で両側被殻外側に高信号域を認める．オリーブ橋小脳萎縮症ではCT, MRIで小脳および橋底部の著明な萎縮，MRI T2強調画像にて橋底部の高信号，いわゆる「十字サイン」を認める．こうした所見は各臨床病型に特有のものではなく，オーバーラップがあり得る．起立性低血圧の基準はティルトテストで20 mmHg以上の収縮期血圧降下があることであるが，その際血中のカテコラミンの反応性上昇が乏しいことが多系統萎縮症の特徴とされる．R-R間隔変動低下，夜間無呼吸，排尿筋反射過剰など自律神経障害を反映した所見がみられる．著明な末梢神経障害はまれであるが，約20％の患者で末梢神経伝導速度検査に異常がある．

3 治療

現在のところ根治治療はなく，小脳症状に対しては対症療法も乏しい．L-dopaは一部の症例のパーキンソニズムにのみ有効でその効果は限定的であるが，一度は試してみる価値はある．起立性低血圧は自覚症状がないうちは放置でよい．症状が出現したらミドドリン，ドロキシドパ，フロリネフなどの薬剤のほか弾性ストッキング，食塩摂取で対処する．

H. 脊髄小脳変性症

小脳，小脳への入力路および小脳からの出力路の系統的な変性をきたす疾患群をこうよんでいる．病因的には雑多なものを含む概念であり，非常に多くの疾患がこれに包含されている．上記に加え，疾患・症例により基底核，脳幹の諸核，末梢神経などさまざまな部位の変性をきたす．孤発性と遺伝性

がある．孤発性で最も多いのはオリーブ橋小脳萎縮症であり，多系統萎縮症のところで述べた．孤発性ではほかに晩発性小脳萎縮症とよばれるほぼ小脳症状のみのタイプがある．遺伝性のものの原因として多くの遺伝子異常が報告されている．この数は今後も増えると思われる．

1. 遺伝性脊髄小脳変性症（常染色体優性遺伝）

常染色体優性遺伝形式の脊髄小脳変性症として SCA1 から 25（9 は現在欠番，24 は常染色体劣性）および DRPLA が知られている．SCA1, 2, 3, 6, 7, 17 および DRPLA は，それぞれの原因遺伝子エキソン中の CAG リピートが延長していることがその原因である．実際に遺伝子産物は産生され，そのアミノ酸配列の中にある長いグルタミンの連続（ポリグルタミン配列）が発症に密接に関与しているといわれる．リピート数が多いほど発症年齢が低くなる傾向がある．また代を重ねるごとにリピート数が多くなる傾向がある．このことが代を重ねるごとに発症が早く症状が重くなる現象（表現促進；anticipation）と関係があるといわれている．そのほか，SCA8 は 3′-端非翻訳領域中の CTG リピートの延長，SCA10 はイントロン中の ATTCT リピートの延長，SCA12 は 5′-端非翻訳領域中の CAG リピートの延長によるといわれている．SCA14 は PKC γ のエキソン中の変異による．日本で多いのは SCA1, 2, 3, 6 および DRPLA である．

1) SCA1

アタキシン 1 蛋白中のポリグルタミン配列の延長による．起立・歩行時のふらつき，失調性構音障害，眼振などの小脳症状に加え，進行すると衝動性眼球運動が障害され外眼筋麻痺が生じる．錐体路徴候を認めることが多い．著明な末梢神経障害はまれであるが，末梢および中枢の伝導速度遅延がある．

2) SCA2

アタキシン 2 蛋白中のポリグルタミン配列の延長による．SCA1 に似るが衝動性眼球運動障害，腱反射低下はより強い．中に小脳症状がほとんどなくパーキンソニズムを呈する家系もある．

3） SCA3

　いわゆるマヒャド-ジョゼフ（Machado-Joseph）病である．アタキシン3蛋白中のポリグルタミン配列の延長による．多彩な症状を呈する．小脳症状に加え外眼筋麻痺，錐体路徴候，パーキンソニズム，ジストニア，末梢神経障害を認める．錐体路の症状は痙性対麻痺といえるほど強いこともある．末梢神経障害も臨床的に明らかな症状を出すほど強いことがある．顔面ジストニアであるいわゆる「びっくりまなこ」は平常時にも眼裂が開大し虹彩（黒目）の上下に強膜（白目）が見えることをいい，この病気で多いが，正常人やほかの病気でも認めることがあり特異的ではない．四肢体幹で温度の弁別障害がある．夜間足が不随意に動いてしまうレストレスレッグ症候群も多く，睡眠障害の原因となる．

4） SCA6

　P/Q型電位依存性カルシウムチャネルα1Aサブユニット蛋白中のポリグルタミン配列の延長による．他の遺伝子異常に比べると比較的純粋な小脳症状を呈することが多いが，軽いパーキンソニズム，錐体路障害，末梢神経障害が合併していてもSCA6という診断に矛盾はしない．下方への眼振，前庭眼反射の注視による抑制の消失はよくみられる症状である．

5） DRPLA

　正式名称は歯状核赤核淡蒼球ルイ体萎縮症（Dentato-rubro-pallido-luysian atrophy）である．アトロフィン1蛋白中のポリグルタミン配列の延長による．小脳失調に加えミオクローヌスてんかん，認知症（痴呆），舞踏病様不随意運動を呈することが多い．日本人以外にはきわめてまれな疾患である．

2. 脊髄小脳変性症（常染色体劣性遺伝）

　欧米に多いフラタキシン遺伝子異常によるフリードライヒ（Friedreich）型小脳失調症は日本では1例も確認されておらず，恐らく日本人には存在しない．そのせいもあって日本における劣性遺伝の脊髄小脳変性症はきわめて少ない．また患者が存在しても家族歴が明白でなく孤発例とされてしまうことが多いので，家系の解析が困難であり解明が遅れている．日本で最も多い

常染色体劣性遺伝脊髄小脳変性症は，アプラタキシン遺伝子異常による「眼球運動失行と低アルブミン血症を伴う早発性小脳失調症（early onset ataxia with ocular motor apraxia and hypoalbuminemia：EAOH）」といわれている．これはフリードライヒ型に似た早発性の小脳失調と後索障害を呈すが心筋障害はなく，眼球運動失行と低アルブミン血症のどちらかまたは両方を伴うものである．同じく劣性遺伝でフリードライヒ型に似た早発性の失調を呈するタイプとして，α-トコフェロール転移蛋白遺伝子異常によるビタミンE単独欠乏性小脳失調症がある．ビタミンE大量投与にて進行を阻止し早期であれば改善もできる．このタイプが唯一現在のところ原因療法がある脊髄小脳変性症である．

I. 筋萎縮性側索硬化症（運動ニューロン疾患）

　筋萎縮性側索硬化症とは，脊髄および脳幹の下位運動ニューロンの変性により全身の筋力低下・筋萎縮が生じ，構音・嚥下障害，呼吸筋麻痺のため1年から数年の経過で自力での生命維持に重大な困難が生じる病気を指す．初老期発症が多いが，若年発症もある．これに対し運動ニューロン疾患というと，筋萎縮性側索硬化症に加え下位運動ニューロンの変性を主体とするいくつかの遺伝性変性疾患を含めた概念となる．筋萎縮性側索硬化症の約90%は孤発性であり，残りは遺伝性と考えられている．遺伝性のものの約20%はSOD-1遺伝子異常によるもので，これは孤発性のものと症状，経過が酷似している．

1 患者さんの訴え

　片方の上肢または下肢の筋力低下・筋萎縮を訴えることが多い．上肢なら手内筋，下肢なら下腿筋といったように遠位筋障害からはじまることが普通である．症状が非対称であることもこの病気を示唆する．また特に50歳以上の女性に多いタイプとして構音・嚥下障害を最初から訴えるタイプがある．線維束攣縮とは筋肉の一部の線維束が不随意にぴくぴくと動くことである．線維束攣縮は，この病気でよくみられるが，正常でも不安が強い場合や喘息に対して交感神経刺激薬を使っている場合みられることが多いので，こ

の病気に特異的ではない．頸椎症，腰椎症などが合併していない限り，この病気単独では感覚障害を訴えることはない．

2　診察所見の要点

一肢の症状しか訴えていない場合でも，診察上全身に所見のある場合が多い．約90％の症例で錐体路徴候がある．逆に本当に筋萎縮・筋力低下が一肢に限定していて錐体路徴候もない場合，ニューロパチーなど他の疾患を考慮しなければならない．

3　検査所見

血液検査で特異的なマーカーはない．特異的な画像所見もない．針筋電図で神経原性変化を認める．慢性の脱神経を反映してユニット数の減少，巨大ユニットを認める．安静時 fibrillation も認めることが多い．末梢神経伝導速度では感覚神経には異常なく，運動神経刺激による反応（CMAP）の振幅減少があるが伝導速度の低下はない．

4　治療

根治治療はない．グルタミン酸受容体阻害剤のリルゾール服用により自然余命を平均2カ月程度延長できる．呼吸困難に対しては人工呼吸器装着により緩和できる．

Part2 神経内科領域の主要疾患

第7章

てんかん

　中枢神経細胞の無秩序な発火が局所的または大局的に拡がり一定時間鎮静しないことをてんかん発作（seizure）といい，そのような発作を起こしやすい傾向を内在的にもつ状態をてんかん（epilepsy）という．内在的と断ったのは，薬物や電流など外からの因子により健常人にもてんかん発作と同様な発作を起こすことが常に可能であるからである．外的因子によりそのような発作を一度起こしたとしても，その人はてんかんではない．発作の多くは強直性または間代性の筋肉のけいれんとして現れるが，意識障害であったり幻覚など本人の自覚的体験でしかないこともある．

　表16にてんかん発作の国際分類を示す．この中で発作は部分発作と全般発作に大きく分けられている．部分発作は脳の一部分の異常興奮に由来する発作をさす．発作開始時，脳波異常は局所に限局しており，症状も体の一部分に限られる．全般発作は発作の最初から異常興奮が両側性に生じ，脳波上もてんかん波が全般性にみられる．意識障害も発作のはじめからあり，体の症状も左右対称にある．部分発作ではじまり全般化することもあるが，こうしたものは発作の分類上部分発作に入る．

　てんかんを起こす基礎疾患は先天性・後天性代謝疾患，変性疾患，脳血管障害，外傷など多岐にわたり，こうした基礎疾患によると考えられるてんかんを症候性てんかんとよぶ．この中にもDRPLAなどの変性疾患やある種の遺伝性代謝疾患などのようにてんかんがほぼ必発するものと，脳血管障害のように同じような病変でも人によって起こしたり起こさなかったりするものがある．後者の場合は遺伝的・環境的素因も関係していると推測される．基礎疾患がなくてんかん以外の異常がないと思われるものを特発性てんかんという．特発性てんかんは成人前に発症することが多く，脳の発達異常と関

表16 てんかん発作の国際分類

I. 部分（焦点，局所）発作
   A. 単純部分発作（意識障害はない）
      1. 運動徴候を有するもの
      2. 体性感覚あるいは特殊感覚徴候をもつもの
      3. 自律神経症状あるいは徴候をもつもの
      4. 精神症状をもつもの
   B. 複雑部分発作（意識障害を伴う：ときに単純部分発作症状ではじまりうる）
      1. 単純部分発作ではじまり意識障害がこれに続くもの
         a. 単純部分発作ではじまり意識障害がこれに続くもの
         b. 自動症を伴うもの
      2. 意識障害ではじまるもの
         a. 意識障害のみを伴うもの
         b. 自動症を伴うもの
   C. 部分発作から二次性全般発作に進展するもの
      1. 単純部分発作から全般発作に進展するもの
      2. 複雑部分発作から全般発作に進展するもの
      3. 単純部分発作から複雑部分発作へさらに全般発作へと進展するもの
II. 全般発作（けいれん性あるいは非けいれん性）
   A. 1. 欠神発作
      2. 非定型欠神発作
   B. ミオクロニー発作
   C. 間代性発作
   D. 強直性発作
   E. 強直性間代性発作
   F. 脱力発作（失立）
III. 未分類てんかん発作（不十分か不完全なデータのため）

係が深いとされる．特発性てんかんの多くは自然寛解するが一部は難治化する．

■ 診断

発作および発作前後の状況に関する詳細な病歴聴取が診断に役立つ．けいれん，ミオクローヌス，眼球の上転，頭部の回転などはてんかんを示唆する．発作時，本人は意識障害をきたし記憶がないことが多いので目撃者の証

言を聴取することが大切である．発作間歇期てんかん患者は基礎疾患による症状をのぞき，これといって症状がないことが多い．基礎疾患の有無は参考になる．てんかんの家族歴も大切である．特発性，症候性ともに遺伝素因の影響がある．脳波検査は，てんかんに対する特異性は高いが発作間歇期においては感度が低い．1回の検査による陽性率は30％程度とされる．MRIにより脳血管障害，変性疾患などの基礎疾患が明らかになるほか，側頭葉内側面の硬化像，脳の形成異常など特にてんかんに関連のある異常がみつかることがある．

2 治療

てんかんの国際分類の中でてんかん発作が部分発作と全般発作に大別されているのには，実用的な意義もある．発作抑制に有効な薬剤が両者でだいたい二分される．おおざっぱにいってカルバマゼピン，フェニトインは部分発作に有効で，バルプロ酸，クロナゼパムは全般発作に有効である．ただしバルプロ酸は部分発作に使用しても差し支えない．薬物によるコントロールが不良な難治性症候性てんかんに対しては，外科治療を考慮する．アルコール乱用，睡眠不足，過労は発作誘発因子なので避けるよう指導する．

Part2 神経内科領域の主要疾患

第8章 代謝疾患

A. 肝性脳症

　肝機能低下により脳障害が起きることがある．肝による代謝低下のため脳にとって有害な物質の蓄積が起きることが原因である．また肝硬変で門脈-大循環シャントがあるときも有害物質の蓄積が起きて，脳症が起きる．有害物質としてはアンモニアが重要視されているが，そのほかの物質も脳症の発症に寄与する．

1 診察所見の要点

　肝不全，肝硬変の患者で意識障害をみたら肝性脳症を疑う．意識障害の程度は重度の昏睡からボーとしている程度の軽いものまで差がある．両手を前方に挙上させて手背を上にして手関節を背屈したまま保持するように指図すると，背屈が不規則にほどけてバタバタと羽ばたいているようにみえる羽ばたき振戦（flapping tremor; asterixis）がみられることが多い．劇症肝不全で急性に脳浮腫・脳圧亢進が生じ，脳ヘルニアから死亡する場合がある．

2 検査所見

　血液生化学検査ではトランスアミナーゼ，ビリルビンの上昇など肝不全に合致する所見がある．アンモニアは高値であることが多い．検査値としては動脈血中アンモニアのほうが静脈血中のそれより信頼が置ける．脳波では前頭極，前頭部に対称性に出現する三相波が比較的特異的である．

3 治療

　血中アンモニア高値が脳症発症に関係がある場合が多いので，その場合蛋白摂取制限，ラクテュロースの使用などアンモニアを下げる治療を行う．また門脈-体循環シャントを軽減することが改善につながる．

B. 亜急性連合性変性症

　ビタミン B$_{12}$ の欠乏による脳症・脊髄症である．脊髄では錐体路と後索の変性があるためこの名がある．末梢神経障害も伴う．先進国ではビタミン B$_{12}$ 欠乏は大球性貧血をきっかけにみつかり速やかな治療が行われることが多い．このため亜急性連合性変性症そのものが少なく，重症例はきわめて少なくなっている．発展途上国ではまだ多くみられる．大球性貧血に特に上肢初発の感覚ニューロパチーが伴っている場合，この病気を疑うべきである．後索の障害を反映してロンベルグ徴候が陽性になることがある．錐体路障害をきたすと痙性対麻痺，腱反射亢進，バビンスキー徴候陽性となる．脳症により皮質下痴呆，精神症状をきたす．治療可能な認知症（痴呆）として常に鑑別に入れるべきである．MRI で脊髄後索の T2 強調画像高信号域が描出されることがある．末梢神経伝導速度検査では通常軸索障害パターンを示す．下肢 SEP の潜時遅延がみられる．治療はビタミン B$_{12}$ 投与である．吸収障害がある場合は静注が必要である．

C. ウェルニッケ（Wernicke）脳症

　ビタミン B$_1$ 欠乏による脳症である．日本ではアルコール多飲者に多い．ビタミン B$_1$ は白米や麺類に含まれていないので，副菜をとらずにアルコールと主食ばかり摂取しているといずれビタミン B$_1$ 不足になる．発症は急性で 24 時間以内に脳症が完成することも珍しくない．原因不明の意識不明患者をみたらビタミン B$_1$ 測定を行った後，速やかにビタミン B$_1$ を含む輸液を開始すべきである．

1 診察所見の要点

　初診時には意識障害があることが多い．眼振・眼球運動障害をしばしば認める．急性期を乗り越えても後遺症として重い前向性健忘〔コルサコフ（Korsakoff）症候群〕を呈すことがある．コルサコフ症候群の患者は意識が清明であってもできごと記憶が著明に障害されているため，数分前のできごとですらまったく覚えていない．発症以降新たな知り合いや新たな知識を覚

えることはほとんどない．発症以前の知識は比較的保たれる．

2 検査所見

急性期にはビタミン B_1 の低下を認める．いったんビタミン B_1 製剤を投与してしまうと欠乏が証明できない．投与前にヘパリン採血でビタミン B_1 のチェックを必ず行う．MRIでは中脳水道付近，乳頭体，第三脳室付近などに病変を認める．

3 治療

ビタミン B_1 製剤の投与を行う．

D. 遺伝性代謝疾患

遺伝性代謝疾患で中枢神経症状を呈するものは膨大な数があるが，その多くは小児期発症である．ここでは思春期から中高年期の晩期発症があり得る疾患について述べる．

1. ウィルソン（Wilson）病

銅輸送性ATPase遺伝子（*ATP7B*）の異常による．常染色体劣性遺伝形式をとる．有病者は5千から3万人に1人いるといわれ，キャリアーは90人に1人とされる．劣性遺伝の疾患としては多い病気である．大半は肝臓と神経の症状を呈するが約20％の症例で血液，心臓，腎臓などほかの臓器障害も合併する．肝症状は小児期から出現し，軽度障害から重症肝不全まで症例により異なる．

1 患者さんの訴え

神経症状は10から20歳代に初発することが多いが，70歳代で初発した例もある．最も多い初発症状は構音・嚥下障害，垂涎など球筋の症状である．斜頸，書痙をはじめとする顔面・四肢・体幹のジストニー症状の訴えも多い．そのほか動きづらさ，ふらつき，精神症状を訴える．

2 診察所見の要点

神経症状を呈する症例で未治療であれば必ずカイザー-フライシャー（Kayser-Fleisher）輪を認める．この輪は角膜のデスメ膜層に銅が沈着したものである．さまざまなジストニア症状の中でも印象的なのは，虚ろな笑い

を浮かべているようにみえる顔面のジストニアである．無動および小脳症状が，構音および四肢体幹の動きの中にさまざまな程度に混じりあい現れる．運動症状に見合う程度の認知症（痴呆）を認めることが多いが，それのみが際立って認められることはない．約 1/3 の症例で異常行動，うつ，固執傾向などの精神症状を認める．まれに進行性ミオクローヌスてんかんと同等の症状・経過をとることがある．

3 検査所見

神経症状があればカイザー-フライシャー輪が必ずあるので，肉眼で確認しにくければスリットランプで観察する．約 85% で血清セルロプラスミンが低下しているが，キャリアーの 20% 程度でも低下しているので注意を要する．24 時間尿中銅排泄はほとんどのウィルソン病患者で増加しているのにキャリアーでは正常である．遺伝子診断は可能であるが，ATPB7 のサイズが大きく，変異が多種多様なため，検索の的が絞れない場合たいへん手間がかかる．MRI では全般的な萎縮のほかに，特に T2 強調画像で信号の変化が現れやすい．両側基底核，視床に高信号を認めることが多い．中脳にジャイアントパンダの顔と形容される信号変化が認められることがある．必ずしも左右対称でない病変が大脳皮質，白質に認められることもある．

4 治療

ウィルソン病における細胞障害の原因である銅沈着を除去することが，症状の改善・増悪の予防になる．キレート剤である D-ペニシラミンを服用する．同時に食餌中の銅を制限することも必要である．チョコレート，木の実，貝，レバーなどを避ける．発症前の患者ではキレート剤と銅制限だけで良好な結果が得られる．発症後の患者でも部分的な改善が期待できる．重症肝不全には肝移植も行われる．

2. 副腎白質ジストロフィー

ALDP というペロキシソーム膜蛋白の異常により起きる伴性劣性遺伝性の疾患である．多くは小児期に発症するがまれに成人期発症がある．ALDP は ATP 結合性カセットトランスポーター（ABC トランスポーター）の一種であり，その遺伝子は ABCD1 とよばれ X 染色体上 Xq28 に位置している．血

中および大脳白質，副腎で極長鎖脂肪酸（C24：0，C26：0など）が増加しているのが特徴で，診断的価値があるとともに，神経障害の原因とも考えられている．ただし極長鎖脂肪酸の増加が神経障害を起こす正確な機序はわかっていない．神経障害には明確に区別される2つのタイプがある．1つは副腎ミエロニューロパチーといわれるもので，非炎症性の遠位軸索障害がその本態である．主として脊髄の錐体路，脊髄視床路など長索路障害があり末梢神経障害もそれに加わる．もう1つは急速に進行する炎症性髄鞘障害である．このタイプでは主として大脳の頭頂後頭葉が侵されるが，前頭葉が侵されるタイプもある．

◼1 患者さんの訴え

小児期発症例では歩行障害，学業不振・低下，視力低下で初発することが多く，副腎不全もときにみられる．進行性で数年内に失外套状態に陥る．神経内科領域で見受けられる思春期から成人発症例では，歩行障害，排尿障害など脊髄障害を疑わせる症状で慢性に経過し，ある時点で急激に認知症（痴呆），視力低下など大脳障害による症状が出現・進行し，失外套状態に至ることが多い．

◼2 診察所見の要点

腱反射亢進，病的反射，排尿障害など痙性対麻痺の所見がみられる．副腎ミエロニューロパチーとして長く経過する例ではそれが目立つ．視力低下，認知症（痴呆），性格変化などの大脳白質病変による所見は，小児例では発病してから徐々に，思春期以降の発症ではある時点から急激に，出現・進行する．著明な末梢神経障害はまれである．

◼3 検査所見

血中の極長鎖脂肪酸が正常の2，3倍以上に増加する．ABCD1遺伝子の検索も可能である．大脳白質障害のある例ではMRIにてほぼ対称性でT2強調画像高信号T1強調画像低信号の白質病変を認める **(図49)**．炎症を反映して病変の辺縁部では造影効果がある．末梢神経の電気生理学的検査では軽度の所見を認めることが多い．

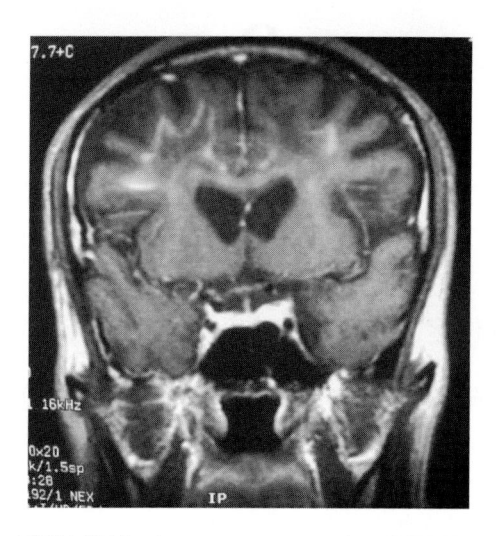

図 49 副腎白質ジストロフィーの MRI（T1 強調画像，造影）
増強効果を伴う前頭葉白質の病変が認められる．

4 治療

　神経症状が出現すると治療による症状・予後の改善の可能性は急速に減じていく．発症前，発症初期の治療が重要である．骨髄移植は未発症例の症状出現予防，軽症例の症状改善に効果がある．ロレンツォ（Lorenzo）の油とはグリセロール3オレイン酸とグリセロール3エルカ酸を4:1で混合したものである．投与により極長鎖脂肪酸の減少が期待できる．未発症でMRI所見も出現していない6歳以下の小児では予防効果があったとされる．しかし神経症状が出てからでは症状も予後も改善しない．スタチン類の投与により極長鎖脂肪酸が減少するという報告があるが，否定的な報告もある．

Part2 神経内科領域の主要疾患

第9章 脱髄疾患

A. 多発性硬化症

中枢神経系の脱髄疾患の1つであり，白人の間では比較的頻度が高いが日本ではそれに比し少ない．何らかの免疫的機序により乏突起細胞の消失とミエリンの破壊が起きる．初期には多くの例で増悪と寛解を繰り返す．また中枢神経内のさまざまな部位に病変を形成する．こうした症状出現の時間的多発性と病変の空間的多発性がこの病気の特徴である．

1 患者さんの訴え

視野の一部がかけている，色がおかしいといった視神経の症状，物が二重にみえるなどの外眼筋症状，半身，両下肢，一肢の筋力低下，感覚障害，めまい，運動失調，排尿障害など，さまざまな症状を訴える．失語，失認，失行，てんかんなど皮質障害の症状は出現しにくい．前角細胞の障害による筋萎縮も少ない．症状は2，3日で完成し，その後2，3カ月かけて改善（寛解）していく．こうしてほぼ完全に回復した後しばらくおいて再発を起こすタイプを再発寛解型という．ほとんど寛解がなく症状が徐々に進行していくタイプを一次性慢性進行型という．再発寛解型で10～15年経過し，ある時点から進行型になったものを二次性慢性進行型という．

2 診察所見の要点

20～50歳代の発症が多い．女性患者が男性の2倍多い．片麻痺，対麻痺，上肢の単麻痺，下肢の単麻痺のどれも出現する可能性がある．同様に感覚症状も多様である．めまい，四肢・体幹の運動失調，失調性構音障害もしばしば認める症状である．片眼の視野欠損など視神経障害を示唆する症状のあるときは，眼底視神経乳頭の蒼白化がみられる場合が多い．外眼筋麻痺，核間

性眼球運動障害も多い．頸部の前屈により下肢に痛みが放散するレルミット（L' Hermitte）徴候，および温浴などにより体温が上昇すると症状が増悪すること（温浴効果；Ulthoff 徴候）も，この病気に比較的特異的である．

3 検査所見

発症時および増悪時の髄液検査ではリンパ球優位の細胞増多，蛋白上昇，IgG インデックスの上昇（> 0.6）を認める．超急性期には多核白血球優位の細胞増多のこともある．髄液オリゴクローナルバンド陽性であることが多い．MRI では脳室付近の白質に円形ないし楕円形の病変が多発していることが多い（**図 50**）．再発前後の比較で症状に見合った新たな病変が出現したことを確認できれば，診断的に大きな価値がある．視覚誘発電位（VEP），聴覚誘発電位（ABR），体性感覚誘発電位（SEP）により無症状の病変の存在を検出できる．

4 治療

再発時にはメチルプレドニゾロン 1 g 点滴静注を 3 日間続けるステロイド

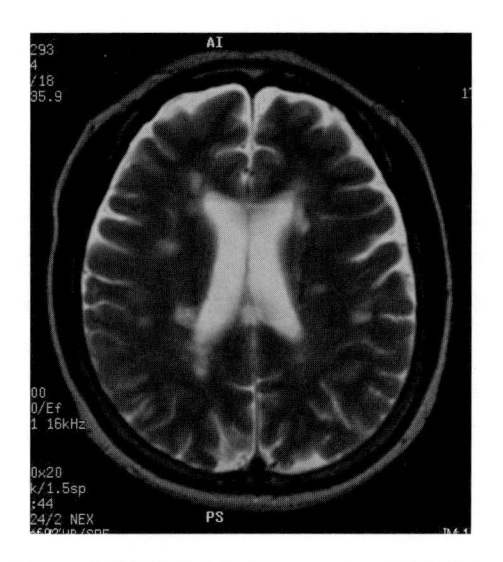

図 50 多発性硬化症患者の MRI（T2 強調画像）
脳室周囲に多発性の病変がみられる．

パルス療法を行う．症状が回復している間は適宜繰り返してよい．回復を早める効果がある．ただしステロイドパルス療法が最終的な回復程度や長期的な予後に影響を与えるという証拠はない．再発予防薬として日本では2種のベータインターフェロンが認められている．インターフェロンベーター1aは週1回筋肉内投与，インターフェロンベータ-1bは隔日皮下投与する．どちらも再発寛解型での再発を減らす効果がある．残存症状に対する対症療法も行われる．痙性にはバクロフェンなどの筋弛緩剤が効果がある．尿失禁には塩酸オキシブチニンなどの抗コリン薬が有効である．逆に膀胱の収縮が弱く残尿が多い場合は，コリンエステラーゼ阻害剤の臭化ジスチグミンが用いられる．膀胱括約筋の緊張が強すぎて排尿困難である場合には，αブロッカーも効果がある．

B. 急性散在性脳脊髄炎

　通常ウイルス感染またはワクチン接種後に起きる，脳および脊髄白質の広範な脱髄性炎症である．マイコプラズマ，細菌感染後にも起きることがある．特発性と考えられる症例もある．小児に多いが成人発症もある．多くは単相性の経過をたどり再発することはないが，まれに再発することがある．ただし初発から数カ月後以降も再発がある場合は，多発性硬化症の方を考慮した方がよい．病理学的にはミエリン塩基蛋白，プロテオリピッドプロテインなどのミエリン抗原への曝露で作られる実験的アレルギー性脳脊髄炎に酷似している．恐らくこの病気は，分子模倣的機序によりミエリン抗原に対する自己免疫反応が引き起こされることで発症すると考えられる．完全に回復する例が多いが，後遺症を残すこともある．まれに死亡する例がある．

1 診察所見の要点

　感染あるいはワクチン接種から4～12日くらい後に頭痛，発熱，倦怠感ではじまり神経症状が続く．症状は数日で完成する．意識障害，脳神経障害，片麻痺，感覚障害，小脳失調，横断性脊髄症などがみられる．数週から数カ月で回復する．

2 検査所見

　MRIにて大脳, 小脳, 脊髄にT2強調画像高信号T1強調画像低信号の脱髄病変が描出される. この病気のMRI所見は多発性硬化症のそれとよく似ていることが多く, 画像の上からそれらを区別することは困難である. ただし皮質, 基底核, 視床病変は多発性硬化症ではまれであるが, この病気でしばしばみられることがある. 特に視床病変はこの病気で多く, 多発性硬化症で非常にまれなので参考になる. 髄液所見はリンパ球優位の細胞増多, 蛋白上昇がみられる. 糖は正常である. IgGインデックス上昇, ミエリン塩基蛋白陽性であることもしばしばである. オリゴクローナルバンドが陽性になることはまれである.

3 治療

　ステロイドパルス療法が有効とされているが, この病気の多くの症例が単相性の経過をとり速やかに完全に回復するので, そうした例で治療が本当に必要かどうかに関しては議論がある. 血漿交換が有効であったという報告もある.

4 補足

　多発性硬化症の一亜型ではないかという議論が昔からある. 確かにこの病気と診断されたのち多発性硬化症に「進行」したとされる報告はある. しかし発症時には両者は区別しにくいので, そうした例の解釈は困難である. 多発性硬化症は北欧系白人女性に多いが急性散在性脳脊髄炎は人種・性による発病率の差がないこと, 急性散在性脳脊髄炎はウイルス感染・ワクチン接種との関係がはっきりしていることが多いのに多発性硬化症ではそうではないこと, 病理所見が異なることなどから両者は別の病気と考えるのがよさそうである.

Part2 神経内科領域の主要疾患

第10章

感染症

A. 細菌性髄膜炎

化膿性髄膜炎ともよばれる．血行性もしくは近傍の組織から直接浸潤によって細菌が髄膜に感染することによる．急性に発症し放置すれば生命に重大な危険を及ぼすので，迅速な診断および治療が重要である．起炎菌には世界的にみて地域特異性がある．日本では肺炎球菌によるものが多く，ほかにB群連鎖球菌，リステリア菌などによることがある．脳外科手術後には黄色ブドウ球菌やグラム陰性菌による髄膜炎も多い．髄膜炎菌（*Neisseria meningitidis*）によるものは，特にアフリカのサハラ砂漠南方で多発し欧米でも多いとされるが，日本では1945年頃をピークに激減し，現在ではきわめてまれである．アメリカ合衆国ではワクチン接種により激減したヘモフィルス-インフルエンザb型菌性小児髄膜炎は，日本ではいまだに多い．しかし同菌による成人髄膜炎はまれである．

1 診察所見の要点

髄膜炎の古典的3徴である発熱，頭痛，項部硬直がそろっていることがほかの病原体による髄膜炎より比較的多い．意識障害やけいれんをきたすことも多い．脳脊髄液の吸収障害により脳圧は亢進する．化膿性滲出液により血管炎が起きると血管の閉塞により脳梗塞が生じる．それに伴い片麻痺など局在徴候が出現することがある．

2 検査所見

髄液所見としては，多核球が$100/mm^3$以上，蛋白が増加（>45 mg/dl），ブドウ糖の髄液中/血液中比が0.6以下に低下していることが多い．髄液はしばしば肉眼的に膿性である．起炎菌の確定には通常培養の結果を1週間

近く待たなければならないが,グラム染色によって迅速にグラム陽性菌の存在を指摘することができる場合がある.また髄液ラテックス凝集反応により肺炎球菌,髄膜炎菌,インフルエンザ桿菌などいくつかの菌種の同定が迅速かつ簡便にできる.ただし菌により,また菌の中の群により凝集反応で検出できないものもあるので注意を要する.MRIは膿瘍との鑑別に有用である.細菌性髄膜炎のMRI所見としては,クモ膜下の膿がT2強調画像高信号に描出されるほか,炎症による血管透過性の亢進を反映して脳実質の造影剤による増強効果を認める.

3 治療

治療開始が遅れれば遅れるほど予後が悪くなるので,迅速な治療開始が重要である.片麻痺などの局在徴候やけいれんがある場合,膿瘍との鑑別のため画像診断を行う.腰椎穿刺により細菌性髄膜炎の疑いが強ければ,菌の同定を待たずに抗生剤の投与を開始する.起炎菌が不明なため広範囲をカバーする必要があるのと,最近のメチシリン耐性黄色ブドウ球菌(MRSA)感染の多さを考え,第3世代セファロスポリンとバンコマイシンの併用が行われることが多い.もちろん後日,血液・髄液の培養結果が判明すればそれに基づいて抗生剤の変更を行ってよい.抗生剤の初回投与直前あるいは同時にデキサメサゾンを投与開始し数日間反復投与することにより,抗生剤による炎症性サイトカイン産生刺激を抑制して生命および機能予後を改善することができる.

B. 結核性髄膜炎

結核菌も細菌の一種であるが,結核性髄膜炎は亜急性から慢性の経過をとり,症状,所見および治療が結核に特有のものが多い.それゆえ全身のほかの部位と同様,一般の細菌感染症とは区別して扱われるのが普通である.髄膜に結核菌が一次性に感染することはなく,常に体のほかの部位にある原発巣から血行性に転移し髄膜炎を引き起こすと考えられている.高齢者では免疫力の低下を機に,それまで無症候性に経過していた原発巣から髄膜へ結核菌が侵入し髄膜炎になることが多い.炎症の場は多くは脳底部でいわゆる脳

底髄膜炎の形をとる．炎症により脳底の脳神経・脳血管が障害されて脳神経症状・脳虚血が起きる．実際の診療ではこの病気の診断はかなり難しいことがある．この病気を疑うことが大事である．

1 診察所見の要点
初期には発熱，頭痛，項部硬直は必ずしもそろっていないことが多い．1～2週間のうちに徐々に症状がはっきりしてくるので早期診断が困難な場合がある．脳神経の症状として視力障害，外眼筋麻痺などがみられる．脳圧は亢進していることが多い．進行するとけいれん，意識障害が出現する．

2 検査所見
髄液所見では髄液圧は上昇しており，色調はスリガラス様であることがある．$500/mm^3$ 程度までのリンパ球優位の細胞増多，蛋白上昇，糖低下のほかアデノシンデアミナーゼ（ADA）の上昇を認めることがある．ADA上昇は結核性髄膜炎に特異的ではないがその値が活動性の指標になることがある．結核菌の培養には4週間以上かかる．PCR法によれば迅速に結核菌の存在を証明できる（ただし100％というわけではない）．造影CT，MRIで脳底部の炎症が増強効果として描出される．

3 治療
リファンピシン，イソニアジド，ピラジナミドの3剤併用療法で開始し，エタンブトルかストレプトマイシンのいずれかを必要に応じて追加する．投薬期間は1年以上と長期にわたるが，迅速な治療開始が投薬期間の短縮と予後の改善に寄与する．合併症として水頭症が生ずることがあり，その場合はシャント手術が行われる．

C. ウイルス性髄膜炎

ウイルス性髄膜炎は髄膜炎の中で最も多いもので軽症なことが多い．病院を受診しないままに経過し治癒してしまうケースも多くあると考えられている．一方ウイルス性脳炎は致死率の高い病気である．脳炎でも髄膜の炎症を伴う場合があり，髄膜刺激症状など脳炎と髄膜炎に共通する症状があるので，両者の鑑別は必ずしも容易ではなく慎重にすべきである．

1 診察所見の要点

多くの場合発熱があるが，頭痛，項部硬直が軽度である場合が少なくない．脳圧亢進も軽度である．意識障害はあっても軽度である．髄膜炎自体では局在徴候を呈することはない．重度の意識障害・局在徴候は脳炎を示唆する重要な所見である．皮膚症状など神経系外の症状を呈するウイルス感染では，それを見逃さないことが大切である．

2 検査所見

髄液は無色透明で軽度から中等度のリンパ球優位の細胞増多がある．蛋白上昇は軽度である．糖は低下しない．血清もしくは髄液において，病前または病初期と比べ発病 2 週間程度後にウイルスに対する IgM 抗体価が上昇していればそのウイルスの感染があった可能性が高く，髄膜炎がそのウイルスによることが示唆される．

3 治療

単純ヘルペスウイルス・帯状疱疹ウイルス感染が疑われる場合は，アシクロビルが投与される．その他のウイルスの場合は補液などで経過観察していてよい．

4 補足

反復性の無菌性髄膜炎はモラレ（Mollaret）髄膜炎とよばれ，多くの場合単純ヘルペスウイルス 2 型感染によるとされている．女性に多い．数日間続く発熱，頭痛，髄膜刺激症状のある時期と無症状の時期とが交互に繰り返す．性器ヘルペスの既往がある例もあるが，はっきりしない例も多い．逆に性器ヘルペスの一次感染時に髄膜炎を合併するのが女性で 36％，男性で 11％だったという報告がある．そのうち約 20％が反復性無菌性髄膜炎に移行するといわれている．反復性の単純ヘルペスウイルス 2 型性髄膜炎には，アシクロビルの静注が症状の沈静化と再発の予防に効果がある．

D. 真菌性髄膜炎

真菌による髄膜炎は亜急性から慢性の経過をとることが多い．健康人にも病原性のある真菌はコクシジオイデス，パラコクシジオイデス，ヒストプラ

ズマ，ブラストミセスなどである．コクシジオイデス以外は髄膜炎を起こすことがまれである．コクシジオイデスは感染力が非常に強く，感染するとしばしば重篤化する．アメリカ合衆国西部の乾燥地域—カリフォルニア，アリゾナ，テキサス，ネバダ—の風土病で valley fever とよばれているが，日本でも渡航者の中にすでに数十例の感染者が出ており，今後注意を要する．免疫不全状態にある患者に日和見感染を起こすものとしてはクリプトコッカス，ムコール，カンジダ，アスペルギルス，ノカルディアなどがある．髄膜炎はクリプトコッカスによるものが多く，ほかはまれである．クリプトコッカス感染は基本的に日和見感染と考えられているが，ときに健常と思われる人にも感染する．クリプトコッカス感染は後天性免疫不全症候群（AIDS）の合併症としても重要である．

1 診察所見の要点

発熱，頭痛，項部硬直があることが多いが，脳炎・中枢神経系内肉芽種を合併して意識障害，認知症（痴呆），局在徴候を呈することがある．

2 検査所見

髄液所見は軽度から中等度（$< 500/mm^3$）の細胞増多，圧上昇，蛋白上昇，糖低下がある．菌を鏡検で検出できることがある．墨汁染色をするとクリプトコッカスの検出がより容易になる．PCRで迅速に真菌DNAを証明できることがある．各種抗原検査は迅速で特異度は80％以上と高いが，感度が50～80％と低いのが難点である．培養により菌が証明されれば信頼性は高いが結果が出るまで長期間かかる．血中β-D-グルカン上昇はカンジダ，アスペルギルスの検出に有効であるが，その他の菌種感染では上昇しない．

3 治療

現在でもアンフォテリシンBが多くの菌種に高い抗菌力を示す．腎障害などの副作用が強いので使用が困難なことがある．フルコナゾールは比較的抗菌力が高く副作用が少ないので使いやすい．その他検出された菌の感受性に合わせて薬剤を使い分けていく．

E. 脳膿瘍

脳実質内の局在性化膿性炎症病変である．感染の経路としては，中耳炎，副鼻腔炎，歯髄炎など頭蓋近傍の感染からの直接波及，外傷・外科手術による病原体の播種，気管支拡張症，肺膿瘍，心内膜炎などからの血行性転移および原因不明のものがある．幼児以外では細菌性髄膜炎からの進展はまれである．病原体としては細菌が多いが真菌性・原虫性もありうる．通常膿瘍と健常組織との間に被膜が形成される．早期には被膜が形成されず境界不分明な脳実質炎の様相を呈する．

1 診察所見の要点

急性に発症することもあるが，数カ月かけて徐々に症状を出してくることもある．発熱・頭痛がある場合が多いが，ときにまったくないこともある．膿瘍の部位により片麻痺，失語などの局在徴候を呈する．けいれん発作がみられることもしばしばである．

2 検査所見

造影CT・MRIで辺縁に増強効果のある膿瘍が描出される．画像だけでは脳腫瘍との鑑別が困難な場合がある．原発巣となる頭蓋近傍の感染巣の検出が診断に役立つことがある．心・肺の感染が確認できれば血行性転移による膿瘍の可能性が高まる．心臓の右-左シャントがあれば末梢の感染巣からの血行性転移の可能性もある．脳ヘルニアを誘発する可能性があるため腰椎穿刺は禁忌である．

3 治療

脳外科的に膿瘍からのドレナージを行い，抗生物質を点滴静注する．長期にわたり抗生物質の投与が必要になることが多い．けいれんに対し抗けいれん薬を投与する．

F. 硬膜下膿瘍

硬膜とクモ膜との間の膿瘍である．副鼻腔炎からの波及が主な原因である．脳外科手術後にもあり得る．副鼻腔炎からのものは若い男性に多い．起

炎菌はレンサ球菌，ブドウ球菌が多い．脳外科手術後ではグラム陰性桿菌，黄色ブドウ球菌にも注意する．片麻痺やけいれんを起こす．MRIで辺縁に増強効果のある硬膜下の病変が描出される．速やかに穿頭術を行って排膿し抗生物質を点滴静注する．

G. ウイルス性脳炎

　ウイルス性髄膜炎と違いウイルスが脳実質を侵した場合重篤となり，未治療では致死率が高い．概して動物を介して感染するウイルスは地域的流行があり（endemic）また季節的流行がある（epidemic）．節足動物が媒介するウイルスの総称であるアルボウイルスの中で，フラビウイルスには脳炎を起こすものが多い．日本脳炎ウイルス，西ナイルウイルス，セントルイス脳炎ウイルスなどがこれに含まれる．これらの脳炎は風土病といえるが，地域間移動が容易になった現代においては感染流行地域への旅行者からの発症に注意する必要がある．またヒトからヒトへ感染するウイルスにも流行はある．インフルエンザウイルス感染は冬に多く，エンテロウイルス感染は夏に多い．どちらも集団感染があり脳炎をおこすこともある．ただ，風土病とまでいえるほどの地域特異性はない．単純ヘルペスウイルス1型による脳炎は日本における成人の脳炎として最も多いものである．ただ一次感染により脳炎が発症するのはまれで，既感染の再活性化によるものがほとんどだとされる．世界的に発生頻度はほぼ同じで，流行性はほとんどない．

1 診察所見の要点

　発熱，頭痛，意識障害を認める．行動変化を認めることも多い．単純ヘルペスウイルス1型脳炎では側頭葉病変が起こりやすく，それに伴い記憶障害，異食症，異常性欲を中核とするクルーバー-ブーシー（Klüver-Bucy）症候群を呈する．てんかんもしばしばみられる．病変部位に応じて局在徴候が現れることもある．

2 検査所見

　多くのウイルス性脳炎で髄液はリンパ球優位の細胞増多，蛋白上昇を示すが，糖は正常であることが多い．出血性脳炎である単純ヘルペスウイルス

1型脳炎では，血性髄液あるいはキサントクロミーであることがある．PCRによる髄液中のウイルスゲノムの検出は，ウイルス種により感度・特異性に差がある．ヘルペスウイルス，エンテロウイルスなどに対しては検出率が高い．フラビウイルス，トガウイルス，インフルエンザウイルスなどにはあまり検出率が高くない．ムンプス（おたふくかぜ）ウイルスは培養により容易にウイルスを直接証明できるが，脳炎を起こしやすいウイルスの中にはほかに培養が容易なものは少ない．ウイルスおよびウイルスゲノムの存在が証明できない場合は，血清および髄液中の抗体上昇を参考にする．MRIでは脳実質の炎症部位に信号の変化を認める．単純ヘルペスウイルス1型脳炎の場合は，出血がCT，MRIで描出されることがある．脳波では全般的な徐波化やてんかん波を認める．一側性の周期性てんかん性放電（PLEDs）は単純ヘルペスウイルス1型脳炎に特異的といわれるが，30％程度の症例にしか出現しない．

3 治療

単純ヘルペスウイルス脳炎にはアシクロビル10 mg/kg，3回/日の点滴静注がすすめられている．効果不十分な例にはビダラビンの投与も推奨されている．この2薬はDNAウイルスには有効であるが，RNAウイルスには無効である．サイトメガロウイルスにはガンシクロビルが有効である．インフルエンザウイルス脳炎はサイトカインの嵐を引き起こして急性壊死性脳症をきたすことがあり，抗インフルエンザウイルス薬のオセルタミビル，ザナミビルなどの投与とともにステロイドパルス療法が推奨されている．アメリカ合衆国ではエンテロウイルス，ライノウイルスに有効なプレコナリルが脳炎にも有効であったとの報告があるが，日本では未認可である．合併するてんかんには適切な薬物治療を行う．

4 中枢神経感染症を起こす主なウイルス

中枢神経感染症を起こす主なウイルスは次の**表17**のとおりである．

表 17　中枢神経感染症を起こす主なウイルス

ウイルス	疾患名
DNA ウイルス	
ヘルペスウイルス	
単純ヘルペスウイルス 1 型	単純ヘルペス脳炎
単純ヘルペスウイルス 2 型	モラレ髄膜炎
帯状疱疹/水痘ウイルス	
ヘルペスウイルス 6 型	
サイトメガロウイルス	
EB ウイルス	
ポリオーマウイルス	
JC ウイルス	PML
RNA ウイルス	
レトロウイルス	
HIV ウイルス	HIV 脳症
フラビウイルス	
日本脳炎ウイルス	日本脳炎
セントルイス脳炎ウイルス	セントルイス脳炎
西ナイルウイルス	西ナイルウイルス脳炎
トガウイルス	
風疹ウイルス	
東部馬脳炎ウイルス	東部馬脳炎
西部馬脳炎ウイルス	西部馬脳炎
ブンヤウイルス	
ラクロス脳炎ウイルス	ラクロス脳炎
オルトミクソウイルス	
インフルエンザウイルス	インフルエンザ脳症
パラミクソウイルス	
ムンプスウイルス	
麻疹ウイルス	亜急性全脳硬化性脳炎
ピコルナウイルス	
エンテロウイルス	
コックサッキーウイルス	
エコーウイルス	
ライノウイルス	
ラブドウイルス	
狂犬病ウイルス	狂犬病

H. 進行性多巣性白質脳症
(progressive multifocal leukoencephalopathy：PML)

　JCウイルスによる白質脳症である．正常成人のJCウイルスに対する抗体陽性率は高く，PMLは免疫不全状態から発症することがほとんどである．したがってPMLは体内のウイルスの再活性化による日和見感染と考えられている．血液疾患の経過中や免疫抑制療法中に発症することが多い．最近では後天性免疫不全症候群（AIDS）に伴って発症することも多い．免疫不全状態で再活性化したJCウイルスが中枢神経系内にある乏突起細胞に感染し，進行性脱髄が起こる．病変は皮質下白質から徐々に白質全体に広がる．炎症所見は乏しい．

◼1 診察所見の要点
　軽度の意識障害，行動異常から慢性進行性に経過し，次第に認知症（痴呆）が明らかになる．AIDS合併例では進行が速い．最終的に無動・無言状態になる．白質の離断症状として片麻痺，皮質盲，皮質聾などをみることがある．

◼2 検査所見
　MRIでは皮質白質境界部からその下の白質に広がる病変を認める．髄液PCRによりJCウイルスゲノムの存在を証明できる場合があるが，陽性率は低い．確定診断は病変部の病理的診断による．

◼3 治療
　免疫抑制療法中であればその中止，AIDSでは高活性抗レトロウイルス療法（HAART）など薬物療法で免疫不全状態を改善することにより，PMLも改善することがある．その場合一過性に症状・所見が悪化することがある．免疫力の回復により，それまでなりを潜めていた炎症反応が活発化するからだと説明されている．

I. HIV脳症

　ヒト免疫不全ウイルス（HIV）感染は後天性免疫不全症候群（AIDS）を

起こし，さまざまな中枢神経系の日和見感染を誘発するのみならず，HIVそのものが中枢神経系に感染して脳症を起こす．HIV脳症は認知症（痴呆）が主な症状であるので，HIV関連痴呆（HAD）ともよばれる．軽症例は軽度認知運動障害（MCMD）とよばれる．高活性抗レトロウイルス療法（HAART）導入以後，AIDS患者の免疫力回復が可能となり日和見感染が減った．その結果，むしろHAD/MCMDが増加する傾向にある．HADの発症には，HIV感染マクロファージおよびミクログリアの中枢神経系内侵入が必須と考えられている．ところが実際に細胞死を起こすのは，HIVがほとんど感染しない神経細胞である．この説明として，HIV感染マクロファージ，ミクログリアなどから放出されるgp120, Tat, VprといったHIVウイルス蛋白の直接および間接的細胞毒性が，神経細胞死をもたらしていると考えられている．また活性化したマクロファージ，ミクログリア，リンパ球などが放出するサイトカインやその他の神経毒性物質も，細胞死を助長する．

1 診察所見の要点

進行性の認知症（痴呆）が主な症状である．末期には無動無言となる．

2 診断

HIV陽性であることは必須であるが，それと認知症（痴呆）があるだけではHADとは診断できない．HADに特異的なマーカーはなく，AIDSに伴う種々の中枢神経感染症を除外することによりHADとすることができる．

3 検査所見

髄液では細胞増多，蛋白上昇を認める．髄液中にHIVが証明されることがある．MRIでは皮質の萎縮を認め認知症（痴呆）の程度と相関がある．

4 治療

現在使用可能な抗HIVウイルス剤で中枢神経移行性がいくらかでもあるのはジドブジンだけであるが，必ずしも血液脳関門透過性は高くなく効果も限定的である．

J. プリオン病

　異常プリオン蛋白（PrPresなどと表記される）が発症および伝播に関与している病気をこうよぶ．脳の海綿状変性を特徴とする致死的疾患である．ヒトではクロイツフェルト-ヤコブ（Creutzfeld‐Jakob）病，Kuru，ゲルストマン-シュトロイスラー-シャインカー（Gerstmann‐Sträussler‐Scheinker）症候群，致死性家族性不眠症がある．ほかの動物では羊のスクレイピー，シカ慢性消耗疾患（cervid wasting disease），ウシ海綿状脳症（bovine spongiform encephalopathy：BSE）などがある．

　プリオン蛋白は広く哺乳類の細胞膜上に発現しており，銅代謝などに関与しているといわれるが詳細な機能は不明である．正常プリオン蛋白はPrPcと表記されることが多い．PrPcは水に可溶性でアミロイド原性はない．PrPresはPrPcに比べβシート構造部分が増加しており，重合して沈着しやすい（アミロイド原性がある）．PrPresが沈着・蓄積していくことが，神経細胞死の直接の原因あるいは重大な関連のあるイベントであると考えられている．ここまではアルツハイマー病，パーキンソン病などアミロイド蛋白が蓄積して神経細胞死の起きる変性疾患と同様な話であるが，プリオン病がほかと大きく違うのは感染性があることである．プリオン病脳組織の感染力は，通常の病原体に比べ熱および放射線に対して非常に高い抵抗性がある．それ故，プリオン病を感染させる能力のある因子には核酸が含まれていないことが推測された．このことは，プリオン病感染因子が転写・翻訳という機序によってはその数を増やせないことを意味する．現在その感染性因子としてもっとも有力なものはPrPresである．PrPresがPrPcと相互作用することによりPrPcがPrPresに変化し，PrPresが指数関数的にその数を増やし重合・沈着することで海綿上変性症を起こすという説が唱えられている．しかしPrPresが単独で感染力があることは完全に証明されてはおらず，その他の感染性因子および宿主側の因子が必要かどうか検証が必要である．

1 病型

クロイツフェルト-ヤコブ病：ヒトプリオン病を代表する疾患である．比較

的速やかに進行する認知症（痴呆）を特徴とする．孤発性古典型，孤発性視床型，医原性，変異型，家族性に分類されている．このうち外来の因子の感染により発病すると考えられているのは，医原性と変異型である．医原性の多くはアルカリ未処理の死体硬膜を脳外科手術で用いたことによる．変異型はBSE牛の神経組織を経口摂取したことによると考えられている．孤発性のものではプリオン遺伝子に異常はなく，外来因子の感染もない．何らかの内在的原因によりPrPcがPrPresに変換され増加してくる．家族性のものではプリオン遺伝子に変異があり，その産物のプリオン蛋白がPrPresになりやすい傾向をもつと考えられている．

ゲルストマン-シュトロイスラー-シャインカー症候群：常染色体優性遺伝性プリオン病である．P102L（失調型），P105L（痙性対麻痺型），A117V（終脳型）といったコドンの変異が知られている．病理学的にkuru斑を特徴としている．

致死性家族性不眠症：プリオン遺伝子上D178N変異がありかつ129番目のアミノ酸がメチオニンとなる多型をもっている場合，発症するといわれている．

2 診察所見の要点

20歳代で好発する変異型クロイツフェルト-ヤコブ病を除き，好発年齢は60歳代である．クロイツフェルト-ヤコブ病は多くの場合行動異常や精神症状で初発し認知症（痴呆），ミオクローヌスに加え小脳失調，錐体路徴候などを呈し1年程度で無動無言に陥る．変異型クロイツフェルト-ヤコブ病では感覚障害を認める場合が多いといわれる．孤発性視床型クロイツフェルト-ヤコブ病は致死性家族性不眠症と同じく不眠を訴える．ゲルストマン-シュトロイスラー-シャインカー症候群は経過が5年程度と長く，失調を呈する群と痙性対麻痺を呈する群がある．

3 検査所見

髄液中の14-3-3蛋白，NSE，タウ蛋白が上昇する．脳波上周期性同期性放電（PSD）を認めることがある．MRI拡散強調画像で皮質，基底核，視床枕の高信号を認める．特に視床枕の高信号は変異型クロイツフェルト-ヤ

コブ病に特異的といわれる．
4 治療
根治治療はない．

Part2 神経内科領域の主要疾患

第11章 頭痛

　頭痛を起こす疾患は数多くある．髄膜炎，クモ膜下出血，脳腫瘍など脳圧が亢進する病気や髄膜が刺激される病気はすべて頭痛の原因になる．これらは二次性頭痛とよばれる．しかしそうした器質的障害がなくとも頭痛をきたす疾患がある．そうしたものを一次性頭痛といったり慢性反復性頭痛といったりする．ここではそれらについて述べる．

A. 片頭痛

　血管性頭痛の代表的なものである．脳血管の拡張と炎症が原因とされる．女性が約80％と多い．数時間から72時間程度続く頭痛が前兆に引き続いて，または前兆なしに出現する．痛みは脈拍と同期する拍動性頭痛であることが多いが，持続的な頭痛であることもある．嘔気，嘔吐を伴うことが多い．光や音に対する過敏もよくある随伴症状である．前兆がある例は全体の約20％でむしろ少数であるが，あれば片頭痛を示唆する特徴的な所見である．前兆としてもっともよくあるのは閃輝暗点である．これはちかちかする光の点が両眼性に現れてその部分の視力が障害される（暗点になる）ものである．ちかちかする光が現れずただの暗点の場合もある．頭痛改善にはトリプタン製剤が著効を示す．服用で十分な場合が多いが，症状のひどい場合には皮下注射も行われる．発作予防として塩酸ロメリジンが用いられる．痛みの軽い場合には，市販の鎮痛薬も有効である．

B. 群発頭痛

　血管性頭痛の1つであるが，頻度は非常に低い．80％以上が男性で，好発年齢は20～40歳である．毎日だいたい決まった時刻に一側の眼囲ないし

眼の奥に「きりで刺した」ような激しい痛みが出現する時期が1年に1回くらい1カ月程度続く．頻度と発作期間は必ずしもこのとおりではない．たまにしかないが起きはじめるとしばらく続くという性質はこの病気の特徴で，そこから「群発」の名がある．頭痛と同じ側に流涙，鼻閉，鼻汁などの自律神経症状があることが多いがない症例もある．発作間歇期には何の症状もない．発作の予防にはベラパミルの内服が有効な症例が多い．ステロイドの内服も効果がある．アルコールの発作誘発作用は著明であり，発作期間中は絶対禁酒である．起きてしまった発作の軽減には純酸素の大量吸入が有効である．トリプタン製剤の皮下注射も効果がある．

C．緊張型頭痛

日本人の生活様式ではうつむき姿勢をとることが多く，それが肩こりの原因になる．肩こりに関連して後頸部から頭部にかけて痛みを感じることがある．痛みの部位にびりびり感といった自覚的な感覚異常を訴えることがある．この病気だというにはほかの器質的疾患を除外することが必要である．治療は筋弛緩剤，筋弛緩作用のあるマイナートランキライザーが用いられる．

D．特発性頭蓋内圧亢進症

「偽腫瘍」，「良性頭蓋内圧亢進症」ともよばれる．失明することもあるので良性というのにも語弊があるため，最近では上記の名称が好まれる．本来の一次性頭痛ではないが以前いわれていたほど頻度の低いものではないことがわかってきた．本症は特に肥満の20〜50歳の女性にみられる頭痛症である．脳内に占拠性病変を認めず髄液吸収障害をもたらすような髄膜の障害の既往もないのに，頭痛およびうっ血乳頭など頭蓋内圧亢進症状を呈する疾患である．ときに複視を訴える．適切な治療をしないと片眼あるいは両眼の失明をきたすことがある．髄液圧は上昇しているが，髄液所見は通常正常である．原因は抗生剤，副腎皮質ホルモン，成長ホルモン，避妊薬，消炎鎮痛剤など種々の薬剤，ビタミンA中毒，などである．副腎皮質ホルモンの中止

でも起きることがある．静脈洞塞栓も原因にあげられる．妊娠とも関係がある．治療はまず減量，関連性のある薬剤の中止，アセタゾラミド服用を試みる．フロセミドを追加してもよい．失明の予防のため視神経鞘開窓術や脳室−腹膜シャント，腰−腹膜シャント造設が行われることがある．

索引

■あ

アキレス腱反射	105
アセチルコリン受容体	160
アテトーゼ	103
アテローム血栓性脳梗塞	194
アミロイド	182
アルコールミオパチー	159
アルツハイマー神経原線維変化	215
アルツハイマー病	214
アルファ運動ニューロン	15
アンダーセン-タウィル症候群	157
アンモニア	236
亜急性連合性変性症	237
安静時振戦	222

■い

位置覚	101
意識	64
意識障害	79,109
意味性認知症	217
遺伝性脊髄小脳変性症	229
遺伝性ニューロパチー	177
一過性脳虚血発作	199
咽頭筋力低下	161
陰性徴候	17

■う

ウイルス性髄膜炎	248
ウイルス性脳炎	252
ウィルソン病	238
ウェーバー症候群	66
ウェルニッケ失語	121
ウェルニッケ脳症	237
うっ血乳頭	94
運動失調	70
運動神経の伝導速度	33
運動ニューロン疾患	231
運動ニューロン疾患封入体認知症	220

■え

炎症性筋炎	38
嚥下	98

■お

オリーブ橋小脳萎縮症	226,229
オリゴクローナルバンド	243
音叉	102
温冷覚	101

■か

カイザー-フライシャー輪	238
カルシウムチャネル	163
カルシウムチャネル異常	156
ガンマナイフ	211
仮面様顔貌	222
家族性アミロイド多発ニューロパチー	181
家族性周期性四肢麻痺	155
蝸牛神経	61

回内回外運動	107
開頭クリッピング術	210
解離性感覚障害	67
外転神経	58
角膜反射	96
拡散強調画像	83
滑車神経	58
干渉波	33
肝硬変	236
肝性脳症	236
間質性肺炎	146
感覚障害	19
感覚神経の伝導速度	34
眼球運動障害	67,237
眼筋型	161
眼瞼下垂	59,94,161
眼振	69,237
眼底検査	93
眼底視神経乳頭の蒼白化	242
顔面のけいれん	105
顔面神経	60,96

■き

キアリⅠ型奇形	187
ギラン-バレー症候群	165
記憶障害	126
起立性低血圧	108,228
基底核	76
急性運動軸索ニューロパチー	165
急性炎症性脱髄性多発ニューロパチー	165
急性横断性脊髄炎	190
急性散在性脳脊髄炎	244
嗅神経	56,92
胸鎖乳突筋	154

胸腺腫	162
橋出血	206
極長鎖脂肪酸	240
近位筋	21
筋萎縮	100
筋萎縮性側索硬化症	231
筋強剛	222
筋緊張性ジストロフィー	31,153
筋原性	26
筋ジストロフィー	149
エメリ・ドレフュス型	150
デュシェンヌ型	149
ベッカー型	149
顔面肩甲上腕型	150
肢帯型	149
筋周膜	38
筋生検	36,146
筋線維	38
筋束	38
筋電図	25,31
筋内膜	38
筋肉	20
筋力	21,99
緊張型頭痛	261

■く

クモ膜下出血	88,208
クリプトコッカス	250
クレアチンキナーゼ	25
クロイツフェルト-ヤコブ病	257
群発頭痛	260

■け

外科手術	208
血管炎	170

血管炎によるニューロパチー	170		高次脳機能障害	119
血管性痴呆	201		硬膜下膿瘍	251
血管内治療	210,211		硬膜動静脈瘻	189
血漿交換	167		項部硬直	112,209,246
血漿分離交換法	7		構音障害	6,97,122
血清セルロプラスミン	239		混合性痴呆	201
血栓溶解療法	198			
結核性髄膜炎	247		■さ	
結節性多発動脈炎	170		再発予防	199
見当識	123		細菌性髄膜炎	246
健忘	126		錯語	121
幻覚	223,225		三叉神経	60,96
原因診断	12			
原発性周期性四肢麻痺	155		■し	
原発性進行性失語	218		シャイ-ドレーガー症候群	228
			シャルコー-マリー-トゥース病	178
■こ			ジスキネジー	104,223
コルサコフ症候群	237		ジストニー	103,238
甲状腺機能亢進症	155		ジストロフィン	151
甲状腺機能亢進による周期性四肢麻痺	158		姿勢反射障害	222
甲状腺機能低下症に伴う筋障害	158		指鼻試験	107
交代性の運動麻痺	66		視覚失認	131
行動異常	217		視交叉	75
抗アセチルコリン受容体抗体	162		視床	72
抗ガングリオシド抗体	167		視床出血	206
抗コリンエステラーゼ剤	162		視神経	56,92
抗生剤	247		視神経脊髄炎	190,191
後索	44		視野障害	74,93,125
後縦靱帯骨化症	186		自律神経の障害	107
高カリウム血性	156		自律神経のニューロパチー	30
高吸収域	82		軸索型	34
高血圧	199,208		失行	129
高血圧性脳出血	206		失語	120
高血圧性脳症	213		失認	130
			膝蓋腱反射	105

索 引

尺骨神経	27	水痘ウイルス	172
尺骨神経麻痺	41	遂行機能	132
手根管症候群	41,183	遂行機能障害	132
周期性四肢麻痺	155	錐体外路系	15,76
重金属によるニューロパチー	176	錐体路	44
重症筋無力症	7,160	錐体路系	15
縮瞳	95	髄液検査	87
小細胞癌	163	髄液所見	246
小脳	70	髄節症状	45
小脳半球	71	髄節徴候	43
踵膝試験	107	髄内動静脈奇形	189
上腕二頭筋反射	105	髄膜炎	88
上腕三頭筋反射	105	髄膜刺激徴候	112

■せ・そ

常染色体劣性遺伝	230	正中神経	28
触覚	101	正中神経麻痺	41
心原性脳塞栓	194	性格変化	217
神経筋接合部	160	脊髄	42
神経原性	26	MRI	52
神経原性疾患	38	横断性障害	46
神経生検	39,182	脊髄炎	190
真菌性髄膜炎	249	脊髄空洞症	187
針筋電図	232	脊髄梗塞	190
振戦	6,104	脊髄視床路	44
振動覚	101	脊髄小脳変性症	228,230
進行性核上性麻痺	219,221	脊髄造影後 CT	54
進行性筋ジストロフィー	149	脊髄動静脈奇形	189
進行性多巣性白質脳症	255	脊椎の CT	54
深部感覚障害	72	脊椎椎間板ヘルニア	185
深部反射	17,105	舌咽神経	62

■す

ステロイド剤	162	舌下神経	62
ステロイドパルス療法	243,245	閃輝暗点	260
スパイク	78	線維自発放電	31
水銀	176	線維束攣縮	231

線条体	76
線条体黒質変性症	226
全般発作	233
前向性健忘	237
前庭機能障害	97
前庭神経	61
前頭側頭葉型認知症	217
前頭側頭葉変性症	217
前頭葉型アルツハイマー病	219
増強 CT	82

■た

タウ蛋白	216
タウ蛋白遺伝子異常	219
タリウム	177
ダウン症	216
多系統萎縮症	226
多巣性運動ニューロパチー	168
多発性筋炎	144
多発性硬化症	242
多発ニューロパチー	26
垂れ足	179
対光反射	95
耐糖能異常	154
帯状疱疹	172
帯状疱疹/水痘ウイルスによるニューロパチー	172
脱髄性	34
脱抑制	217
単純 CT	82
単純 X 線撮影	52
単純ヘルペスウイルス 1 型	252
単ニューロパチー	26
蛋白細胞解離	166
断綴性発語	98

■ち・つ

チャーク-ストロース症候群	170
遅発性の尺骨神経麻痺	183
痴呆	127,214,258
中心前回	15
注意障害	132
長経路徴候	43
聴力の低下	97
痛覚	101

■て

テンシロンテスト	161
デジェリン-ソッタス病	179
てんかん	77,211,233
てんかん発作	78,233
低カリウム血性	155
低吸収域	82
伝導ブロック	168

■と

トーヌス	102
トランスサイレチン遺伝子異常	181
トリプタン製剤	260
ドーパミン	223
ドーパミンアゴニスト	224
橈骨神経麻痺	41
糖尿病性ニューロパチー	173
同名半盲	75
動眼神経	58
動揺歩行	108
瞳孔	59,95
瞳孔散大	95
特発性頭蓋内圧亢進症	261

■な

ナトリウムチャネル異常	156
内側縦束	68
内包	74
鉛	176
軟口蓋	98

■に

ニューロパチー	26
尿中銅排泄	239
尿毒症性ニューロパチー	174
人形の眼徴候陽性	96
認知症	127,214,258

■の

脳アミロイドアンギオパチー	204
脳外科的治療	210
脳血管撮影	85
脳梗塞	193,212
脳出血	206,212
脳底髄膜炎	247
脳動静脈奇形	210
脳動脈瘤	208
脳膿瘍	251
脳波	78,236
脳浮腫	198,208

■は

ハチンソンの虚血スコア	202
バビンスキー徴候	48,106
バリズム	104
バレー徴候	99
パーキンソニズム	222
パーキンソン症状	77
パーキンソン病	109,222
羽ばたき振戦	236
肺炎球菌	246
排尿障害	45,107
白内障	154
反復筋電図	161,163
半側空間無視	8,123
晩発性小脳萎縮症	229

■ひ

ヒトTリンパ球向性ウイルス1型関連脊髄症	191
ビタミンB$_1$	175
ビタミンB$_1$欠乏	237
ビタミンB$_{12}$欠乏	237
ビタミン欠乏性ニューロパチー	175
ピック病	219
びまん性レビー小体病	225
皮質基底核変性症	219,220
皮膚筋炎	144
非流暢	120
被殻出血	208
砒素	176
腓腹神経生検	180
病的反射	106

■ふ

ブラウン-セカール症候群	45
ブローカ失語	121
プリオン蛋白	257
プリオン病	257
プレセニリン	214
プレドニゾロン	146
プログラニュリン遺伝子異常	220
不随意運動	6,103

部位診断	12		■め	
部分発作	233	迷走神経		62
舞踏運動	77,103	免疫グロブリン		167
封入体筋炎	144		■も	
副神経	62	もやもや病		212
副腎白質ジストロフィー	239	妄想		225
複視	95,161	網様体賦活系		64
■へ・ほ		物忘れ		214
ヘリオトロープ疹	146	門脈-大循環シャント		236
ベータインターフェロン	244		■や行	
ベル麻痺	184	薬剤性ニューロパチー		177
片頭痛	260	誘発電位		86
変形性頸椎症	186	陽性の鋭波		31
便秘	223	陽性徴候		17
歩行	5,108	腰椎穿刺		53
■ま		1/4盲		75
マスター鍵	91		■ら行	
マチャド-ジョゼフ病	230	ライム病		172
末梢神経	26	ラクナ梗塞		194
末梢神経伝導速度	33,180	ランバート-イートン症候群		163
末梢性顔面神経麻痺	184	リハビリテーション		199
慢性炎症性脱髄性多発神経根ニューロパチー	168	老人斑		215
■み・む			■わ	
ミエログラフィー検査	53	ワレンベルグ症候群		67,71
ミオクローヌス	104	腕橈骨筋反射		105
ミオトニア	154			
ミラー-フィッシャー症候群	166			
未破裂脳動脈瘤	210			
無動	222			

■欧字索引

AIDP	165	L-dopa	223
AMAN	165	MASTIRCAGI	91
Andersen-Tawil 症候群	157	MLF	68
AVM（arterio-venous malformation）	210	MRA	86
		MRI	83
Bell 麻痺	184	MRI 拡散強調画像	198
CADASIL	205	M 蛋白血症	169
Campylobacter jejuni	167	M 蛋白血症に伴うニューロパチー	169
CBD（corticobasal degeneration）	220	PCR 法	248
CK	25, 146	PET	85
CT	80	PML（progressive multifocal leukoencephalopathy）	255
CTG 反復	153		
DMPK	153	PPRF	68
DSM-IV	127, 202	SCA1	229
FLAIR 画像	83	SCA2	229
floppy infant	154	SCA3	230
Gowers 徴候	22, 108, 150	SCA6	230
HAM（HTLV-1 associated myelopathy）	191	SPECT（single photon emission tomography）	84
HIV	171	T1 強調画像	83
HIV によるニューロパチー	171	T2 強調画像	83
HIV 脳症	255	TIA（transient ischemic attack）	199
Jo-1	146	waning	161
Lambert-Eaton 症候群	163	waxing	163

はじめての神経内科 ⓒ		
発　行	2007年9月5日　1版1刷	
	2009年7月10日　1版2刷	
著　者	武田克彦	
	水野智之	
発行者	株式会社　中外医学社	
	代表取締役　青木　滋	
	〒162-0805　東京都新宿区矢来町62	
	電　　話　（03）3268-2701（代）	
	振替口座　00190-1-98814番	

印刷/新富印刷（株）　　　＜TO・SH＞
製本/田中製本（株）　　　Printed in Japan
ISBN978-4-498-12834-7

〈（社）出版者著作権管理機構　委託出版物〉

本書の無断複写は著作権法上での例外を除き禁じられています．
複写される場合は，そのつど事前に，（社）出版者著作権管理機構
（電話 03-3513-6969, FAX 03-3513-6979, e-mail: info@jcopy.or.jp）
の許諾を得てください．